父母是孩子最好的医生

周宇/主编

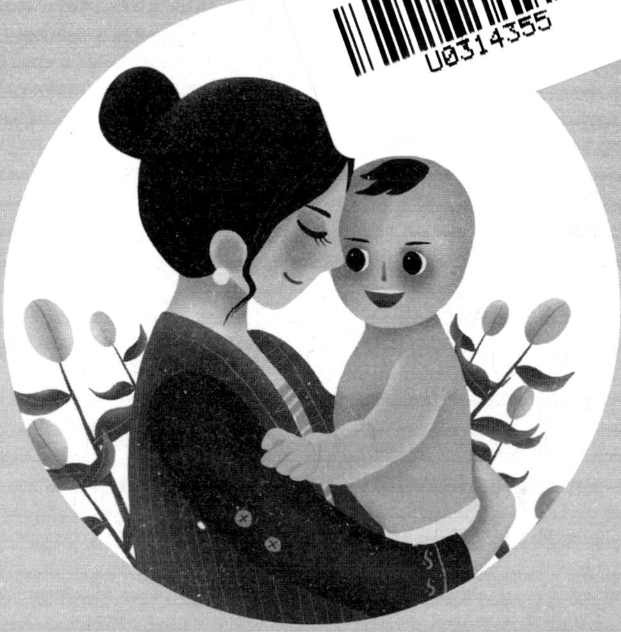

中医古籍出版社
Publishing House of Ancient Chinese Medical Books

图书在版编目（CIP）数据

父母是孩子最好的医生 / 周宇主编. -- 北京 : 中医古籍出版社, 2021.4

ISBN 978-7-5152-2253-0

Ⅰ. ①父… Ⅱ. ①周… Ⅲ. ①儿童—保健 Ⅳ. ①R179

中国版本图书馆CIP数据核字(2021)第038649号

父母是孩子最好的医生

主编　周宇

策划编辑　姚强
责任编辑　李炎
封面设计　李荣
出版发行　中医古籍出版社
社　　址　北京东直门内南小街 16 号（100700）
电　　话　010-64089446（总编室）010-64002949（发行部）
网　　址　www.zhongyiguji.com.cn
印　　刷　天津海德伟业印务有限公司
开　　本　880mm × 1230mm　1/16
印　　张　16
字　　数　287 千字
版　　次　2021 年 4 月第 1 版　2021 年 4 月第 1 次印刷
书　　号　ISBN 978-7-5152-2253-0
定　　价　59.00 元

前言

让孩子健康快乐地成长，是普天之下所有父母的心愿。然而，孩子由于免疫机制还不够强大，很容易患上感冒、发烧、腹泻之类的病症。孩子生病，没有经验的父母就会急忙带孩子去医院，吃药、打针、输液，吓得孩子撕心裂肺地哭闹，不但大人孩子都受罪，还容易使孩子产生恐惧心理。另外，孩子在成长过程中出现的心理异常，如任性叛逆、说谎、自私，不知道如何与小朋友相处等，也常常令父母发愁，生怕孩子将来的性格有什么缺陷，于是到处咨询心理医生。事实上，对于孩子的身心和健康而言，父母才是最好的医生。

中医认为，圣人不治已病治未病，防病重于治病。要想孩子健康强壮，父母必须先懂得健康，才能确保孩子先天体质足够好。孩子出生后，如果父母的喂养方式科学、得当，很多疾病都是可以避免的。而对于小儿常见小病，父母在家就可以对孩子进行治疗，根本不需要去医院，如你可以轻轻推拿孩子的手指或脊背，煮一碗红糖水，进行简单的物理降温等。诸如此类的中医治疗手段不但有效，对孩子也没有任何副作用。

另外，孩子的心理与父母有直接的关联，父母的行为习惯、教养方式、态度等都会或好或坏地影响孩子。

当然，父母要做孩子最好的医生，就必须了解一定的医学常识和心理知识，不具备这些知识，便不能及早发现孩子身上的问题；不具备这些知识，一个小小的毛病都有可能发展成大毛病。父母掌握的知识越多，孩子的健康就越有保障。为帮助父母更好地承担这一任务，我们编写了《父母是孩子最好的医生》，全面介绍孩子成长发育、疾病防治、安全保护等方面的问题，使各位父母有足够的信心应对孩子成长过程的每一阶段，在照顾孩子时少一点手忙脚乱，少一点焦虑，轻松成为孩子最好的医生。

本书提供了一套适合中国家庭使用的儿童健康护理方案，教父母小心呵护孩子的五脏，用双手疏通孩子的十四大经脉，在季节流转中随时改变养育策略，并用最简单、最直观的中医诊病方法判断孩子的健康状况，传授小儿常见病的家庭防治法，包括食疗、按摩、外敷等各种治疗手段。掌握了这些方法，父母完全可以轻松解决感冒、发烧等小儿常见病，快速处理孩子发生的小伤病如扭伤、割伤、烧烫伤等。

书中介绍的方法简单、实用、有效，一学就会，父母掌握了这些方法，就可以从照顾孩子的手忙脚乱的生活中解脱出来，成为优秀的儿童健康护理专家。翻开此书吧，它将像一把钥匙打开你的心扉。

目录

第1章 父母要牢牢掌握孩子的健康

第2章 想要孩子后天强，父母就要先健康

第3章 做孩子婴幼期最好的护理师，给宝宝最特殊的关爱

第4章 阴阳协调是孩子的健康根基

第 1 章

父母要牢牢掌握孩子的健康

第1节

从小给孩子奠定幸福一生的基石

三岁看老，从小为孩子的健康储蓄

当你有规律地把一个个不起眼的数字一笔笔存入银行，数年后，它会积攒成一个十分可观的数字。健康也一样，看似不经意的一个习惯，只要你持之以恒，数年后，或者数十年后，就会给你带来可观的健康收益。这就是时下流行的说法："把健康存进银行。"

那么，身为父母应该如何给孩子储蓄健康呢？俗话说，"三岁看到老"，其实，孩子小时候的健康状况会影响日后乃至一生的健康。比如，有的人小时候营养不良，长大后就很容易出现视疲劳或患干眼症等疾病。另外，据研究发现，小时候身体较好的孩子，长大后体质也是不错的。据调查，那些特别能熬夜的"夜猫子"，小时候身体都是不错的。而那些看上去病恹恹或者无精打采的人，很多从小就营养不良，或者因为小时候曾患某种疾病而留下了后遗症。因此，要想让孩子一生健康，父母就要从孩子小时候下功夫。

怎么下功夫呢？是不是很难呢？各位父母此时可能都会产生这样的疑问。事实上，只要你有心，生活中许多细枝末节的事情都可以被利用起来，为孩子的健康储蓄。就在你不经意的举手投足之间，孩子的健康也许就已经悄悄地增值了。

为了辅助各位家长做好孩子健康的储蓄工作，我们准备了饮食和运动两种方案，只要将这两者巧妙地结合起来运用，就一定可以为你的孩子奠定健康的基石。

1. 吃出健康

"健康是可以吃出来的"，相信这个理论各位家长都不陌生。怎么才能让你的孩子吃出健康呢？医学专家认为，在孩子的健康银行里，"饮食"的储蓄应该有"须食""少食""禁食""良好饮食习惯"等几种。

（1）“须食”是一种营养至上的饮食之道，比如多吃蔬菜、水果、豆制品等。此外，补充钙质和微量元素也是必不可少的。

（2）“少食”和“禁食”是建立在欲望的忍耐之上的。从某种程度上来说，很多令孩子垂涎欲滴的美食，比如油炸食物、烧烤、西式快餐（肯德基、麦当劳）等，它们非但不能促进孩子的健康，反而有不少的副作用，甚至会危害孩子的健康。

（3）良好的饮食习惯也是小投资大收益的储蓄。一些孩子从小就集万千宠爱于一身，养成了挑食、偏食等不良习惯。这些都是父母必须帮助孩子杜绝的。

2. 运动出健康

“生命在于运动”是古希腊伟大的思想家亚里士多德在公元前300年提出的观点，它深刻地揭示出运动对于身体健康所起的重要作用。随着时代的发展，人们也越来越信服这一观点，并且把“生命在于营养，健康在于运动”当作生活真谛。各位家长都很清楚运动锻炼对健康的重要性：一方面，适度的运动可以促进血液循环和新陈代谢，调节和兴奋大脑的神经中枢，增强和提高免疫力；另一方面，运动还可以增加饮食，提高睡眠质量。因此，父母应该多鼓励孩子参加体育运动，不断为健康增值。

父母需悉心呵护孩子的先天之本

什么是孩子的先天之本？其实孩子的先天之本在于母体的健康程度。我们知道，胚胎的生长、发育都依赖于母体的营养供应，所以孕妇的营养状况直接影响胎儿的生长发育。这就好比是一粒种子，只有种在肥沃的土地上才能长出健壮的小树苗，日后也才有可能长成参天大树。否则土壤过于贫瘠，这粒种子也就只能长出细弱无力的小树苗，能不能长大都成问题，说不定还没等到长大，就被大风刮得夭折了。所以，我们说土壤的肥沃与贫瘠决定了种子是否能长成大树，而母体是否康健也决定了孩子是否能够茁壮成长。

相对于人体而言，母体是否“肥沃”说的就是气血是否充足，营养是否全面、均衡。除了那些患有先天性遗传疾病的孩子，绝大多数孩子生下来都是健康的，但却存在着强弱之分，这个强弱之分就是壮苗和弱苗的分别。出生时体重5斤的婴儿与9斤的婴儿相比，在同样的喂养条件下，通常5斤的孩子抵抗力差，容易生病，要比9斤的孩子难养得多。这就好像一阵大风吹过，那些粗壮的树苗顶多是摇一摇、晃一晃，而那些细弱的树苗就很有可能被吹弯、吹倒，甚至吹折。

因此，孕妇在怀孕期间一定要注意防止营养不良。一般来说，造成孕妇营养不良的原因有两个，一是孕妇原本就体弱多病；二是孕妇在怀孕期间妊娠反应过大，经常呕吐、胃口不好、挑食、偏食严重等。孕妇营养不良会直接导致孩子出生后易患感冒、咳嗽、腹泻、便秘等。

既然孕妇自身的身体情况以及营养状况，是决定孩子先天之本的关键因素，那么，作为父母，尤其是母亲一定要把自己的身体照顾好，注重饮食，同时注意怀孕前后进行适度的运动以增强自身体质，千万不能让孩子输在起跑线上。

育儿小贴士

如果说孩子已经先天不足了，那么是不是就没有希望了，一辈子都得在健康上输给别人呢？当然不是。只要父母加强对孩子后天的营养补给和锻炼，其先天的不足还是可以弥补的。但这类孩子的消化功能很弱，最好的方法就是将母亲的气血补足，通过提高母乳的质量来改善、提高孩子的体质。当孩子身体出现不适时，也可以通过母乳的调整治愈孩子的病症，让妈妈健康的奶水保护瘦弱的婴儿健康成长。只要方法得当，这些先天不足的孩子也可以健康快乐地成长。

喂养孩子以弥补先天不足、巩固后天之本

一项关于青少年体质健康的调查显示，近20年来，青少年体质持续下降。天津市一项调查显示，学生身体素质甚至降到了20年来的最低水平！与此同时，北京市教委等机构在2008年4月开展的青少年形体测量和测评结果公布：八成青少年体形不良，走路时探颈、驼背、窝肩的比率高达46.1%，另有17.7%的人是X形腿或O形腿。

几组令人揪心的数字，不禁让人们为孩子们的健康捏了一把汗，长此下去，作为“早上八九点钟太阳”的他们又怎能挑起作为国家栋梁的重任？在物质生活水平日益提高的现代，是什么让孩子们的体质变得越来越差？答案很简单：先天不足+后天巩固不够。

上文中我们讲到了，孩子的先天体质完全取决于母体的健康状况，一般来说，如果母亲气血足，生出来的孩子体质就好；如果母亲自身体弱多病、胃肠功能差、面黄肌瘦、气血不足，孩子体质就差。

对于先天体质好的孩子，家长只需继续维护即可；而对于那些先天体质差的孩子来说，在起跑线上就已经落后了，如果父母再不通过后天的努力来弥补，那这些孩子就永远不会像先天体质好的孩子那样皮实。为此，我们建议父母在

饮食上多下功夫：

1. 努力让孩子吃好。如今，“小胖墩”和“豆芽菜”都在逐年增多。很多人只认为“豆芽菜”是营养不良造成的，其实，“小胖墩”也是营养不良的表现。孩子在13岁之前，身体与智力发育快，身高、体重增长迅速，如果因为饮食不合理、偏食造成孩子营养不良，不但会影响孩子的生长发育，还会影响孩子的智力、情绪和性格，而这些将终生“陪伴”孩子，影响孩子成年后的生存质量。所以，父母要在孩子生长发育过程中，保证孩子饮食合理、均衡。

2. 学会保护和调理孩子的胃、肠。有的孩子尽管被家长非常尽心地照顾着，可还是体弱多病，这种情况多见于先天不足的孩子。这些孩子一生病就吃药，吃药后胃口被破坏了，不愿意吃饭；而不愿意吃饭的孩子抵抗力就会下降，更容易生病，生病后又要吃药。这种反复使孩子的身体陷入了恶性循环，其根本原因是药物破坏了孩子的胃口，影响了胃、肠对食物的消化、吸收，所以家长必须学会保护和调理孩子胃、肠的方法，这也是保证孩子气血充足、身体强健的重要方面。

3. 了解一些营养知识。为了孩子的健康成长，父母要了解一些营养知识，了解孩子该吃什么、不该吃什么，合理地为孩子安排一日三餐。

育儿小贴士

一般来说，中医不把人的精神孤立地看待，而是将情绪、性格等看作身体状况的反映。当孩子由于先天不足、后天喂养不合理，或者是脾胃虚弱等原因，长期消化、吸收不良时，就会造成全身各个脏器的发育不完善及虚弱：心气虚时，不愿意讲话、没精神；肺气虚时，爱哭、忧心忡忡、多愁善感；脾气虚时，肌肉酸懒、不愿活动、情绪抑郁、疑心过重；肝阴虚时，情绪低落、易惊、胆小、目倦神疲、腰膝酸软；肾阳虚时，恐惧、害怕、不敢见生人……这些心理症状在孩子和成人身上都会出现，究其原因都是气血不足和各脏器的功能虚弱、失衡造成的。所以，要想使孩子的身体、心理健康，永远聪明、快乐，家长就一定要知道，孩子在整个生长发育过程中，合理、均衡、全面的营养是最关键、最重要的。

不同年龄段孩子饮食与运动的特效比例

现实生活中，常常听到一些家长抱怨，说孩子只吃青菜不吃肉，只吃肉不吃青菜，或者只喜欢吃而不喜欢运动。其实，孩子偏食是很多父母都有的烦恼。每个人都有饮食偏好，这是很正常的事情。如果孩子有点偏食，讨厌吃青椒、胡萝卜等，父母不必过于介意或强逼孩子吃，那样只会导致孩子更加厌恶，甚至原本能吃一点儿的也都不愿意吃了。至于运动的问题，父母们要循序渐进地培养，千万不要强求孩子，否则你不仅培养不出奥运冠军，还有可能弄巧成拙，影响孩子的健康。

其实，孩子在每个阶段都有其自身的饮食和运动需要，父母们只要掌握好这一点就能确保孩子拥有一副健康的体魄。

1. 0~1 岁

孩子从呱呱坠地之日起，就进入了人生的第一阶段，这段时间孩子处于完全依靠父母的状态，因此，做好宝宝的健康培育工作，是父母的首要任务。新父母要学会给孩子喂奶，让孩子吃好人生“第一餐”。到了五六个月的时候，母乳中的营养成分已经不能充分满足孩子的需求，这时要给孩子添加辅食。

新生儿还不会自己运动，但是他们生来就有握持的本领，可以经常让宝宝学习握物或握手指，以促使宝宝从被动握物发展到主动抓握，从而促进宝宝双手的灵活性和协调性，这对大脑智慧潜能的开发大有好处。

2. 1~3 岁

1 岁以后，孩子基本上就断奶吃辅食了，和大人一样已固定为早、中、晚一日三餐，这时父母要注意改变食物的形态，以适应孩子身体的变化。

此外，孩子一天天长大，好奇心越来越重，也开始由爬到走，四处探索、到处活动。父母此时不必限制、禁止孩子，反倒可以陪孩子玩耍，比如滚皮球，对这一时期的孩子来说，这种程度的运动对健康是有益的。

3. 3~7 岁

这个时期的孩子大都好动，反而不太爱吃饭，父母即便着急，也不能强迫孩子进食。一定要给孩子一个开心、愉快的氛围，让其保持愉快的进餐心情。另外，这一时期的孩子对零食的兴趣远远胜过正餐，父母一定要严格控制孩子吃零食，最关键的是父母自己要做到少吃或不吃零食，大人不买，孩子自然就吃不到。

当然，这段时期父母应该适当培养孩子的运动兴趣，比如可以带孩子去学游泳，教孩子骑儿童自行车等。总之，在孩子年龄和身体状况都能接受的范围内，父母可以积极鼓励孩子参加体育运动。当然，安全问题也是必须考量的。

4. 7~13 岁

这个时期，孩子正是长个头的时候，父母一定要注意让孩子合理地饮食、适时地运动。

一般来说，一些含钙量高的食物如鱼、菠菜、牛奶、乳制品等食物，对孩子的生长发育是有益的。孩子的饮食一定要均衡，不能过多摄取肉食，要合理搭配蔬菜。过多摄取肉食会使孩子变得肥胖，给骨关节带来过大的压力，不仅运动起来不方便，而且使孩子的性激素分泌时间提前，影响孩子正常生长。

运动不但能带给孩子强健的体魄、增强孩子的智力，而且能产生大量的成长激素，促进孩子的身高增长。所以，父母不能为了学习等原因剥夺孩子锻炼、玩耍的时间。

总而言之，孩子在不同的年龄段都有其自身对于饮食与运动的需求，父母在掌握好正确比例的情况下，一定可以让孩子健康茁壮地成长。

父母要重视孩子的早期心理教育

健康分为生理健康和心理健康两个方面，13 岁以下的孩子缺乏自理能力，孩子的健康几乎完全掌握在父母手里，所以父母不但要注重孩子的身体，还要关心其心理健康。研究发现，一个人长大后所选择的道路与其小时候所受的教育有密切的关系。

家庭教育是大多数人的首要教育，人生的很大一部分是在家庭中度过的，家庭因素对孩子的影响是其他因素所不可比拟的，它对孩子个性的塑造、心理的发展和能力的形成起着关键的作用。

让孩子生活在一个拥有良好氛围的家庭里，无论是在身体上还是在心理上，都能让孩子拥有健康。此外，培养孩子与父母之间的感情很重要，最简单、最直接、最自然的感情联系就是父母与宝宝面对面的活动，足够的情感互动是宝宝智力、道德观以及自我评价的源泉，也是宝宝向更高层次智力迈进的本钱。

比起亲子班、提升宝宝智力的教学软件、教育性的玩具等亲子互动方式，父母与宝宝自然愉悦地相处，让宝宝快乐地感受爱的效果要好得多。你会发现，哪怕与宝宝的互动再简单，他都会对你微笑，向你传达有关他的信息：他能理解你说话的节奏（认知力、智力），能协调自己的身体以寻找你（动作发展）；可以通过观察认出你（视觉空间、辨识能力）。

孩子小时候拥有了健康，也就为一生的健康打下了基础。父母是孩子的第一任教师，孩子的身心都掌握在父母手里。所以身为父母，一定要用正确的教育方法和喂养方法来保证孩子健康成长。

第2节

做懂医的好父母——中医教给父母的育儿智慧

做一个懂医的父母，预防幼儿疾病于未然

父母是孩子最亲近的人，孩子有没有生病，父母应该是最清楚的。可是，很多时候，如果孩子出现什么小症状，比如感冒发烧、咳嗽发炎、腹泻拉稀等，父母和全家人都会紧张不已，一下子慌了手脚、乱了方寸，急急忙忙带着孩子去医院，可在医生那里得到的答案往往是孩子没什么大问题，只是很平常的小毛病，根本用不着全家人劳师动众地跑医院。

其实，遇到此类情况，父母先不要紧张，可以先看看孩子的问题出在哪里，然后再视情况考虑需不需要带孩子去医院。

当然，父母要想做到这一点并不容易，先决条件是必须懂医，不懂医的话，就预料不到孩子身体可能存在什么问题，或者孩子身上的小问题会不会发展成大问题，而只能慌慌张张地带着孩子不断地跑医院。既折腾孩子，父母也会受到生理和心理上的双重煎熬。

中医认为，孩子之所以生病，很大一部分原因在于家长缺乏最基本的医学常识，根本不懂医，所以在孩子发病的早期疏忽了。事实上，孩子的五官表情、大便的颜色以及腹痛、腹泻等症状，都在提醒父母孩子生病了，可是，很多家长根本不明白这些表征是什么意思，又或者根本就没有注意到这些，也就更谈不上帮助孩子采取正确的处理措施了。

因此，各位家长一定要掌握一些医学知识，并且要活学活用，举一反三，否则家长不懂医，孩子生病了就只能乱投医，这样很容易贻误孩子的病情。

望、看、察——全方位掌握孩子的身体状况

有病就要早治疗，这一点是大家公认的，可早治疗的前提是早发现。怎么才能做到早发现呢？如何提前发现孩子身体的异常呢？方法其实也很简单，家

长们只要平时注意观察孩子就可以了，比如说，发现孩子拉肚子，那么就要看看孩子的大便是不是呈水样，有没有黏液、泡沫、奶瓣、血丝什么的，由此来判断孩子腹泻到底是消化不良引起的，还是着凉或感染了痢疾引起的。

如果孩子大便呈水样，可能是着凉了，吃些热的食物，把寒气散掉，大便就会正常；大便里有奶瓣，那是消化不良造成的，给他吃点助消化的药就可以了；如果孩子患了痢疾，除了马上送医院及时治疗外，父母还得仔细回想一下自己在喂奶期间有没有吃过什么寒凉和不易消化的东西。如果真的有上述问题，应及时地做出调整。

中医认为“病在内，必形诸于外”，孩子可能说不出来自己到底哪里不舒服，但是疾病会“写”在孩子的脸上，所以，各位家长可以通过观察孩子的五官颜色，辨别孩子是不是生了什么病，并且进一步区分此病属虚还是属实。

有些年轻的家长可能觉得要做到这样很不容易，其实要掌握这些基本的中医知识也不难，只要细心加用心，多涉猎中医养生书籍，你绝对会发现那比把脉要容易得多。大家都知道，中医把脉知病不是一天两天就能练就的技能，中医大师们大多有着多年的临床实践经验，加上长期的摸索研究，才有了分清脉的数、沉、迟、滑、涩的本事，但通过观察孩子的异常状况判断疾病就不一样了，很直观，也很简单，什么样的颜色、症状代表孩子有什么样的疾病，一目了然，所以各位家长只要用心学习，一定能掌握这一方法。

父母为孩子治病须遵循的原则

张景岳在《景岳全书·药饵之误》中说：“小儿气血未充，一生盛衰之基，全在幼时，此饮食之宜调，而药饵尤当慎也。”这句话是什么意思呢？其实很简单，就是说孩子气血未充，生长发育还不成熟，相对于成人来说较弱，给孩子用药的时候一定要小心谨慎。就像我们常说的“是药三分毒”，药物对成人况且如此，更别说稚嫩的小孩子了。

天底下没有哪个父母不爱自己的孩子，独生子女，就更是父母的心肝宝贝了。但由于免疫力不强，抵抗力也弱，小孩子很容易生病，孩子一生病，父母就会很紧张。有的父母只要发现孩子稍微有点毛病，就立即带孩子去看医生。看的次数多了，自己也就积累了经验，于是在家中为孩子备上小药箱，里面装满了医生平时给孩子开的药，一旦孩子出现生病的症状，父母就照葫芦画瓢，自作主张给孩子吃药。结果孩子的病情是稳定了，可是却常常出现副作用。

父母养育孩子就像是栽培一盆植物，想让植物长势好，尽快开花、结果，就得在养育的过程中尽心、尽力地去了解它的习性，知道它是喜水还是喜旱，知道天冷了要把它搬到屋里，天热了要把它拿出去晒晒太阳，平常该浇水该施肥时绝对不能大意马虎。给孩子治病就像给植物除害虫，比如早期的植物可能会生油虫，这就像孩子缺水就可能患上扁桃体炎一样。孩子患上扁桃体炎时，有的家长很紧张，看孩子那么痛苦就让其服用大量的抗生素来消炎。这样做是不对的，要知道有经验的花农不会用农药去除幼虫，只要浇点水，油虫就淹死了。所以，当孩子患上扁桃体炎时，父母就要多给孩子喝水，这样就能帮助孩子缓解病情。

父母在给孩子治病时，不要理所当然地选择药物治疗，因为药物对孩子的身体也是有伤害的，所以，我们建议孩子生病时各位家长须遵守三个原则，即能用食疗治好的就不打针吃药；能用外敷、按摩来解决的，也不打针吃药；非得要吃药时，也要严格控制药的用量。

中医育儿法则

刘锡在《活幼便览》一书中就提到养孩子的黄金法则，即“吃热、吃软、吃少则不病，吃冷、吃硬、吃多则多病。忍三分寒，吃七分饱，频揉肚脐，一要背暖，二要肚暖，三要足暖，四要头凉，五要心胸凉”。具体介绍如下：

1. 吃热、吃软、吃少则不病，吃冷、吃硬、吃多则多病

给稚嫩的孩子喝太多冷的饮料，就仿佛给孩子的脾胃迎头浇了一大盆冷水，孩子的脾胃自然会生寒；让孩子吃干硬的烧饼等，就仿佛让孩子吃了一些坚硬的石头，其脾胃会受不了；让孩子吃得太多，就仿佛是对孩子的脾胃施虐，很容易消化不良，时间长了，孩子的脾胃就虚了，身体自然也就垮了下来。

所以，为了孩子的健康，各位家长应该给孩子少吃一点，吃软一点、热一点的食物，这样不仅有利于孩子的脾胃吸收，还有助于消化，可谓是一举两得。

2. 忍三分寒，吃七分饱

“忍三分寒”的意思是说，不要刻意给孩子穿太多衣服，给孩子吃饭也不要吃太多，七分饱就行了。可是，孩子并不一定能够表达自己是冷还是暖，父母该怎样帮孩子区分呢？其实很简单，家长都知道自己是冷是暖，大可按照自己的标准给孩子穿衣服就行了。

但是，家长们都觉得孩子比较小，应该会比自己怕冷，得给孩子多穿一点，因此总是给孩子里三层外三层地裹得严严实实，结果弄得孩子不是脾生火，就是肺有热，这些都是给孩子穿衣服太多惹的祸。

至于“吃七分饱”意思是说，在孩子吃得差不多的时候，不要诱导或强迫孩子多吃饭，平时注意搭配着给孩子吃，荤素皆有，避免孩子偏食就可以了。否则孩子吃太饱会伤脾胃，甚至会导致消化不良或是恶心呕吐等。

3. 做好保暖工作

父母应帮助孩子保暖，尤其是肚子、四肢以及后背部位要保暖，因为这些部位很容易受到风寒、湿邪等的侵袭，父母最好给孩子准备一件小背心。

4. 饭后1小时帮孩子轻揉肚子

轻轻地帮孩子揉肚子是帮助孩子健脾消食的一种好办法。不过，这里要特别提醒各位家长，不要在孩子刚吃饱的时候帮他揉，而要等饭后一小时左右再给孩子揉。此时，孩子所吃的东西已经到了肠道里面，你帮孩子揉肚子，有助于其消化吸收，也可调节孩子的大小便。不过，在揉肚子时，一定要按顺时针方向揉，动作要轻，每次揉3~5分钟就行了。

第2章

想要孩子后天强，父母就要先健康

第1节 巩固孩子先天之本，妈妈要从自己做起

孕妈妈健康，孩子先天才能壮

一般说来，孕妈妈身体健康、心情愉快，而且营养充足，所生的孩子身体才能更健康，智商才能更高。所以，为了孩子，孕妈妈一定要注意保持生理和心理健康。

1. 生理方面

要想生育一个健康聪明的宝宝，母亲的身体素质是优生的前提条件，所以孕妇应尽量保持良好的健康状况，有病及早治疗，并使自己的身体得到全方位的调养。

（1）营养充足。孕期的营养是否合理、均衡、充足，不但关系到母亲自身的状况，也影响孩子的健康。所以，孕妈妈在饮食上既要重质量，又要讲究适量，所有养分，尤其是蛋白质、维生素、糖类、矿物质等都要充足。但在量上还应注意，不要过度进补，免得造成胎儿过度肥胖，影响生产。

（2）衣物宽松舒适。有些孕妈妈觉得挺着个大肚子难为情，就穿紧身衣，束腰束腹，殊不知，这样会影响胎儿的正常发育。所以，不要为了身材好看就穿得紧绷绷的，衣服要尽量宽松舒适，鞋子也要以舒适为主，不要穿高跟鞋，以免跌倒造成危险。

（3）适当运动。夫妇通过体育锻炼保持身体健康，能为下一代提供较好的遗传素质。例如散步、慢跑、登山、郊游等，这些活动有助于顺利生产，但切忌做太剧烈的运动或繁重的体力劳动。

（4）定期产前检查。定期产前检查不但可以帮助孕妇了解自己目前的身体状况，早期发现疾病，早期治疗，也能为胎儿提供一个良好的生长环境。

2. 心理方面

孕妇在怀孕期间如果能保持愉快、稳定的心情，所生的孩子也能较好地适

应外界环境，情绪也会较为稳定。

（1）接受孩子的性别。不要苛求孩子的性别及容貌，如果重男轻女，或希望孩子出生时把父母相貌上所有的优点都一一具备，这种期望太高，会给孕妇造成不必要的心理压力，使她无法保持平静的心态。

（2）夫妻关系和谐。首先，丈夫要给予妻子足够的关心，帮助妻子尽快适应怀孕所带来的不便与不安，使之保持平和的心态；其次，妻子出现失常心理状态时，丈夫要善于引导，帮助其恢复到正常的心境；再次，夫妻双方在解决某些问题时要能够大度地容忍对方，以免发生激烈的争吵；第四，双方共同安排有规律的生活秩序，以消除某种容易导致心理失调的状况；最后，不要看刺激性强的杂志、刊物、报纸、电影，以免出现孕妇心理过于激动的现象。

总之，孩子的先天之本，取决于孕妈妈的身体素质，同时与孕妈妈在怀孕期间的身体状况有直接关系。所以，要想让自己的孩子先天身体壮，孕妈妈一定要把自己的身体调理好，并在怀孕期间根据自己的身体素质，有针对性地多吃有利于孩子生长的食物。只有妈妈健康，孩子才能聪明健康。

选择最佳的年龄孕育宝宝

在现实生活中，这样的情况是很常见的：父母双方都非常健康，而且家族史上也都没有什么异常情况，但生出来的孩子却有先天性的缺陷。造成这一现象的因素可能有很多种，但受孕期无疑是最重要的因素之一。

为了让自己的孩子一生下来健康聪明，女人一定要选择最佳受孕时机。那么，何时才是最佳的受孕时机呢？概括来说，这主要包括两个方面：一个是最佳的受孕年龄，另一个则是最佳的受孕季节。

首先，女人选择在最佳生育年龄期生育，对于胎儿的生长发育，对未来孩子的成长都是十分有利的。我国《婚姻法》规定的结婚年龄为男 22 周岁，女 20 周岁。然而，法定的结婚年龄并不是最佳生育年龄。因为 20 岁左右的女孩仍处于发育阶段，尤其是性腺和生殖器官尚未完全成熟。而妇女怀孕、分娩需要消耗大量的体力和营养，十月怀胎到一朝分娩，从一个针尖大的受精卵发育到 3 公斤多重的胎儿，所需要的一切营养都是由母亲提供，如果妇女本身尚未发育成熟，就要与胎儿平分某些营养物质，这样不但影响孕妇的自身健康，还会影响下一代的生长发育。

那么，女性的最佳生育年龄是多少呢？医学专家认为，妇女的最佳生育年龄为 24~29 岁，这是从女性的生理特点、母婴健康、优生优育等多方面因素来考虑的。这个时期女子的生殖器官、骨骼及高级神经系统已完全发育成熟，生殖功能处于最旺盛时期，卵子的质量较高，怀孕后胎儿的生长发育良好，流产、早产、畸形儿和痴呆儿的发生率都比较低，生下的孩子大多聪明健康。这个时期女性的软产道伸展性好，子宫收缩力强，难产机会少，故危险性也小。同时，这一年龄段的男女青年思想上比较成熟，生活上有一定经验，经济上也有了一定的积蓄，这些都有利于对孩子的培养。

其次，从优生优育的角度来看，选择合适的受孕和出生季节也是非常重要的。因为这样就可以把温度变化、疾病流行等不利因素降到最低限度，以最大限度地发挥利于胎儿生长发育的因素。研究证明，女性受孕的最佳季节为八九月份。从医学角度看，胚胎发育有三个关键时期：一是大脑形成期，即受孕第三个月；二是脑细胞分裂期，即受孕第六个月以后；三是神经细胞发育协调期，即受孕7~9个月。选择八九月份怀孕，妊娠的第三、第六个月以及分娩期都处在气候适宜的好季节，就避开了气温变化大和疾病多发季。

当然了，选择最佳怀孕时机固然重要，但有时候怀孕会不期而至。如果是这样，那就“既来之，则安之”，大可不必为了选择一个最佳受孕时机而去做流产，只要做好孕期保健就可以了。但有些人对受孕时机要特别注意，如有过敏体质者应尽量避免在春天受孕，因为她们在春天尤其容易过敏，这可能会对胎儿产生不良影响。

怀孕前调理好月经，保证孩子一生的健康

保证孩子健康的首要前提是母亲的血要足，只有营养丰富且充足的母血才能孕育出健康、聪明的宝宝。血足的表现为月经正常，而如果子宫虚寒，气血虚，就容易出现月经不调、卵巢囊肿以及输卵管不通的病症，这些病症直接影响怀孕。所以女子要想怀孕，首先就要从调气血、调月经入手。

1. 月经量多

有些女性在周期内，一天要换5片以上的卫生巾，而且每片都是湿透的，这就属于月经量过多，这类女性多半是气虚。

气是不断运动着的具有活力的精微物质，是构成人体的基本物质，聚合在一起便形成有机体，气散则形体灭亡。女性身体内的气若亏虚，防御作用减弱，则易于感受外邪，影响自己的健康和容颜。气虚的女性生下来的孩子大多面黄肌瘦、体弱多病。

所以，月经量过多的女性一定要注意补气。下面提供几个补气小良方：

(1) 山药薏仁茶：怀山药、薏苡仁各9克，水煎代茶饮。常饮山药薏仁茶可使中气足、精神好、脸色佳。

(2) 香菇泥鳅粥：香菇泥鳅粥对于气虚及胃肠功能差的人极具功效。将泥鳅、大蒜、香菇、大米、葱，共熬成粥，不但味道佳，且营养价值高。

(3) 玉珍鸡：母鸡一只洗净，鸡肚内放入桂圆、荔枝干、黑枣、莲子、枸杞各30克，加调料蒸食，可补气养精。

(4) 四神汤：莲子、薏苡仁、怀山药、芡实煮成汤，是适合气虚之人的养生饮食。有人习惯在四神汤中加排骨、鸡肉等，为防止营养过剩导致发胖，可以去掉附着的油脂再煮。

2. 月经量少

月经量少的女性一般是血虚，也就是我们所说的贫血。血虚的女性，生下来的孩子也会体弱多病，因此，此类女性平时一定要多吃菠菜，它可以有效治疗缺铁性贫血。另外，猪血也是补血的好食品，猪血中含有人体不可缺少的矿物质，如钠、钙、磷、钾、锌、铜、铁等，特别是猪血含铁丰富，每百克中含铁量45毫克，比猪肝几乎高2倍（猪肝每百克含铁25毫克），是鲤鱼和牛肉的20多倍。铁是造血必需的重要物质，有良好的补血功能。因此，妇女分娩后膳食中要常有猪血，既防治缺铁性贫血，又补充营养。

3. 月经提前或延后

一般来讲，正常的月经周期应该是28~30天。月经经常提前或推后的女性一般都肾虚，肾虚不但会导致机体精、血及微量元素的流失，促使体质变得更加虚弱，还会加速机体细胞的衰老。

肾虚的女性平时可用按摩法养肾：

(1) 搓擦腰眼：两手搓热后紧按腰部，用力搓30次。“腰为肾之府”，搓擦腰眼可疏通筋脉，增强肾脏功能。

(2) 揉按丹田：两手搓热，在下丹田（即气海穴）按摩30~50次。常用此法，可增强人体的免疫功能，起到强肾固本、延年益寿的作用。

在饮食方面，要多吃含铁、蛋白质的食物，如木耳、大枣、乌鸡等；消化不良者可以多喝酸奶、多吃山楂。

4. 痛经

痛经的女性，一般来说是体内寒湿过重，如果不治好痛经，生下来的孩子也会多病。对女性来说，姜是极好的保健食品，它可以帮助女性摆脱痛经的困扰。

用小刀把姜削成薄片，放在杯子里，尽量多放几片，越辣越好，加上几勺红糖，不要怕热量高，女人在月经期间可以大量吃糖却不会导致发胖，再加上一点红枣和桂圆，用沸水泡茶喝。如果不够烫，可以在微波炉里加热一下，姜茶越烫就越有效。

准妈妈一定要避免的两个饮食极端

在怀孕期间，准妈妈的饮食非常重要，不仅关系到母亲自身的身体状况，也影响着孩子的健康。所以，准妈妈要科学、合理地安排饮食，避免两个极端：营养不良和营养过剩。

1. 营养不良

胎儿成长所需的所有营养全部由妈妈供给。孕妇营养不良有可能使胎儿在子宫内生长发育迟缓，主要表现在脑、骨骼等的发育上。由于怀孕早期是脑细胞生长发育的第一个关键时期，如果孕妇营养失调，那么给胎儿大脑发育带来的不良影响以后将无法弥补。

如果准妈妈缺钙，则会使孩子患先天性佝偻病，孩子出生后因体内钙储备量不足，新生儿期容易出现手足搐搦症，表现为烦躁不安、肌肉抽搐、面色发青、喉痉挛、踝阵挛等。

准妈妈缺锌会影响胎儿的中枢神经系统功能，临床曾有因孕妇缺锌产下无脑儿的病例，准妈妈缺锌还会使骨骼钙化延迟，生长激素分泌减少，影响胎儿骨骼的生长。准妈妈缺锌会使胎儿分泌的胰岛素减少，不能充分利用由母体输送的血糖，造成胎儿宫内发育迟缓，还会造成胎儿免疫力下降。

如果准妈妈缺铁，那么胎儿体内铁贮存量就会减少，出生后易患缺铁性贫血。大量数据证明，胎儿早产及低出生体重与孕妇缺铁有关。

如果准妈妈缺乏维生素 D，可能出现骨质软化症，并影响胎儿的骨骼发育，也能导致新生儿出现低钙血症、手足搐搦、婴儿牙釉质发育不良。

因此，每一位希望自己的孩子健康、聪明伶俐的母亲，都应特别注意孕期的营养补充，以满足胎儿生长发育的需要和母体自身器官的需要。

2. 营养过剩

孕妇营养不良对胎儿有害，但如果孕妇营养过剩，同样会给孩子的健康埋下隐患。

孕妇营养过剩的一个最直接后果就是导致肥胖，不仅增加妊娠糖尿病、妊娠高血压综合征的发病概率，还可能导致巨大儿出生，增加难产的可能性，且容易出现产伤。营养过剩同营养缺乏一样，会对胎儿造成危害。

巨大儿出生后容易出现低血糖、低血钙，而且会增加孩子心脏的负担，导致孩子成年后容易患肥胖、糖尿病和心血管疾病。

要想让孩子生下来就健健康康的，孕妈妈一定要均衡营养、注意饮食、控制胎儿的体重。膳食品种要多样化，尽可能食用天然食品，少食高盐、高糖及刺激性食物，特别是一些高糖水果也不要多吃，最好不要增加饭量，可以多吃些辅食。怀孕期间，孕妇要注意铁、钙、锌的吸收，以确保自身和胎儿的健康。

此外，孕妇可参加适当的运动，如做一些强度不大的家务活，以促使体内的新陈代谢，消耗多余的脂肪，维持身体的平衡，这样才有益于孕妇和胎儿的健康。

育儿小贴士

怀孕期间，孕妇的体重增加不能超过 25 斤，若增加过多，就容易造成胎儿过大或者孕妇肥胖。另外，孕妇体重增加的“速度”与增加的“重量”一样重要。在怀孕的头 3 个月，体重应增加 2~4 斤，而在 4~6 个月以及此后的 7~9 个月时，每星期体重应增加 1 斤。

胎教让孩子赢在起跑线上

有一位怀孕时常进行胎教的母亲对一位老中医说：“我们家的孩子很不对劲。”老中医觉得奇怪，不知道她家孩子怎么不对劲，便问她“不对劲”在哪儿。她说：“孩子话说得早，好像什么都懂似的。”听完这位母亲的话，老中医乐了，笑着告诉她，这是胎教给孩子带来的早慧。

在怀孕期间进行过胎教的孩子智力进步比其他孩子快得多，此外，孩子出生后的发育情况和行动也与普通孩子大相径庭，胎教会让孩子从生下来就一路领先。

胎儿在妈妈肚子里的时候就已经具备了一定的感知能力，此时用科学、有效、切实可行的方法进行胎教，可以最大限度地开发胎儿的潜能，具体而言，胎教可分为以下几种：

1. 音乐胎教

优美的音乐可以使母亲保持开朗的心境，而且能促进孕妇分泌一些有益母子健康的激素和酶，调节血液流量和神经兴奋，从而改善胎盘营养状况。对胎儿而言，音乐可直接引起大脑的反应，声音的传递，可促进脑细胞的生长和发育，所以音乐胎教是孕妈妈们的首选。

音乐胎教可以让宝宝更聪明、更健康，但前提是要让孩子听得科学。怀孕半年多的王女士酷爱打麻将，有一次她摸出点“门道”：只要一响起“哗哗”的麻将声，腹中的胎儿就安静下来，像听音乐一样，而一旦停止打麻将，胎儿就会在肚子里“拳打脚踢”。于是，王女士索性天天坐在麻将桌边进行“胎教”。殊不知，这样的“胎教”只能把孕妇打麻将的紧张情绪传给胎儿，从而严重危害胎儿的健康。

所以，在给胎儿进行音乐胎教时，一定要选择经过医学界优生学会审定的胎教音乐，禁止过于强烈、杂乱的音乐，如摇滚、迪斯科等。此外，还要注意不能将录音机、音响等直接放在肚皮上。

2. 抚摸胎教

抚摸胎教即抚摸或轻轻拍打胎儿，通过孕妇按摩的腹壁对胎儿施以触觉上的刺激，以促进胎儿的大脑发育。胎儿对触觉刺激有着较灵敏的反应。通过触摸动作可以使胎儿有一种安全感，让胎儿感到舒服和愉快。

胎儿一般在傍晚时活动较多，孕妈妈最好选择这个时间进行抚摸胎教。在抚摸或轻轻拍打胎儿时，妈妈可以卧于床上或坐在舒适宽大的椅子上，全身放松，让腹部保持松弛状态。同时要注意胎儿的反应，如果胎儿对抚摸、推动等刺激感到不高兴，就会用力挣脱或者蹬腿表示反对，这时应马上停止抚摸或推动。如果胎儿受到抚摸后，过一会儿才以轻轻的蠕动做出反应，就可以继续抚摸，一直持续几分钟后再停止抚摸，或改用音乐胎教。

3. 语言胎教

这项工作主要由准爸爸进行。爸爸可以对着孕妇的腹部，讲些诸如“宝宝”“乖乖”“爸爸和你说话”“你和爸爸、妈妈在一起”之类的言语；也可以给孩子取一个乳名，每天在一定时间轻轻地呼唤胎儿的名字，如在上班前对着孕妇腹中的胎儿说“××，爸爸要上班去了，再见”，下班回家后对着胎儿说“××，你好吗？爸爸下班回来了”，等等。在“对话”时，环境一定要保持安静，避免给胎儿带来噪音，不要用力摔门或摔物品，以免突发性的噪音刺激胎儿。

爸爸经常和胎儿对话，对母亲是一种安慰，对胎儿的情感发育也有莫大好处。给胎儿起个乳名并经常亲切地呼唤，胎儿出生后会对父母的呼唤做出反应，也容易与父亲建立起亲密的关系。

为了孩子的健康，请远离情绪“五毒”

这里所说的“五毒”是“怨、恨、恼、怒、烦”5种情绪，虽然它们不是毒药，但孕妈妈一旦产生这几种不良情绪，对自己、对孩子的身体的危害却比毒药的危害还大。

国内某地曾出现过一个罕见的畸形儿，出生时没有左耳、有六指、肛门锁闭、无外生殖器、半截右耳……出生12分钟，婴儿心跳停止。经解剖，该儿心脏畸形，没有肾脏、输尿管和膀胱。后经调查，父母及双方亲族都没有发生过先天性畸形，该夫妇也已经有一个健康的男孩。因为想要第二胎，计划外怀孕，整个孕期一直隐瞒着，从没有看过医生，孕妇一直顾虑重重、提心吊胆地过日子，直到破水才进医院产房。后来得知导致这个胎儿畸形的主要原因是该母亲整个妊娠期间心绪不宁，内分泌功能紊乱。

孕妈妈的情绪的确可影响孩子的健康。一项调查研究表明：孕妈妈的情绪变化，可以引起神经内分泌系统的反应，释放多种神经递质和激素，通过胎盘进入胎儿血液循环，从而影响胎儿的身心功能。如果孕妈妈的情绪处于忧郁、苦闷、悲伤、焦虑、烦躁、激动、愤怒状况，可导致胎儿脑血管收缩，使大脑的供血量减少，影响中枢神经系统的发育。

所以，为了孩子的健康，请孕妈妈们远离不良情绪。以下四个方法可以帮助孕妈妈有个好心情。

1. 多掌握一些关于妊娠、分娩和胎儿在子宫内生长发育的孕育知识。怀孕及妊娠过程出现的某些生理现象，如早期的怀孕反应，中期的胎动，晚期的妊娠水肿、腰腿痛等，一旦有这些生理现象出现，只要孕妈妈有足够正确的常识，就能够正确对待，泰然处之，避免不必要的紧张和恐慌。

2. 适当参加体育锻炼和户外活动，放松身心。妊娠中晚期，孕妈妈的体形变得臃肿、沉重，许多孕妇懒于活动，整天待在室内，这种做法是不科学的。根据自身实际情况，选择适宜的运动，尽可能多做些户外活动，这样有利于血液循环和精神内分泌的调节，还可放松紧张与焦虑的心情，最终有利于胎儿的正常生长发育。

3. 准爸爸要参加到孕育的过程中。在怀孕的过程中，准爸爸要帮助孕妈妈放松心情，及时调整和转移孕妈妈已经产生的不良情绪。如夫妻经常谈心、给胎儿进行胎教、共同欣赏音乐，必要时还可找心理医生咨询，进行心理治疗。

4. 要做好怀孕以后出现妊娠反应的心理准备。虽然大多数女性为要一个宝宝，早就做好了心理准备，但她们没有想到的是孕后的种种不适会如此令人难受，如头晕、乏力、嗜睡、恶心、呕吐，有的甚至不能工作、不能进食。这只是孕育宝宝经历的第一步。要减轻这些症状，可在早晨起床时先吃一些饼干或点心，吃完后休息半小时再起床，无论呕吐轻重，都不能不吃东西。要选择清淡可口的蔬菜、水果，少吃油腻、太甜的食物，以少吃多餐为好。呕吐发作的时候，可以做深呼吸来缓解症状，但嘴里有东西时，不要吸气。如果呕吐严重，就要找医生诊治。

高龄孕妇必知的九大注意事项

高龄孕妇指的是年龄在35岁以上第一次妊娠的孕妇。一般来讲，高龄产妇的胎儿宫内发育迟缓和早产的可能性较大，不明原因的死胎也较多，先天性畸形率也相对增加，并且在生产时肌肉力量差，易发生宫缩不好、宫颈的扩张力差、宫颈水肿、宫口不易开大，导致产程延长或难产，使胎儿滞留宫内从而引起胎儿窘迫症。因此，高龄孕妇应更加注意妊娠期的保健、产前监测和检查。

此外，高龄孕妇还极有可能患有妊娠高血压症和妊娠糖尿病，容易影响母胎健康，甚至威胁生命，若原有夹杂其他疾病，可导致胎盘功能过早退化，对胎儿更为不利，这些都应引起高度重视。

具体来说，高龄孕妇在妊娠期需要注意的有：

（1）孕前要进行身体检查。夫妻双方在孕前都要进行身体检查，特别是准备怀孕的女性，除了要进行心、肝、肾等常规检查，还要重点检查生殖系统。

（2）孕前要提前1个月口服叶酸。服用叶酸可以避免神经系统发育疾病，如果孕前没有及时吃叶酸，怀孕后要及时补充，直到怀孕12周为止。

（3）忌口。高龄孕妇在妊娠期间比20多岁怀孕更容易发胖，如果体重过度增加的话极易患上糖尿病，而且腹中的宝宝长得太大会给分娩带来困难，因而高龄准妈妈更需要忌食含糖量高的食物。

（4）进行唐氏筛查。孕16~20周时，要进行唐氏筛查。通过提取孕妇的血液，检测血液中所含有的各种物质的量和浓度来判定胎儿可能出现的一些病症。

（5）进行绒毛及羊水检查。在孕11周左右，用一根活检针通过宫颈或腹壁进入宫腔到达胎盘位置，取出少许绒毛组织，进行检查；也可在16周左右，于麻醉的状态下，以针头穿刺的方法，取羊水、收集胚胎脱落细胞，进行检查。这项检查是正常的年轻孕妇不需要做的。研究表明，孕妇年龄愈大，唐氏综合征和畸形儿的发病率愈高。因为随着女性年龄增长，卵巢逐渐衰老退变，产生的卵子自然老化，发生染色体畸形的机会就会增多。这项检查可以直接获得染色体的数量，根据检查结果就能知道胎儿是否有异常，但这项检查有 0.5%的概率会导致流产。

（6）进行甲胎蛋白检测。甲胎蛋白检测通常在孕 16~20 周进行，它是一种无危险的血样检查，通过测定血液中的甲胎蛋白水平判定胎儿是否有神经缺损、唐氏综合征、肾脏和肝脏疾病等。

（7）进行超声波检查。高龄孕妇的超声波检查一般需要做两次，分别在孕 12 周和孕 20 周的时候进行，用来进一步确定怀孕日期及任何发育异常的情况，如腭裂、脏器异常。

（8）加强对血糖、血压等指标的自我监测。高龄产妇易患妊娠合并心脏病、妊娠高血压综合征和妊娠期糖尿病等，由于孕妇体内的血容量比非孕期明显增加，心脏负担加重，有些本身患有心脏病的高龄孕妇很可能由于无法耐受而只得提前终止妊娠。

（9）高龄产妇自然分娩的难度更大，需要提前做好准备。高龄孕妇的骨盆比较坚硬，韧带和软产道组织弹性较小，子宫收缩力相应减弱，容易导致产程延长，甚至难产、胎儿产伤和窒息，所以 90%以上的高龄孕妇会选择剖宫产。

尽心规避流产，父母合力保胎

中医认为“小产甚于大产”。小产是什么意思呢？妊娠 12 周以内，胚胎自然殒堕者，中医称为“堕胎”。妊娠 12~28 周，胎儿已成形而自然殒堕者，中医称为“小产”。中国传统医学对小产十分重视，有很多相关论述。

中医认为，小产是由于身体阴损或阳损，即气血亏损所致。小产的原因大致分为以下几种：

（1）奇数月易流产。小产一般在怀孕后的第三、五、七月最容易发生。古人认为，三、五、七都是奇数，奇数属阳，而阳主动，所以流产的可能性就会相对大一些。

如果是怀孕三个月以后流产，等到下一次怀孕，在同样的时间，容易再次流产，西医简单地称之为习惯性流产，但未讲明原因。

中医认为，如果是第五个月时流产，就很有可能是脾经的问题，那么第一次流产后的重点就要放在调脾经上，通过中药或其他方法，使脾经的功能强大起来，下次就不容易出现同样的问题了。假如是七个月时流产，就很有可能是肺经的问题，那身体的调理重点就应该在肺经上。

所以有流产经历的女性朋友，最好找个好中医看看，帮助你分析病因，以便对证施药，调理好身体，好迎接下一个健康宝宝的到来。

（2）气血不足，导致小产。母亲先天禀赋不足、气血虚弱容易导致小产。明代医学家张景岳认为：气虚则提摄不固，血虚则灌溉不周，所以多致小产。怀孕时如果腹部流血，则是气虚血虚，母子不安。所以在临床上，我们就要仔细分辨，孕妇究竟是气虚导致收摄不住，还是血虚导致胚胎不发育。然后根据具体情况，或补血，或补气，将母亲的身体调养好，这样才能生出一个健康的宝宝。

（3）不良生活习惯导致小产。纵欲、劳恐、恼怒等不良生活习惯或脾气，容易导致小产。现在有些女孩太过任性骄纵，一旦怀孕，更是娇蛮无理，情绪变化大，一点小事就大闹特闹，这些不良情绪会导致身体产生有毒物质，侵害胎儿。

（4）外伤和不健康的食品导致小产。不少孕妇都是因为腹部受到碰撞，或是挺腰摘挂高物时引发的流产。所以孕妇朋友们要时刻注意，保护好自己的肚子，比如看到公共汽车太挤了就不要上了，等下一趟，迟到事小，孩子事大。

孕妇保胎其实很简单，不用吃什么补药，孕妇及其丈夫主要应记住以下四点：

首先，安睡勿劳。孕妇一定要保障好睡眠，不要过度劳累。睡眠是养阴血的好办法，过度劳累易使胎盘的血液供应不足，胎儿的发育就会受到影响。

其次，靠食物补气血。孕妇要补气血，但千万不要以为补气血就是吃补品，孕妇要做的就是好好吃饭，靠食物来补气血。古人认为，保胎的最佳食品是猪肚，此外还有猪肺、鲫鱼、白菜、海参、菠菜、莲心、莲藕、山药等食物。尤其到了妊娠六七个月以后，可以多吃一点麻油，麻油能帮助孕妇解毒。临产前，腐竹也可以多吃一点，古人认为腐竹最能帮助生产，使得生产顺利，减少痛苦，即有滑胎的作用。

再次，防腰痛。腰痛极有可能导致堕胎。如果孕妇出现腰痛，一定要及时加以护理和救治，尽快去正规的医院进行调养。

最后，调情志。现代人为什么养尊处优，吃得又很好，反而小产的人数很多呢？其实原因很简单，现代人思虑太重了。所以，孕妇一定要学会调节情绪，丈夫及其家人也都要多体谅孕妇的难处，悉心护理，一家人和和气气地共同迎接小宝宝的诞生。

第2节

逐月养胎，孕期的每一天都不能大意

妊娠一月，养好身体，顾好情志

《脉经》中强调女人怀胎十月期间，每个月都有一条经脉在养胎过程中起最重要的作用。在妊娠第一个月时，足厥阴肝经的作用最为明显和突出。事实上，孕妇喜欢吃酸性食物，就与肝经有着密切的关系。肝主藏血，女人刚怀孕的时候，特别需要用血来滋养孩子，所以此时肝阴就会略有不足。五脏与五味相对应，肝在五味里对应的就是酸，所以就有了女性怀孕后偏爱酸食的情况。

对妊娠一个月的妇女来说，饮食上要“精熟酸美”。“精熟酸美”，首先是说食物要做得很精致，色香味俱全，好引起孕妇的食欲，同时要易于消化吸收，不要人为地造成脾胃的负担；其次不要吃生冷的食物，比如日本料理、绿豆等寒性比较大的食物；再者就是“酸美”了，既然妊娠一月为肝经所养，那孕妇就应多吃些酸味的美食，养好肝经，以便给肚子里的胚胎提供更多的血来滋养其茁壮成长。

现在西医比较强调妇女怀孕初期补充叶酸（一种B族维生素），认为叶酸缺乏会导致胎儿神经管畸形。其实叶酸在绿叶蔬菜、水果中储量很丰富，比如油菜、甘蓝、小白菜、豆类、香蕉、草莓、橙子等都是叶酸的优质来源，在动物的肝脏中也有大量叶酸，每天适量食用，即可保证叶酸的充分摄入。

大麦是怀孕第一个月的孕妇最应该吃的食物。因为大麦具有很强的生发之力，而胚胎的成长也属于生发阶段，所以此时吃大麦十分有益于孩子的生长。孕妇可以根据自己的喜好，选择各种面食来吃，既满足了食欲，还能促进孩子的生长，两全其美。

此时的孕妇尽量不要吃偏腥味的食物，比如鱼类、海鲜等。腥味对应的是肾，女性若有妇科病的话，通常下体都有些腥臭味，而腥味对孩子的发育不好。孩子生长在母体的下焦之中，此处血腥气较多，再吃腥味食物，会加大对胚胎的刺激，影响其正常发育。

对于那些刚怀孕爱呕吐的孕妇来说，最好少吃高蛋白等营养高、难消化的食物，也要少吃肉类。其实这时不需要太补，小胚胎亏不着，一个女人二三十年积攒的东西足够他用了，太补反而不好。但也有的妇女在怀孕期从头吐到尾，小宝宝的营养会有些跟不上，准妈妈的免疫力也会下降，尤其是头三个月，是细胞分化的关键期，准妈妈一定要休息好，尽量少食多餐，注意营养的全面均衡。

妊娠一月，孕妇在日常生活中还要注意以下两点：

（1）孕妇怀孕期间不要做过分用力的事情。肝在五脏里主筋，肝血足则手指灵活，能摄能抓。在怀孕的第一个月，孕妇不可以太用力，太过用力容易导致流产。

（2）孕妇怀孕期间一定要平心静气。因为心情不静就会调气血上头，下焦的气血就会不足，这样就会影响胎儿的生长，所以孕妇此阶段一定要控制自己的情绪，放松心情，保证好睡眠等。

妊娠二月，打造孩子的“面子工程”

“妊娠二月，名始膏”，意思是怀孕第二个月时，妈妈肚子里的小生命就像膏脂一样精美。这个时期，足少阳胆经的作用最为明显。

胆经主人体之精的生发。《黄帝内经》讲：“凡十一脏取决于胆。”因此这阶段是血脉生发而生成胎儿重要苗窍的时机，此时要想让胎儿能够很好地生发，最重要的原则就是保持一个安静的生长环境。同时，饮食上仍然要避免吃一些腥味和臊味的东西，比如像卤煮一类的“下水”就不要吃了。

怀孕的头三个月特别重要，孩子面部的一切问题都是孕期的头一百天造成的。比如，有的孩子生出来就是兔唇，这就很有可能是母亲在怀孕的头三个月内，情绪上曾受到过强烈刺激。

怀孕前三个月是孩子五官的主要生成阶段，五官为人体最“清灵”的器官，所以它们对食物的味道也很挑剔。此阶段，孕妇最好少吃肉，多吃素。肉为腥臊之物，吃多了，对塑造一个眉清目秀的孩子不利，孕妇最好多吃蔬菜水果、五谷杂粮一类的偏素的食物。

此外，在五官的形成时期，五脏六腑的构造也基本建立起来了，只不过一切都还很脆弱而已。然而，这也使得这一时期成了流产和畸形的高发期，孕妇切不可沾烟酒，准爸爸最好将有辐射的电器搬离孕妇，以免其受影响，使得胎儿出现什么意外。

妊娠三月，呵护胚胎发育

前面我们提到过，如果胚胎发育不好，怀孕到第三个月时很容易导致流产。如今，这一问题显得越来越严重，主要有以下几点原因：

（1）现代社会各式各样的污染愈发严重，吃的用的都常有问题，受精卵由胚转胎的时候如果受到污染，就有可能导致流产。

（2）孕妇气血不足也保不住胎儿，再加上年轻的孕妇由于缺乏经验，在日常生活中不注意一些细节问题，比如不按时休息、不好好吃饭、过度劳累等都有可能导致流产。

（3）孕妇受到化学药品侵害也会导致流产。

（4）如果孕妇有过人工流产史，甚至多次流产过，也会导致无法固摄胎儿而流产。

（5）准爸爸的精子质量本身就有问题，也会导致孕妇流产。

所以说，如果孕妇在怀孕前三个月出现流产现象的话一定要仔细寻找原因。如果是胚胎本身质量不够好自动流产的话，年轻的父母就不要过度伤心了；如果是父母双方习惯方面的原因造成的意外流产，就要引以为戒，改变过去的不良习惯，等养好身体后再考虑怀孩子的事情也不迟。

此外，怀孕第三个月，正是胎宝宝全身器官和骨骼的发育时期，因而对钙的需求特别强烈。吸收钙质除了通过日常饮食和少量的药物补充外，晒太阳也是一个很好的方式。准妈妈多晒太阳，不仅能够有效吸收维生素 D，以利于体内钙质的合成吸收，而且阳光中的红外线还可透过皮肤到皮下组织，起到加温的作用，从而使血管扩张，促进血液循环和全身的新陈代谢。准妈妈多晒太阳，自身更有活力，宝宝也能够更健康。

除了有利于体内所需营养元素吸收之外，晒太阳还能够有效防止准妈妈产生情绪波动，帮助准妈妈保持稳定良好的心情。怀孕时由于体内激素失调，加上这一时期仍然存在的妊娠反应，会给准妈妈的身体和心情都造成诸多不适，准妈妈很容易出现情绪波动和情感障碍，而若长期处于这种波动的情绪状态下，一不利于胎宝宝的健康发育，二易使准妈妈患上妊娠抑郁症或妊娠期其他心理问题。而多晒太阳由于能够改善准妈妈的新陈代谢，使准妈妈有效减少身体上的不适，进而能够帮助准妈妈主动调节自己的情绪，保持良好的身心状态。可以说，常晒太阳是防治准妈妈妊娠抑郁症等心理疾病的一个有效办法。

但从这个月起，准妈妈的身体上会开始慢慢长出难看的妊娠斑，于是她们就会担心多晒太阳会使体内黑色素沉积，从而生出更多的妊娠斑，影响形象。虽然阳光中的紫外线的确有可能使皮肤上的黑色素沉着，但只要控制好晒太阳的时间、做好防晒措施，这种影响还是很微弱的。准妈妈可以挑选阳光最好的午后，一次晒太阳的时间不超过 15 分钟，也可以搽一些适合孕妇用的防晒霜、隔离霜，减少紫外线对皮肤的伤害。

妊娠四月，静形体、和心志、节饮食

怀孕四个月的时候，胎儿的血脉贯通了。在中医看来，此时对于母体，是手少阳三焦经在滋养胎儿。这时胎儿的五脏六腑都开始初具规模，为了养胎，孕妇一定要静形体、和心志、节饮食。

《素问·五脏生成》中说五脏的生成："心之合脉也（心与血脉相合），其荣色也（心血的表现在面色），其主肾也（水克火，肾是心的主，肾精是血脉的原动力）。肺之合皮也（肺的生成与皮的收敛功能相合），其荣毛也（肺气的宣发表现在毛），其主心也（火克金，心是肺的主）。肝之合筋也（肝与筋合），其荣爪也（其表现是手爪的生成），其主肺也（金克木，肺能肃降，肝才能生发）。脾之合肉也（脾与肉合），其荣唇也（其表现在嘴唇），其主肝也（木克土，肝又是脾运化的动能）。肾之合骨也，其荣发也（肾气的外现是毛发），其主脾也（土克水，脾土是肾精的来源，这就是后天养先天的意思）。"

由此可知，要想成就五脏，相克是要点，有克制才能生长。就人生而言，人生不能滥用自由，有克制才能有成就。

到四个月的时候，胎儿差不多成形了，于是开始在妈妈肚子里闹腾起来，这时妈妈的肚子也开始明显凸起来了。

妊娠四个月的母亲在行动方面要很小心，同时要保持心情的愉悦，这样才能保证三焦经的通畅。此时，孕妇在饮食方面还应注意三点：

（1）多吃水稻和粳米。水稻偏凉性，适宜这一时期的孕妇食用。因为孩子在母腹中是个阳物，属热性，如果热上加热就不好，但也不要因此去喝冰水，吃些当令的水果就好，比如柠檬汁、山楂汁、土豆泥等，还可以止呕。所谓粳米，就是陈粮。陈粮的特性为生发之力不强，这时一切以舒缓生发为宜。

（2）多吃一些容易消化吸收的食物，比如多喝点羹汤、菜粥等。

（3）这个时期孕妇可以开点荤了，孕妇此时可适量吃鱼，且应尽量食用受污染较小的海鱼。

妊娠五六月，孕妇应该适当运动

怀孕五个月时，胎儿赖以生长的胎盘已经形成，羊水的体积也在不断地增大，此时的孕妇要注意以下几点：

（1）在生活起居上要早卧晚起。因为只有睡眠最有助于养气血和恢复体力，妈妈气血足，宝宝才能更多地吸取营养。注意不要做艾灸，因为胎儿是一团阳气，在母亲肚子里相当于一个火盆，这个时候再做艾灸的话，就是火上加火。而且孕妇还比较忌讳闻艾草的味道，因为艾草的味道太通窜了，对保胎不利。

（2）这时孕妇的妊娠反应已基本结束了，饮食上，孕妇食欲大增，但既不要吃得过饱，也不要怕变胖而挨饿。这时可以多吃一些牛羊肉和面食，以帮助五脏来养气。

孕妇怀孕六个月时，胎儿开始长筋，此时胎儿最需要养的是力气和背脊，而这些主要依靠的就是足阳明胃经。胃生气生血，就是说气血都从胃来，血足则能濡润筋骨。

筋连缀着四肢百骸，它的特点是柔韧。自古中国就有句俗语：筋长一寸，寿延十年。可见筋与人的寿命关系密切。

为了孩子的筋长得柔韧强壮，孕妇要开始活动起来了，不能老坐着躺着。此阶段，孕妇要从头五个月安安静静的养胎阶段，过渡到进行适量活动的阶段。比如，此时孕妇可以出去逛公园、郊游，多呼吸些新鲜空气，多走动走动，这样对胎儿筋的发育会很有好处。

此阶段，孕妇不宜吃得太饱，但可以吃一些肉类，肉类补精血，可以满足胎儿对血的需求，血足则濡养筋脉。

妊娠七八月，感受生命律动

中医认为，妊娠第七个月是胎儿骨节动作屈伸的活跃期，这是为了运化血气。妊娠六个月时，连缀四肢百骸的筋已经生成，所以从这个月开始，胎儿在母体当中表现得比较活跃，在动作上开始伸屈手臂与腿，也就是俗称的胎动。

胎动对于母亲来说，是件特别欣喜的事情，终于可以切切实实地感受到宝宝在肚子里的活动了，他的每一次踢腿伸脚，都是那么的真切和有趣。很多母亲都是在这个时候，才明白了生命的伟大和神奇，也体味到一种前所未有的幸福。此时，准妈妈不要大声说话、不要号啕大哭，少洗浴，不要吃寒凉的食物，因为这些都会伤肺。

胎儿虽然是纯阳之体，有热象，但作为母亲，也不要喝冷饮，吹空调。伤了母亲的肺经，就等于伤害了孩子的肺气和皮毛。所以即便是在炎炎夏日，孕妇体热难耐，也不要喝冷饮、吹空调，可以多喝白开水，扇扇扇子，倘若图一时之快，毁了孩子的健康，就太不值得了。

此外，妊娠八月也是养孩子皮肤的，此时主要靠手阳明大肠经来养。这个时候，胎儿皮肤的柔韧度都已经长成，而且非常光滑，身体开始变得肉乎乎的。在饮食上，孕妇要注意不吃味道特别腥膻的东西，因为对孩子官窍的发育不好。同时要少摄入高盐高热的食品，多吃谷物和富含纤维素的蔬菜，比如芹菜等。

在此期间，胎儿发育得很快，也就会掠夺母亲的不少气血，很容易使得准妈妈出现腰酸背痛、气虚贫血、代谢变慢、水肿便秘等现象，不过这些在孩子出生后都会痊愈的，所以准父母们都不必过于担心，只要在怀孕期间适当调理，避免出现危险即可。

临产期，准妈妈要学会正确分娩

分娩对女性来说，是人生一件大事，因为它不仅关系到女性自身的健康，也影响着胎儿的健康。所以，如果你希望自己的孩子健康，就一定要学会（准爸爸们要帮助你的妻子）正确地分娩。

一般来说，分娩分为三个连续的产程。

第一产程是从有规律的子宫收缩开始，至宫颈口完全扩张达 10 厘米，能使胎头娩出为止，这一过程对于初产妇来说需要 4~24 小时。在此期间，孕妈妈要做到以下几点来配合医生：

（1）尽量保持镇静乐观的情绪。

（2）按时进食，补充足够的营养。

（3）按时排尿，每 2~4 小时一次，排空膀胱，以免阻碍胎头下降。

（4）如果胎膜未破，经医生同意，可在待产室内行走活动。

（5）宫缩时也可做一些辅助的减痛动作。

第二产程是从宫颈口完全扩张到胎儿娩出为止，这个过程一般需半个小时到两个小时的时间。孕妈妈需要做的是：

1. 调整呼吸。第二产程的呼吸特点为屏气呼吸。未宫缩前吸气，宫缩高峰时屏气用力，切莫呼喊。宫缩过后要给自己打气，以迎接下一次宫缩。呼吸的频率不宜过快，以 10~15 次/分钟为宜。快而深的呼吸易出现过度通气状态，使血中二氧化碳急剧排出，从而引起脑血管挛缩、脑缺血，导致头晕，甚至四肢末端麻木。

2. 学会分娩呼吸法。分娩呼吸法是临产及分娩过程中所采用的呼吸法，练习分娩呼吸法可以缓解分娩疼痛，增加血液中的氧气，产妇和胎儿都会感到舒服。将注意力都集中到呼吸上，可以避免腹部或其他肌肉白费力气，且有助于宫颈口扩张。

在产程中的不同阶段，分娩呼吸法的要点如下表：

阶段	分娩呼吸法的要点
第一产程	（1）宫缩来临时，先深呼吸 1 次。 （2）用鼻子吸气，以嘴巴缓缓吐出。 （3）宫缩终了时，深呼吸 1 次，务必放松全身。 （4）尽量以平常心态度过这一时期，并保持体力
第二产程	（1）宫缩来临时深呼吸。 （2）不要吸气太多或吐气太多，吸气与呼气的量相等。 （3）注视一个点，仔细听自己的呼吸声。集中注意力，让呼吸有节奏感，与子宫收缩节奏相配合。 （4）在宫缩间歇期，一定要全身放松休息
第三产程	（1）首先做 2 次深呼吸，第 3 次时屏住气，向肛门方向用力，像解干大便一样，用力时间愈长愈好。 （2）很难受时，中途可以休息一下，一次宫缩应用力 2~3 次。 （3）收缩终了时，深呼吸 1 次

3. 正确用力。胎儿娩出前，由于胎头压迫盆底肌肉，产妇有排便感觉，并不由自主地向下用力。正确地用力以增加腹压对分娩至关重要，要在宫缩时用力。有时会阴部撕裂的疼痛会影响你用力，这时你要放松，医生已做好接生准备，会尽量保护会阴，帮助你的宝宝顺利娩出。

第三产程是从胎儿娩出后到胎盘娩出为止，初产妇需十分钟到一个半小时。胎儿娩出后，仍会有宫缩促使胎盘娩出，只是这时的宫缩相对来说是无疼痛的。随后，医生会替你收拾整洁，如外阴有裂口，则会做局部的缝合。

了解了分娩的流程，我们还要了解一下产妇分娩前，家人在饮食上需要做的一些准备，这样会给产妇分娩时以至月子里带来很多益处，不妨试一试。下面是我们为准妈妈们推荐的一些不错的食物：

【莲藕干贝排骨汤】

材料：莲藕、排骨适量，干贝若干，水适量。

做法：干贝于前一天晚上用10倍的水浸泡至第2天，浸泡的水留着备用；莲藕洗净，不削皮也不切片，留下两头的节，以整节的方式下锅；排骨氽烫过后，将所有食材放进锅里，加进6倍的水（含浸泡干贝的水）及少许盐，开大火煮滚后，改用小火炖两个小时即可食用。

功效：此汤有助于改善体质，增进产力。

提示：孕妇按体重每千克需要10克莲藕，即一个体重50千克的孕妇，需要取500克莲藕，以此类推。莲藕最好选大一点的，排骨重量与莲藕相同，干贝取莲藕的1/10，一般以7颗为平均分量。最好用土锅或陶锅来炖煮，吃时注意把莲藕、干贝、排骨以及汤都全部吃掉。

【鱼头汤】

材料：五花肉、豆腐、香菇、姜若干，大白菜1棵，鱼头1个，盐适量。

做法：五花肉、香菇切丝，鱼头用油煎到半熟；锅里放少许油加热后，放进五花肉、香菇丝、姜丝爆香；再放入大白菜、豆腐、鱼头及水，蒸煮2小时后放进少量盐即成。

提示：这道汤很香，完全不必加味精。如果要吃饱，亦可加入粉丝或面条，最好用土锅或陶锅来炖煮。鱼头里钙质含量非常丰富，如果和大骨汤、鸡骨汤轮流食用，可以更好地帮助孕妇增加体力。

【红枣羊肉汤】

材料：优质羊肉350克，红枣100克，红糖100克，黄芪15~20克，当归15~20克，水1000毫升。

做法：上述材料一起煮，在煮至约500毫升后，倒出汤汁，分成2碗，加入红糖。

食法：在临产前3天开始早晚服用。

功效：食用此汤能够增加孕妇的体力，有利于顺利分娩。同时还有安神、快速缓解疲劳的作用，对于防止产后恶露不尽也有一定作用。

【养肝汤】

材料：红枣若干，热开水适量。

做法：每天取红枣7颗洗净，在每颗红枣上用小刀划出7条直纹，帮助养分溢出，然后用热开水280毫升浸泡8个小时以上，接着再加盖隔水蒸1个小时即成。

食法：不论是自然产或剖宫产，需在产前 10 天开始喝，每天喝 280 毫升，冷热皆可，一日分 2~3 次喝完。产后仍需持续喝两个星期，不过要把滚水换成煮过的、酒精已完全蒸发的米酒水。

提示：养肝汤既可帮助产妇排解麻醉药的毒性，还可减轻刀口疼痛，对剖宫产者的产后恢复有良好作用。要注意，养肝汤虽好，但不能太早喝，以免上火。同样，红枣数量也不能多，7 颗刚刚好，吃多了也会上火。

第3章

做孩子婴幼期最好的护理师，给宝宝最特殊的关爱

第1节

父母的爱，要藏在对宝宝的日常护理中

培养宝宝规律的生活习惯

婴儿经过了新生儿期对外界生活环境的适应后，就会根据其生理活动规律形成自身的饥、饱、醒、睡、活动、休息、哺喂、排泄的节律和秩序。从这时候开始，爸爸妈妈就要有意识地在他的生活内容和顺序上给予科学的安排，形成一种合理的生活制度，培养宝宝每日有规律的生活习惯。生活有规律的宝宝会更健康、快乐，不爱生病，也不爱哭闹缠人。这样，爸爸妈妈和其他家人也能节省很多的精力和时间去做其他的工作和家务。

睡眠对婴儿来说很重要，6个月以内的婴儿神经系统发育尚未十分成熟，兴奋持续时间短，容易疲劳，过度疲劳后易转入抑制状态进入睡眠。婴儿体内每个细胞的生长都需要能量，而睡眠是一种节能的最好办法。睡眠时身体各部分的活动都减少了，会使大脑皮层处于弥漫性的抑制状态，对神经系统起保护作用。此外婴儿在睡眠期间体内会分泌出一种生长激素，可以促进蛋白质合成，加速全身各组织的成长，特别是骨骼的成长。所以宝宝要培养良好的睡眠习惯。尽管此时的宝宝常常出现白天睡觉夜晚兴奋的状况，但这时也是宝宝知道了一天有24个小时、睡觉和醒来的时间是按照昼夜区分的时候，所以家长在这个时期就要帮助他区分昼夜，纠正“黑白颠倒”的睡眠习惯。

此时还要建立规律的饮食习惯。喂哺要根据婴儿的月龄增长和时间，逐步实现定时定量。对于6个月以内的宝宝，当母乳充足的时候，婴儿的胃肠能够形成每隔3~4小时分泌消化液的规律，因此应隔3~4小时喂一次奶。若不注意培养时间，宝宝一哭就喂奶，就会因进食奶量过多而造成消化不良，这种习惯不仅不好，还会影响身体健康。而且要让宝宝养成专心吃奶的好习惯，在宝宝吃奶的时候不能干扰他，也不要让他边吃边玩，以免延长喂奶时间。另外，此时还需要为添加辅食做好准备，可以帮宝宝开始练习使用勺子。

清洁和排便也要养成规律的习惯。6个月大的宝宝除了避开喂奶前后的时间以外，在宝宝身体舒适的时间都可以洗澡，但是要保证基本上在同一时间沐浴。平时要养成勤洗手脸、勤换尿布、尿便后及时清洗臀部、勤换衣服和勤剪指甲等个人卫生习惯，还要继续练习规律排便，但此时期的重点训练是建立把尿便时宝宝的条件反射。

每天给婴儿洗脸

宝宝的脸部肌肤十分娇嫩，皮下毛细血管丰富，看起来特别红润有光泽。不过宝宝的免疫能力不强，父母如果不注意为其清洁的话，宝宝的皮肤稍有破损就会发生感染。所以，为了宝宝的健康，父母一定要注意每天给孩子做好脸部的清洁工作。

父母在给孩子清洁面部时要注意以下几点：

（1）婴儿每天都要洗脸，既可保持清洁卫生，又可让宝宝感觉舒爽。由于婴儿皮肤娇嫩，在给他洗脸时动作一定要轻柔。先用纱布或小毛巾由宝宝的鼻外侧、眼内侧开始擦，接着擦耳朵外部及耳后，然后用较湿的小毛巾擦宝宝嘴的四周、下巴及颈部，然后，用湿毛巾擦宝宝的腋下。最后，张开宝宝的小手，用较湿的毛巾将手背、手指间、手掌擦干净。

（2）婴儿鼻涕分泌较多，由于婴儿鼻孔很小，往往造成鼻塞，呼吸困难，这样宝宝就会不好好吃奶，同时情绪也会变坏。如果鼻子堵塞厉害，可用棉签轻轻弄掉。倘若鼻子堵塞得实在厉害，妨碍呼吸，用棉签又不弄出来的话，可用吸引器吸掉。婴儿不能滥用滴鼻药，非用不可时，一天最多只能滴1~2次。经常把孩子抱到室外进行空气浴和日光浴，孩子的皮肤和鼻腔黏膜会得到锻炼，鼻塞现象就会减少，只要呼吸趋于正常，鼻塞自然就少了。

（3）婴儿很容易长眼屎等，而且由于生理上的原因，许多孩子会倒长睫毛。如果倒长睫毛，因受刺激眼屎会更多。洗完澡后或眼屎多时，可用脱脂棉花沾一点水，由内眼角往眼梢方向轻轻擦，但千万别划着眼膜、眼球。如果眼屎太多，怎么擦也擦不干净，或出现眼白充血等异常情况时，就应到医院检查，看有无异常情况。

总之，宝宝的面部清洁工作，父母一定要用心，动作要轻、慢、柔，千万不可伤害宝宝的皮肤。

育儿小贴士

在婴幼儿出生时，第一套牙齿（乳牙）几乎已经完全在颌骨内和牙龈下形成。这时恒牙刚刚开始形成。孩子的乳牙很重要，因为：

1. 嘴嚼食物可帮助颌骨和嘴嚼肌发育。
2. 赋予你的孩子一个良好的面容和微笑。
3. 帮助你的孩子学习说话。
4. 保留空间以便恒牙直接生长。

只要孩子的牙齿一萌出，就应该保持清洁。因为一旦乳牙萌出，细菌就会出现，来自食物中的糖被细菌分解而产生酸。频繁的糖摄入，含糖的食物存留在口腔内很长时间，是牙齿龋坏的最大因素。氟化物是防止龋坏的重要因素之一，水中氟化物的含量随不同地区和不同饮用水源而变化，就有关孩子对于氟化物补充的需求，应该咨询儿童牙科医生。

此外，哺乳期间要避免让婴儿形成夜间和睡眠时间含奶瓶睡眠的习惯。奶瓶仅应被用作喂养工具，不应该被用作安抚物。

清洁耳朵，宝宝更能听清父母的爱语

婴儿的耳屎一般会自行移到外耳道，因此没有必要特地用挖耳勺来掏，否则会损害正在形成中的耳膜和耳鼓，对孩子今后的听觉有很大的影响。在洗完澡后用棉签在其耳道口抹抹即可，切不可深入耳内。

此外，有的宝宝耳垢很软，呈米黄色，常常粘在耳朵里，这种现象就是耳垢湿软。耳垢湿软是天生的，受父母的遗传，是由耳孔内的脂肪腺分泌异常所导致的，脸色白净、皮肤柔软的宝宝比较多见，并不是什么疾病。

宝宝的耳垢特别软时，有时会自己流出来，这时用脱脂棉小心地擦干耳道口处即可，平时洗澡的时候注意尽量不要让水进到孩子耳朵里。不能用带尖的东西去挖耳朵，以免使用不当碰伤宝宝，引起外耳炎。耳垢软的宝宝，即使长大以后耳垢也不会变硬，只是分泌量会比较少。

如果爸爸妈妈不清楚自己也是湿性耳垢的话，当看到宝宝的耳垢很软，就会担心宝宝患上了中耳炎。其实，中耳炎和耳垢湿软还是很好区分的。患中耳炎时，宝宝的耳道外口处会因流出的分泌物而湿润，但两侧耳朵同时流出分泌物的情况很少见。并且流出分泌物之前，宝宝多少会有一点儿发热，还会出现夜里痛得不能入睡等现象。而天生的耳垢湿软一般不会是一侧的，并且宝宝没有任何不适的表现。

宝宝用手指抠嘴，怎么办

宝宝吮吸手指的动作有可能会演变为用手指抠嘴，严重时甚至会引起干呕，如果刚吃完奶的话很可能会把奶呕出来。可即使宝宝抠嘴抠到了干呕、吐奶，往往过不了几分钟后又会重蹈覆辙，继续抠，让爸爸妈妈很是头疼。

抠嘴既不卫生，也会影响宝宝的发育，因此爸爸妈妈应当予以纠正。宝宝之所以爱抠嘴，一是因为手的活动能力增强了，可以自由支配自己的手指；二是因为出牙导致牙床不舒服，于是宝宝就总是试图把手指伸到嘴里去抠，希望能缓解出牙的不适。

明白了宝宝为什么抠嘴，爸爸妈妈就知道如何解决了。平时可以多给宝宝一些方便咀嚼的食物，让他磨磨小乳牙，以促进牙齿的生长，缓解牙床的不适，或是用冷纱布帮宝宝在牙床处冷敷，也能起到舒缓的作用。当看到宝宝抠嘴的时候，可以轻轻地把他的手从嘴里拿出来，给他点别的东西让他拿在手里，转移他的注意力。也可以轻轻地拍打一下他的小手，严肃地告诉他“不”，但不能严厉地打骂，否则会令宝宝恐惧大哭，也起不到任何积极有效的作用。

几个月大的宝宝还听不懂爸爸妈妈长篇累牍的大道理，但对于大人的语气、表情和一些简单的如“好”“不好”之类的判断词还是能够感受和理解的。所以家长即使再着急再生气，也不能大声呵斥宝宝，更不能体罚，也没必要给宝宝赘述一堆大道理，只要用严肃认真的表情告诉宝宝“好”“不好”或是“对”“不对”就可以了。要知道，宝宝不会一直都这么做，只要过了这一阶段，都能慢慢好起来。

育儿小贴士

由于出生后的婴儿正是骨骼发育成长的高峰阶段，指甲长得特别快。1~2个月的婴儿的指甲以每天0.1毫米的速度生长，10天就能长1毫米，1个月能长3毫米。

指甲和指甲缝是细菌滋生的场所，虫卵在指缝中可存活多天。宝宝在咬指甲时，无疑会在不知不觉中把大量病菌带入口腔和体内，导致口腔或牙齿感染，严重的还会引发消化道传染病，如细菌性痢疾、肠道寄生虫病如蛔虫病、蛲虫病等。而且婴儿喜欢用指甲搔脸部及身上其他痒的部位，往往会抓破皮，因此要常给宝宝修剪指甲。

此外，由于婴儿指甲很小，很难剪，所以每次剪的不要太多，以免剪伤。

最好在宝宝洗完澡睡觉的时候用小指甲刀剪，指甲刀要锋利，但是要千万小心，别损伤宝宝的肌肤。

给婴儿洗澡，一定要注意技巧

给婴儿洗澡是必须的，但也是最让父母头疼的事情，因为婴儿身体太柔弱，新父母很怕伤害他们，这里专家为你们支几招：

一般来说新生儿产后8~12小时即可洗澡，正常婴儿冬季每天1次，夏季每天1~2次，在喂奶前进行。

1. 洗澡用具

婴儿澡盆、浴巾、毛巾、婴儿香皂或沐浴露、棉签、脱脂棉，婴儿油、爽身粉等。

2. 洗澡时间

最好选一天中气温高的时间洗。在冬天，最好在正午至下午2点钟之间，喂奶前30分钟洗。

3. 洗澡室温和水温

冬天室温最好控制在28℃~32℃，水温调到37℃~38℃，若无水温计，可用肘部试水感到稍热而不烫手为宜。

4. 洗澡方法

（1）给宝宝脱掉衣服，去掉尿布，用大毛巾裹住全身，你可以坐在小椅子上，让宝宝仰卧在你的左侧大腿上，用左臂和手掌从宝宝后背托住他的头和颈部，使他的下半身固定在你的臂弯和腰身之间。然后用左手拇指和中指按住宝宝的两个耳郭使之反折，堵住耳孔以防进水。

（2）用右手把专用小毛巾沾湿、稍稍捏干，轻轻地给宝宝擦眼睑、嘴、鼻、面额及耳朵包括耳背。然后在手上抹少许婴儿浴液洗头部，用清水洗净擦干。

（3）松开裹在宝宝身上的毛巾。将他放入盆中仍用左臂托住头、背和腋窝，在手上抹少许婴儿沐浴液，从颈部开始，依次洗净上下身，注意洗净颈部、腋下、肘窝、大腿沟等皮肤皱褶处和手心指缝、趾缝。

（4）手托着婴儿的臀部，把婴儿从水中抱起，放在干浴巾上包裹好，轻轻拭干水分。注意婴儿的身体很滑，一定要抱紧。

另外，新父母们在给宝宝洗完澡后，要帮宝宝擦干，不要盲目地给宝宝身上涂抹爽身粉。因为爽身粉中含有硅酸镁，它是一种容易诱发癌症的物质。

给宝宝洗屁股粗心不得

一般来说，宝宝每次大便后给他洗一下屁股，这样会让宝宝更舒服。但是每次小便后就不一定都洗了。宝宝腹泻时，用湿巾纸擦一下也可以。有些父母平时对宝宝照顾得无微不至，每次宝宝大小便后都洗屁股，殊不知这样适得其反，宝宝屁股的皮肤经常被摩擦、经常湿着，皮肤就容易发红、出疹或糜烂。正确的方法是：

（1）分开宝宝的双腿，充分暴露其外阴部和臀部。

（2）将消毒后的干净毛巾浸湿，由前向后轻轻为宝宝清洗。如果是男宝宝，要注意帮其清洗阴茎、阴囊部位的皮肤褶皱处；如果是女宝宝，一定要帮其先洗外阴部，再洗臀部，这样可以避免污染其尿道口。

（3）洗完后，帮宝宝擦干净屁股，再包上尿布。

值得注意的是，一定要保证宝宝屁股的干燥，而且在正常情况下不必帮宝宝搽护肤品，因为其皮肤本身就富含油脂。但如果宝宝的屁股有点发红，就可以帮其搽点婴儿专用的润肤膏等。

父母在帮宝宝洗屁股时丝毫粗心不得，否则会对宝宝的屁股造成伤害，影响宝宝的健康。

育儿小贴士

不要在洗澡后给宝宝搽上厚厚的一层痱子粉或爽身粉，太多的痱子粉或爽身粉堆积在皮肤褶皱处，遇到汗水或尿会结成小块或粗颗粒，会摩擦到宝宝娇嫩的皮肤，刺激到宝宝的皮肤，引起皮肤发红甚至糜烂。即使要搽，也要在搽完后把多余的粉掸去，要知道保护宝宝皮肤最好的方法就是清洁与干燥。

为了宝宝的健康，要尽量让他睡好

刚出生的婴儿有的晚上不睡觉，不是哭就是闹，这被称为“小儿夜哭”，如果孩子养成了这个习惯，长此以往会导致阴阳失调，人体生物钟就会出现混乱。

为了让宝宝尽量睡好，不哭不闹，可以尝试下面的训练法，相信很快你的宝宝就能拥有高质量的睡眠了。

第一个晚上。即在原来固定的喂奶时间喂过婴儿后，在他还醒着的时候就放在床上，让其自行安睡。在半夜，必须听到他的哭声后再走到他的床边，先检查尿布，但不要把他抱起来，只轻轻拍拍他或和他小声说话。如此过 10~20 分钟后，若仍不入睡，再把他抱起来，此时尽量拖延至20分钟后才喂他白开水。

记住，不要先喂奶。喂完水后让他安睡。如果他还是不睡，这时再让他吃奶。

第二个晚上。固定喂奶时间，应比第一个晚上迟30多分钟。婴儿如果半夜醒来，处理方法同前一晚上，采用拖延战术，但要比头一晚多拖延5~10分钟再把他抱起来，如果哭得很凶，也要比头一晚多拖15分钟再喂水。

第三个晚上。继续这么做，但在每一个环节上应试着再多拖延10~20分钟。

第四个晚上。婴儿经过3天的训练，大致已能睡到早上五六点钟。这时晚上的步骤仍同前晚，唯一不同的是，待他醒来时，等上10~20分钟再去理会他。

第五个晚上。按前4天推，固定喂奶时间应接近半夜了，此时可视情况开始将喂奶时间提早30分钟，调整到大人正常休息之前，并继续将第2天早上醒来后的喂奶时间延迟10~20分钟，直到婴儿被训练成在大人起床后才醒为止。

育儿小贴士

有些年轻的妈妈，晚上睡觉时喜欢把孩子搂在怀里，以为这样是爱孩子、关心孩子，其实不然。这是为什么呢？

1. 孩子的头往往枕在妈妈胳膊上，妈妈多侧卧而睡，时间久了，手臂因长时间受压而麻木不适，造成妈妈自觉或不自觉地翻身，会把孩子弄醒，或不小心压伤孩子。

2. 孩子容易吃着奶睡觉，可能会吸裂妈妈的乳头。

3. 劳累了一天的妈妈，孩子吃着奶，自己也就睡熟了，若乳房堵住新生儿的口鼻，影响其呼吸，严重的可导致新生儿窒息。

4. 孩子的头裹在被窝内，被窝内空气污浊，不利于孩子的健康。

可见，搂着孩子睡觉既不安全，又不卫生。为了孩子的健康，最好让孩子单独睡一个被窝，更好的办法是睡在婴儿床里。

孩子学站立，父母不可操之过急

日常生活中，一些孩子刚过了百天，就开始跃跃欲试，想要站起来，家长看到这种情况更是兴奋不已，忙扶着孩子的小手，想帮孩子早点学会站立。其实，这样做有损孩子的健康。

3个月的孩子骨骼较软，不适合练习站立。他们的正常发育应该是从头至尾、由上而下，即从眼到唇、舌、颈、腰，再到上肢、下肢；学动作则是从抬头、翻身，到坐、爬、站、走，其中每一步都是环环相扣，不能超越的。才百天的孩子应该正处在头颈部的发育期，做到竖起脖子、俯卧抬头就可以了。而孩子真正会站立，通常都是在8个月以后，而且必然是经历了翻身、坐、爬之后，才能扶着墙壁或硬物站立。因此，就算是百天的孩子较之前有了很大进步，家长也不要操之过急地扶他站立。

当然，百天对孩子来说也算是个重要标志点，在这之后的一两个月内，家长可以开始让他用手握住或触摸各种不同的东西，如丝绸、羽毛、棉布等。在动作方面，可让孩子趴着，继续训练抬头，只是时间长些。训练时家长可以站在孩子头前与他讲话，使孩子前臂支撑全身，将胸部抬起；还可让孩子学习翻身，由仰卧翻至侧卧，然后再翻至俯卧。

宝宝不会翻身，怎么办

大多数的宝宝在满 5 个月的时候就应该能够翻身自如了，甚至有些宝宝早在 3~4 个月大的时候就开始努力翻身，能从仰卧位翻到侧卧位，再从侧卧位翻到俯卧位，唯独不会从俯卧位翻回侧卧位或仰卧位。

如果宝宝到了快 6 个月的时候还不会翻身，那么首先就要考虑到护理的问题。如果宝宝这个月是在冬天的话，那么有可能是因为穿得多导致宝宝负重过重而影响活动，难以翻身；如果宝宝在新生儿时期用了蜡烛包，盖被子的时候两边被枕头压着，同样也会阻碍宝宝的自由活动而造成其学习翻身较晚；还有一种可能，就是家人没有对宝宝进行翻身的训练或是训练的次数不够。

对于还不会翻身的宝宝，这一时期应加强翻身训练，不过在训练之前要给宝宝穿得少一点。训练的过程很简单，可以从教宝宝右侧翻身开始，将宝宝的头部偏向右侧，然后一手托住宝宝的左肩，一手托住宝宝的臀部，轻轻施力，使其自然右卧。当宝宝学会从俯卧转向右侧卧之后，可以进一步训练宝宝从右侧卧转向俯卧：用一只手托住宝宝的前胸，另一只手轻轻推宝宝的背部，令其俯卧。如果宝宝俯卧的时候右侧上肢压在了身下，就轻轻地帮他从身下抽出来。呈俯卧位的宝宝头部会主动抬起来，这时就可以趁势再让宝宝用双手或前臂撑起前胸。以此方法训练几次，宝宝就能翻身自如了。

如果训练多次，宝宝依然还是不会翻身的话，那么最好带宝宝去医院做个检查，排除运动功能障碍的可能。一般来说，运动功能障碍不会仅仅是翻身运动落后，往往是多种运动能力都比同龄的宝宝落后许多。

育儿小贴士

婴幼儿时期，由于孩子头颅骨尚未完全骨化，各个骨片之间有相当强的可塑性，加上宝宝的颈部肌肉尚无力转动沉重的头部，当某一方位的骨片长期承受整个头部的重量压力时，其形状就会受到影响。新生儿出生后如不及时注意睡眠姿势，头部就容易左右不对称。

一岁以内的婴儿，每天的睡眠占了一大半时间，应预防小儿“睡扁头”。首先要注意孩子睡眠时的头部位置，保持枕部两侧受力均匀。另外，孩子睡觉时容易习惯于面向母亲，喂奶时也习惯把头转向母亲一侧。为不影响孩子的颅骨发育，母亲应该经常和孩子调换位置躺着。此外，还可以在孩子头下垫些松软的棉絮等物，也可避免扁头。

如果孩子已经睡扁了头，家长应积极进行纠正。若孩子超过了一岁，骨骼发育的自我调整便很困难，扁头不易纠正，会影响孩子的外貌。

不能过早使用学步车

有些家长为了图方便，在宝宝到了四五个月时，就把宝宝交给了学步车，省去了整天要抱着看护宝宝的麻烦。但实际上，过早的使用学步车，对婴儿的成长发育是很不利的，存在着一些健康和安全隐患。

宝宝在一岁以前，踝关节和髋关节都没有发育稳定。虽然在学步车里，宝宝只需要用脚往后一蹬，车就能带着他满屋子跑，但这对他的肢体发育是很不利的，可能会导致肌张力高、屈髋、下肢运动模式出现异常等问题，会直接影响宝宝将来的步态，如走路摇摆、踮脚、足外翻、足内翻等，严重的甚至还需要通过手术和康复治疗来纠正。

再有，学步车只能帮助宝宝站立，而不能帮助他们学会走路。不仅如此，由于学步车的轻便灵活，宝宝能借助它轻易滑向家里的任何地方，这无疑会使他们在无意中遭到磕碰，导致意外伤害的发生。

研究发现，经常待在学步车里的婴儿会爬、会走路的时间都要晚于不用学步车的婴儿，而且学步车还限制了婴儿活动的自由，会影响今后的智力发育。四五个月大的宝宝的腿脚还不结实，本应在地上爬以锻炼腰、腿、胳膊及全身，但进了学步车之后就仿佛有了一双“脚”，可以比较自由地在房间里移动，并追随大人的身影，然而他们却很难掌握真正走路的感觉。正常的发育规律下，宝宝从爬到走，是需要一步一个脚印成长起来的，只有通过一次又一次的摔跤，才能帮助身体学会怎样摔不会受伤；可如果使用了学步车的话，则很难让身体学会如何很好地保护自己，因而使用学步车的婴儿在刚刚会走路以后，往往会比正常学走路的婴儿更容易摔跤，也就增加了受伤的概率。

所以，为了宝宝的健康成长，家长不应太早的给宝宝选择学步车，让他自然而然的学会站立、走路，对他才是最好的。

育儿小贴士

宝宝一天天长大，越来越喜欢四处活动，有些父母担心孩子碰着磕着，或者怕孩子弄得家中一片狼藉，就干脆围一个区域，限制孩子的活动范围。殊不知，孩子不是限制、禁止、命令能控制住的，现在不让他干这干那，以后他可能做出更危险的动作。所以，父母要了解孩子对什么好奇，只要满足他的好奇心，就能让他不再好奇。

如果孩子对危险事物也很好奇，父母也绝不能用惊吓的方法让孩子止步，比方说孩子老想去摸热水，父母为了给他个“警告”，就让他去接触不至于烫伤孩子的热水。

教宝宝做婴儿体操，让宝宝动起来

宝宝4个月以后的婴儿体操，除了四肢运动外，还要增加身体的运动。但由于此时的宝宝还不能爬行，所以可以给宝宝做被动体操，来达到锻炼的效果。父母可以根据室温、宝宝的情绪、健康状况以及自己的时间等具体情况来决定做操的频率、时间和方法。

（1）背肌按摩操。让宝宝俯卧，父母松握拳头，用手背按摩宝宝的脊背。先从肩部往下按摩到臀部，然后从臀部往上按摩到肩部。重复4~5次。

（2）脚步按摩操。让宝宝仰卧，父母握住宝宝的右脚，用拇指从脚尖揉摩，当揉摩到脚关节时就揉摩踝骨四周，重复4~5次后换到左脚重复上述动作。

（3）翻身运动。让宝宝仰卧，父母一手握住宝宝的双脚腕，另一手轻托背部，稍用力帮助宝宝经体右侧翻身至俯卧位，同时把宝宝两臂移至前方，使他的头和肩抬起片刻；将宝宝两臂放回体侧，一只手握住他的两脚腕，另一只手伸到他的胸腹下，帮助他从俯卧位翻回仰卧位。以上动作反复4次，操作时动作要轻柔、缓慢，翻身成俯卧时可以逗引宝宝练习抬头。

（4）举腿运动。让宝宝仰卧，两腿伸直，父母握住他的膝部，拇指在下，其余四指在上；将宝宝双腿向上方举起，与腹部成直角后还原。以上动作反复4次，在宝宝双腿上举时，要注意膝盖不弯曲，臀部不离床。

宝宝出牙了，父母怎么办

如果妈妈突然发现从某天开始，宝宝吃奶时的表现与往常有些不一样了，他有时会连续几分钟猛吸乳头或奶瓶，一会儿又突然放开奶头，像感到疼痛一样哭闹起来，如此反反复复，并且开始喜欢吃固体食物，或是突然间食欲变差、咬到东西就不舒服，等等。这一切都说明，宝宝可能要长牙了，这些一般是牙齿破龈而出时，吸吮奶头或进食使牙床特别不适而表现出来的特殊现象。

通常来说，婴儿从大约6个月时就开始长牙，最早开始长的是下排的2颗小门牙，再就是上排的4颗牙齿，接着是下排的2颗侧门牙。到了2岁左右，乳牙便会全部长满，上下各10颗，总共20颗牙齿，就此结束乳牙的生长期。在牙齿出来之前，婴儿的牙龈会出现鼓鼓的现象，紧接着会出现牙龈发炎的症状，牙龈的颜色会变得红红的。由于牙齿在努力从牙龈中钻出的过程中难免会造成伤口，所以宝宝一般都会出现不适的感觉，有些较为敏感的宝宝甚至还可能会出现轻微的发烧症状。

另外，出牙期的宝宝牙龈会很痒，因此他们总是喜欢咬一些硬的东西来缓解这种不适感，帮助他的小乳牙萌出。目前有很多专为婴儿设计的磨牙玩具，如牙胶、练齿器、固齿器等，但爸爸妈妈会发现，宝宝在用磨牙玩具磨牙时特别不老实，总是咬一咬就随手扔到一边了，等到他再想起来磨牙时，磨牙玩具上已经沾满了口水和灰尘，一般擦拭很难保证卫生，而次次消毒又太麻烦。

其实，食物是宝宝最好的磨牙工具。可以给他一些手指饼干、面包干、烤馒头片等食物，让他自己拿着吃。刚开始时，宝宝往往是用唾液把食物泡软后再咽下去，几天后就会用牙龈磨碎食物并尝试咀嚼了，因此也就达到了磨牙的效果。

父母可以把新鲜的苹果、黄瓜、胡萝卜或西芹切成手指粗细的小长条给宝宝，这些食物清凉脆甜，还能补充维生素，可谓磨牙的最佳选择。还可以把外面买回来的地瓜干放在刚煮熟的米饭上面焖一焖，焖得又香又软时再给宝宝，也是不错的磨牙选择。磨牙饼干、手指饼干或其他长条形饼干既可以满足宝宝咬的欲望，又能让他练习自己拿着东西吃，一举两得。有些宝宝还会兴致高昂地拿着这些东西往父母嘴里塞，以此来“联络”一下感情。不过要注意的是，不能选择口味太重的饼干，以免破坏宝宝的味觉培养。

如果想给宝宝换换花样，父母不妨给宝宝自制磨牙棒：

1. 胡萝卜磨牙棒

将新鲜的胡萝卜洗净，刨去那层薄薄的外皮，切成适合宝宝手抓的大小后隔水蒸，不放任何调料，蒸的硬度视宝宝的需要而定，最好煮成外软内硬的程度，这样既能让宝宝吃些胡萝卜，又不至于被他“消灭”得太快，起到磨牙的作用。

2. 香菇磨牙饼

去掉香菇的根蒂部分，只保留顶盖备用。在沸水或任何的汤中投入整个的香菇顶盖，煮熟即可，千万不要炖到酥烂。等到香菇变凉了，就可以拿来当宝宝的磨牙饼，即鲜香又软硬适度，咬烂了就再换一片。宝宝较小的时候，最好用新鲜香菇，肥滑、弹性好、硬度较低；等到宝宝稍大些后，就可以改为水发香菇，加强韧度和硬度。

不过有一点要做好心理准备，就是当宝宝吃完这些磨牙食品后，通常都会弄个“大花脸”，这时就需要你多花点耐心来收拾这个“残局”了。

最后，宝宝的牙齿长得整不整齐、美观与否是家长最应关心的问题，这有一部分是由先天遗传因素决定，也有一部分是由后天环境因素决定。有的宝宝总是喜欢吸吮手指，这种行为就容易造成牙齿和嘴巴之间咬合不良，上排的牙齿就可能会凸出来，类似暴牙，而长期吃奶嘴的宝宝也会出现这种情况。因此，为了让宝宝有一口整齐漂亮的乳牙，爸爸妈妈就应在日常生活中，多纠正宝宝爱叼奶嘴、吃手等不良习惯。

乳牙护理，千万不可大意

有些家长可能会认为，乳牙迟早会被恒牙替换掉，保护恒牙才是最重要的，而乳牙即使长得不好也无大碍，这种想法是错误的。乳牙的好坏很多情况下会对日后恒牙的情况起着决定和影响作用，例如，乳牙发生龋齿、发炎肿痛，就会殃及未萌出的恒牙牙胚，导致牙胚发育不良，影响恒牙的生长和美观。此外，乳牙不好也会影响宝宝日常的饮食和情绪，对他的健康成长尤为不利。因此，保护好宝宝的乳牙同样重要。那么，面对宝宝这些刚刚萌发的乳牙，爸爸妈妈应该如何照顾，才能让他拥有一口健康的好牙呢？

首先，在宝宝长牙时期，应帮宝宝做好日常的口腔保健，这对日后牙齿的健康也有很大的帮助。由于出牙初期只长前牙，爸爸妈妈可以用指套牙刷轻轻刷刷牙齿表面，也可以用干净的纱布巾为宝宝清洁小乳牙，在每次给宝宝吃完辅食后，可以加喂几口白开水，以冲洗口中食物的残渣。等到乳牙长齐后，就应该教宝宝刷牙，并注意宜选择小头、软毛的牙刷，以免伤害牙龈。

其次，由于出牙会令宝宝觉得不舒服，爸爸妈妈可以用手指轻轻按摩一下宝宝红肿的牙肉，也可以戴上指套或用湿润的纱布巾帮宝宝按摩牙龈，还可以将牙胶冰镇后给宝宝磨牙用。这样做除了能帮助宝宝缓解出牙时的不适外，还能促进乳牙的萌出。

再者，除了磨牙食物外，爸爸妈妈还可以多为宝宝准备一些较冰冻、柔软的食物，如优格、布丁、奶酪等，在锻炼咀嚼力的同时还能让宝宝觉得舒服点。平时多注意为宝宝补充维生素A、维生素C、维生素D和钙、镁、磷、氟等矿物质，多给宝宝吃些鱼、肉、鸡蛋、虾皮、骨头汤、豆制品、水果和蔬菜，这些食物有利于乳牙的萌出和生长。

最后，在出牙期仍要坚持母乳喂养，因为母乳对宝宝的乳牙生长很有利，且不会引发龋齿。在平日里要多带宝宝到户外晒晒太阳，以促进钙的吸收，帮助坚固牙齿。

温暖的春天，让宝宝远离细菌

宝宝1岁了，变得越来越活跃了，而温暖的春天是宝宝茁壮成长的最好时机，很多父母都喜欢带着宝宝出门透透气，接触各种各样陌生的事物。但父母们也要注意，春天是非常容易滋生细菌的季节，因此一定要让宝宝远离细菌。具体来说，须注意以下几点：

（1）不要带宝宝去商场。在春天可以带孩子到野外去呼吸一下新鲜空气，但千万别把孩子带入商场或其他公共场所，那里有着很多的人和细菌，把宝宝带进去，就等于进入了一个细菌和病毒的空间。

（2）餐具务必消毒。为了防止细菌从餐具、奶嘴、奶瓶、安抚奶嘴等传入孩子口中，一定要对其进行消毒，可以放入一些专用的清洁剂，用温水洗净后放置，并且消毒后的餐具都不宜放置过久，以免再次污染。如果是新买的餐具，在使用之前应该先放入开水中煮10分钟或放入消毒锅中消毒后再使用。

（3）喝剩的奶要倒掉。无论是牛奶还是喝瓶中的母乳，只要宝宝没有一次吃完，剩下的奶水就必须倒掉。

（4）不要让过多的人触摸宝宝。宝宝出世，当然会有很多人前来探望，而大部分人也都愿意抱抱、摸摸可爱的小宝宝，但正是这些触摸，让细菌有机可乘。因此，你必须严格要求别人和自己，在触摸宝宝之前，先用香皂和温水认真洗手，而洗手的时间不得少于20秒，以达到杀灭细菌的目的。当然，这样会让客人很尴尬，但只要认真解释，相信大家会理解的。

夏天护理的三大误区

正当酷暑之时，娇弱的宝宝由于适应能力较差，常常会因天气的影响而吃不好，睡不香。这个时候，最着急的自然就是父母了，但千万要注意，着急归着急，一定不能乱了阵脚，做出一些对宝宝不利的事情来。

在现实生活中，有些家长为了缓解孩子因酷暑而引发的一系列症状，想方设法让宝宝更舒服，结果没想到反而让宝宝更难受。一般来说，父母暑期护理常犯的错误主要有以下三种：

1. **随便使用六神丸**

六神丸是一种中成药，具有清热解毒、消炎止痛的功效，其丸剂细小，很容易给宝宝服用，所以有些父母常用它来预防宝宝生热痱或热疖。事实上，六神丸并没有我们想象的那么神奇，它的主要成分是蟾蜍，其中的毒性如果在咽喉肿痛、扁桃体炎时使用也许刚刚好，但作为预防热痱或热疖的药物时，其毒性只会伤害到宝宝。

2. **在夏天给宝宝断奶**

天太热的时候，宝宝总是没有什么食欲，于是父母就会想，宝宝已经足够大了，趁此机会给他断奶也未尝不是一件好事。如果你是这样想的，那就大错特错了。此时，宝宝因为天热消化能力下降，身体已经很不舒服，突然改变喂养方法，不仅从生理上接受不了，心理上也难以承受，影响他的生长发育。

3. **让孩子正对电扇和冷气吹凉**

一般情况下，现代的父母都已经意识到这种错误给孩子造成的危害，很少有人会再犯。但是，当天气异常炎热，以至于孩子不停哇哇大哭的时候，有些家长摸着宝宝滚烫的身体，开始担心宝宝会不会因为天气太热而发烧，于是就把风扇、冷气直对着孩子，想让宝宝凉快一些、更舒服一些。可是，被风吹到的地方汗液蒸发较快，没有吹到的地方蒸发就相对较慢，当宝宝的体温调节系统尚未发育成熟时，这种不均衡很容易成为宝宝生病的源头。因此，给孩子吹凉最好在屋里找一个放置风扇或冷气的最佳角度，为宝宝制造类似于自然风的“转角风”。在开风扇或冷气时，一定要给宝宝穿上衣服，最好再在肚子上套一个小肚兜，以免肚子受凉而导致腹泻。

秋防紫外线，呵护幼儿娇嫩肌肤

秋天的阳光已经没有了夏日的锋芒，父母巴不得立即带着在家里躲藏了整个夏天的宝宝到户外与阳光亲密接触，享受日光浴的快乐。但是，虽然秋季没有了炎炎烈日，但讨厌的紫外线仍然不会放过宝宝娇嫩的肌肤。所以，在享受日光浴的同时，一定要学会如何护理宝宝的皮肤，让宝宝过一个滋润的秋天。

1. 给宝宝加上一层保护膜

宝宝的皮肤娇嫩，非常薄，约是成人皮肤的1/3，而且皮肤角质层及结缔组织发育尚未完善，耐受能力较低，所以宝宝很容易受到紫外线的侵袭。因此，秋天在外出时给宝宝涂些防晒护肤品是必不可少的。成人的防晒用品并不适合宝宝娇嫩的皮肤，要为宝宝选购儿童专业防晒产品。最好为宝宝选择100%不含有机化学防晒剂的无机防晒品，这样才能有效地抵御紫外线的损害，防止皮肤晒伤和晒黑。

2. 润唇油，给嘴唇加强防护

入秋之后，父母就可以为孩子涂抹上润唇油，一般早中晚饭后，帮宝宝擦干净嘴巴，然后涂一次润唇油，睡前涂一次，最好在白天给宝宝多涂几次。如果宝宝唇部非常干燥，并有脱皮现象，就要做唇部特别护理。可以在睡觉前进行护理：先用湿毛巾轻擦唇部，然后把水分擦干，再涂上大量唇膏。连续护理一个星期，嘴唇就可恢复润泽。

冬季要注意宝宝的衣食住行

冬天对成人来说都是一个难熬的季节，更何况是三四岁的孩子呢。作为一个合格的父母，冬天必须格外关注孩子的衣食住行，给孩子一个健康的成长环境，不能让恶劣的天气影响孩子的身心发展。那么，具体怎么做呢？下面我们就为大家介绍一套冬季宝宝衣食住行的最佳方案。

1. 冬季宝宝穿衣方案

在寒冷的冬天，孩子与成人一样需要添衣保暖，以抵御风寒的袭击。但是，不必穿得过暖，因为小儿活动量大易出汗，使得皮肤毛孔开放，极易受凉。专家认为，最有效的防寒物是空气，因此保暖最好是在身体周围形成空气层——穿宽松的衣服。

2. 冬季宝宝饮食方案

寒冷季节，要注意小儿的膳食平衡，除了要注意适当补充蛋白质含量高的食物外，由于冬季蔬菜、水果相对较少，孩子容易缺乏某些维生素和矿物质，从而影响生长发育。所以，冬季可有意识地补充些维生素，但不要给孩子吃补品，即使是对一些营养不良、体弱多病的孩子，也不要给他吃补品。只要为他们建立良好的饮食习惯和生活方式，就能保证小儿的身体健康。

3. 冬季宝宝室内居住方案

冬天，孩子的居室应经常开窗通风，晚上睡眠时被子不宜盖得太厚，否则会使孩子太热而蹬掉被子，反而容易着凉感冒。冬季日照时间短，小儿容易缺乏维生素 D，导致佝偻病的发生，因此要保证居室内有一定的阳光。初冬开始冷水锻炼也是一种适应寒冷的方法，应该逐渐培养孩子用冷水洗手、洗脸的习惯，即使到了冬季严寒时节也不要放弃。

4. 冬季宝宝室外活动方案

冬天要经常让孩子到室外进行体育锻炼，如打球、跳绳、踢足球、做操、跑步等，可增强身体适应环境变化的能力。实践证明，多次反复接触冷环境，身体神经调节的灵敏度才可得到提高。冬季是麻疹、百日咳、流感和流脑等传染病的多发季节，应尽量少带孩子去人多拥挤的公共场所（如商场、影剧院等），因为在人多的地方空气污浊，孩子很可能通过空气的传播而染上各种疾病。还要切记不要带孩子去探望病人，以减少患传染病的机会。

第 2 节

哺乳期，宝宝最好的药是妈妈的奶水和爸爸的细心

哺乳期父母做什么，宝宝才不会腹胀

正常的新生儿，尤其是早产儿，在喂奶后常可见到轻度或较明显的腹部隆起，有时还有溢乳，但宝宝安静，腹部柔软，摸不到肿块，排便正常，生长发育良好，这是通常所说的“生理性腹胀”，是由于新生儿腹壁肌肉薄，张力低下，且消化道产气较多所致，是正常状况。

但如果新生儿腹胀时，腹壁较硬，常伴有频繁呕吐、不吃奶、腹壁发亮、发红，偶有小血管显露，可摸到肿块，有的还伴有黄疸，解白色大便、血便、柏油样大便，发热等症状，同时宝宝的精神状态很差。

由于新生儿腹肌发育及神经控制能力未成熟，且弹性组织缺乏，易使空气存留肠内，发生腹胀，并产生疼痛。腹胀多从出生后 2 周左右开始，到 3 个月左

右消失，并且常会在同一时间发生疼痛，一般以下午至晚上10点之间最为常见。如果新生儿由于腹部疼痛和长时间哭闹导致吞入更多空气的话，会导致疼痛更加剧烈，症状更为严重。

如果宝宝出现腹胀的话，父母可以用小暖水袋给宝宝焐一下，但要把握好温度，不要烫着宝宝；可以从肚脐开始，按顺时针方向螺旋向外按摩，以促进肠胃蠕动，帮助消化，或是抱起来轻轻拍拍他的背部。还可以用少量的薄荷油轻轻擦拭宝宝的腹部，帮助排气，或者用棉花棒沾凡士林后轻轻扩大肛门以助排气或排便。

要预防新生儿腹胀，母乳喂养的妈妈要尽量少吃红薯等产气较多的食物，另外注意采取正确的哺乳方式，不要给宝宝吮空奶嘴；及时安抚宝宝的焦躁情绪，避免宝宝在吃奶中或吃奶后哭闹，从而防止空气进入宝宝的胃部，造成胀气。此外，还要注意宝宝所处室内的温度，避免寒冷的刺激。如果宝宝出现消化不良的症状，应及时予以纠正。

哺乳期父母做什么，宝宝才不会生尿布疹

刚出生的宝宝皮肤极为娇嫩，如果长期浸泡在尿液中或尿布透气性较差，造成臀部潮湿的话，就会出现红色的小疹子、发痒肿块或是皮肤变得比较粗糙，这就是常说的尿布疹。

尿布疹的外观并不完全相同，有的宝宝只是在很小的一块区域内长一些红点，也有些严重的会出现一碰就疼的肿块，并分散到肚子和大腿上。如果发现宝宝戴尿布的地方看上去发红、肿胀和发热的话，那就有可能表示他出尿布疹了。

引起尿布疹的原因有很多，除了尿布透气性能和尿布摩擦的问题，新的辅食、外界环境感染也是造成尿布疹的原因。但是对于不足一个月的宝宝，患上尿布疹多是由于尿布使用不合理，或是护理不得当造成的。要预防尿布疹，最好的措施就是使宝宝的小屁股时刻保持干爽清洁，在护理时要特别注意以下几点：

（1）要经常给宝宝更换尿布，保持臀部的洁净和干爽。

（2）每次换尿布时，要彻底清洗宝宝的臀部，洗完后要用软毛巾或纸巾振干水分，不要来回地擦。

（3）不要为了怕宝宝尿湿处理起来麻烦而给宝宝加垫橡胶布、油布、塑料布等不透气的布料，否则会让他的臀部长期处于湿热的状态。

（4）女宝宝的屁股底下尿布要垫得厚一些，男宝宝的生殖器上要垫得厚一些。

（5）如果宝宝腹泻的话，除了要治疗腹泻外，还要每天在臀部涂上防止尿布疹的药膏。

（6）发现宝宝有轻微臀部发红时，及时使用护理臀膏。

（7）选择品质好、质量合格、大小合适的纸尿裤或尿布纸，并注意使用方法要正确。

（8）给宝宝的尿布一定得是柔软的、纯棉质地的、无色无味或浅色的布料，不能选择质地粗糙或是深色的尿布。

（9）宝宝的尿布一定要用热水漂洗干净，还可以在第一次漂洗时加入一点儿醋，以消除碱性刺激物。不能用含有芳香成分的洗涤剂清洗宝宝的棉质尿布，也不要使用柔顺剂，因为这些东西都会使宝宝的皮肤产生过敏反应。

（10）如果宝宝出现尿布疹的话，可以适当让他光着小屁股睡觉，还可以在床单下垫一块塑料布，以保护床垫不被尿湿了，但这时要特别注意给宝宝保暖。

哺乳期父母做什么，宝宝才不会“红屁股”

新生儿的皮肤非常娇嫩，有的宝宝小屁股上可能会出现一些红色的小丘疹，变成了“红屁股”。“红屁股”也叫臀红，是新生儿常见的一种问题，一般表现为臀部出现红色的斑疹，严重时还会出现皮肤糜烂破溃，脱皮流水。

新生儿臀红主要是由于大小便后不及时更换尿布、尿布未洗净、对一次性纸尿裤过敏或长期使用塑料布致使尿液不能蒸发，婴儿臀部处于湿热状态，尿中尿素氮被大便中的细菌分解而产生氨，刺激皮肤所造成的。

臀红的防治需要注意以下几点：

（1）保持臀部的干燥。如果发现宝宝尿湿了，要及时更换尿布。尿布要用细软、吸水性强的旧棉布或棉织品，外面不能包裹塑料布。如果要防止尿布浸湿被褥，可以在尿布下面垫个小棉垫或小布垫。如果是炎热的夏天的话，可以将臀部完全裸露，使宝宝的臀部经常保持干燥状态。

（2）注意尿布的卫生。要注意尿布的清洁卫生。换下来的尿布一定要清洗干净。如尿布上有污物时，要用碱性小的肥皂或洗衣粉清洗，然后要用清水多洗几遍，要将碱性痕迹完全去掉，否则会刺激臀部皮肤。清洗后的尿布要用开水烫过、拧干后放到阳光下晒干。

（3）大便后清洁臀部。在宝宝每次大便后，都要用清水洗净臀部，保持局部的清洁。

（4）如出现臀红的话，不要用热水和肥皂清洗。如果用热水和肥皂清洗的话会使宝宝臀部的皮肤受到新的刺激而更红。

（5）臀红的治疗。可以在换尿布时，在患处涂上鞣酸软膏或消过毒的植物油。如果出现糜烂的话，应使宝宝伏卧，用普通的40瓦灯泡在距离30~50厘米处照射30~60分钟，促进局部干燥。另外在照射时需要有专人守护，避免烫伤。

臀红的治疗，局部可涂鞣酸软膏；如皮肤破溃流水，可涂氧化锌油，以帮助吸收并促进上皮生长。只要在治疗的同时注意护理好臀部的皮肤，臀红很快就会好转。

哺乳期父母做什么，才能治好宝宝肚脐出血

肚脐出血是指脐带在脱落后，本已干燥了的肚脐经过数天后又时而渗出水分，时而在覆盖肚脐的纱布上渗出血迹的现象。

新生儿脐带脱落并不意味着肚脐已经长好，事实上从脐带脱落到完全长好还需要一段时间，时间的长短因人而异，时间较长者可能需要1个多月。当新生儿的脐带结扎、切断、脱落以后，就会造成脐残端血管闭塞。但这时脐带内的血管仅为功能上的关闭，其实仍然还存在一个潜在的通道。一旦宝宝的腹压升高，就会有出血的可能。如果宝宝在这时用力咳嗽、哭闹的话，升高的腹内压会使本来闭塞的脐残端血管稍微张开，继而出现少许咖啡色或鲜红色的血迹。

新生儿脐部出血是一种正常的现象，家长只要先用75%的酒精轻轻地擦去脐部的血迹，然后再用消毒纱布包扎好即可，一般几天后就可痊愈。不必使用止血药，也不能用未消毒的水或布条来擦洗或填塞肚脐眼来止血，要注意保持局部清洁卫生，以免造成脐部感染。

脐肉芽肿也是造成肚脐出血的一个原因。脐肉芽肿是指由于断脐后未愈合的伤口受异物的刺激形成的息肉样小肉芽肿，表现为脐部有樱红色似米粒至黄豆大小的肿物，其中有浓血性的分泌物。对于这种脐肉芽肿，可以去医院用10%的硝酸盐腐蚀或用消毒剪剪除过多的肉芽组织，同时还必须注意局部的清洁卫生。大部分患儿经处理后会很快痊愈。

此外，如果脐茸护理不好的话，也会造成出血。脐茸位于肚脐中央，实际上是脐部黏膜的残留物，它的外观看上去很像一块粉红的肉。脐茸的分泌物较多，如果在护理时碰触到的话，就会出现少量的血性分泌物。因此，对于新生儿的脐茸应去医院请医生处理，最好不要自己在家处理。

哺乳期父母做什么，才能治好新生儿脐疝

父母在护理新生儿脐部时，需要特别注意防止脐疝发生，它是新生儿的常见病，多见于未足月的早产儿。发生脐疝的时候，宝宝脐带脱落后，在肚脐处会有一个向外突出的圆形肿块，大小不一，小的如黄豆大小，大的可像核桃。当宝宝平卧且安静时，肿块消失，而在直立、哭闹、咳嗽、排便时肿块又突出。用手指压迫突出部，肿块很容易恢复到腹腔内，有时还可以听到“咕噜噜”的声音；如果把手指伸入脐孔，可以很清楚地摸到脐疝的边缘。

之所以会发生脐疝，是因为婴儿脐带脱落后，脐孔两边的腹直肌尚未合拢，一旦腹腔内压力增高，腹膜便向外突出从而造成疝。脐疝的内容物是肠管的一部分。随着年龄的增长，疝环口也会逐渐缩小，一般在2岁以内便可自然闭合。因此，只要宝宝没有腹痛、呕吐或局部感染的话，一般不需特殊处理。

如果脐疝较大的话，为了加快其愈合，可以取一条宽约4~5厘米的松紧带，在其中心处用布固定半只乒乓球，球的凸面对准脐孔，使肠子不再突出，松紧带两头用可调节长短的扣子固定。压力应保持在既能保证肠子不再突出，而又不影响呼吸和吃奶为准。使用后每2~3小时检查一次，以防止皮肤擦伤。

需要注意的是，曾有人主张用钱币压迫或绷带扎紧，但实际上效果并不理想，因为婴儿的腹部呈圆形，绷带过紧会造成局部皮肤坏死，所以还是应该用乒乓球压迫，这样既安全效果又好。

哺乳期父母做什么，才能治好新生儿腹泻与便秘

宝宝若在哺乳期发生腹泻，应首先分清是生理性腹泻还是病理性腹泻，然后从多方面找原因。宝宝受寒着凉、换用配方奶粉、奶粉冲调和喂食不当、奶粉过敏或是由母乳喂养的妈妈吃了某些过敏性、刺激性的食物，都是引起宝宝腹泻的原因。如果是生理性腹泻的话，家长不需过多担忧；但如果有病理性腹泻的特征时，就要及时警惕，必要时立即就医治疗。

宝宝除了腹泻之外，便秘也比较多见。要知道，便秘的不良后果有很多，最直接的后果就是肛裂，可引起便后滴鲜血，肛周疼痛。宝宝在便后疼痛，就不愿意排便，这样必然会加重便秘，最终导致恶性循环，严重时还会引起外痔。此外，若宝宝患有慢性便秘的话，多数情况会表现得食欲不振，从而导致营养不良，精神萎靡，肠道功能紊乱等一系列问题。所以，对于宝宝的便秘，应想方设法予以纠正改善。

母乳喂养的宝宝如果是母乳量不足所致的便秘，常伴有食后啼哭、体重不增等现象，这时只需增加乳量，便秘的症状就会得到缓解。

相对于母乳喂养，人工喂养的宝宝要更易发生便秘，多半是由于牛奶中酪蛋白含量过多，导致大便干燥坚硬而引起的。对于这种情况，可以减少奶量、增加糖量，即把牛奶的含糖量由原来的5%~8%增加到10%~12%，并适当增加新鲜果汁；还可以在牛奶中加一些奶糕，使奶糕中的碳水化合物在肠道内部发酵后刺激肠蠕动，有助于通便。

哺乳期父母做什么，才能治好新生儿黄疸不退

新生儿黄疸是指新生儿时期，由于胆红素代谢异常引起血中胆红素水平升高而出现于皮肤、黏膜及巩膜黄疸为特征的病症，有生理性和病理性之分。生理性黄疸多发生在脸部和前胸，一般在出生后2~3天出现，4~6天达到高峰，7~10天消退，早产儿持续时间会稍微长些。发生新生儿黄疸的宝宝除了偶尔会有轻微食欲不振之外，没有其他不适症状。而且，新生儿黄疸不会对足月健康的宝宝造成危害，所以家长们尽可放心。

如果宝宝在出生半个月后仍有黄疸不退的话，家长也不必立即去医院检查看宝宝是否出现胆管堵塞或是肝脏有异，因为很多生理性黄疸也会持续到1个半月左右。当发生这种情况时，家长可以再耐心地等待一段时间，并注意观察自己的宝宝。只要宝宝吃奶很好、大声啼哭、不发烧、大便没有变白、体重仍在增加的话，就没有必要担心，照常喂养就好了。

但如果宝宝在出生后不到24小时即出现黄疸，或是2~3周后仍然不退，甚至还有继续加深加重的趋势，再或者是黄疸消退后重复出现以及出生后至数周内才开始出现黄疸的话，则可判断为病理性黄疸，需要及时请医生检查治疗。

哺乳期父母给孩子喂药，需要注意什么

孩子生病了，如果能用饮食、按摩等物理方法调理，就不要给孩子用药。但有时候孩子病得比较严重，不得不吃药，这时父母就要知道一些用药的注意事项，主要有三个：

1. 不能用糖给孩子解苦

孩子一般都怕苦而拒绝服药，尤其是一些中药，父母为了让孩子顺利喝下，就在药里放点糖，或者喝完药后就让孩子喝糖水。其实，加糖后的药剂在降低了苦味的同时也降低了药效。这是因为，中药的化学成分一般比较复杂，一些

苦味的中药都具有特殊的疗效。糖，特别是红糖中多含有较多的铁、钙等元素，一旦与中药里的蛋白质和鞣质等成分结合，就会引起化学反应，使药液中的一些有效成分凝固变性，这样就从一定程度上影响了药效。

2. 不可用果汁、牛奶、茶水送服药物

给孩子服西药时忌用果汁，这是因为果汁中含有酸性物质，能使药物提前分解，或使药衣提前溶化，不利于肠胃的吸收。而一些碱性药品更不能用果汁送服，因为二者酸碱中和会使药效大减。

此外，牛奶中含蛋白质、脂肪酸较多，可以在药物周围形成一层薄膜将药物包裹起来，从而影响机体对药物的吸收。茶叶中含有咖啡因、茶碱、鞣酸、硅酸等，如与药中成分发生反应，会使药物失效或产生不良后果。

3. 不能给孩子服用成人药

有许多家长在孩子生病时，因离医院较远，为了省事，就给孩子服用成人药。要知道，这是非常危险的，小儿体内各组织器官未完全发育好，生理功能尚未成熟，解毒功能也较差，很可能会造成药物中毒。因此，家长切不可图方便、省钱，而将大人的药给孩子服用。

第 4 章

阴阳协调是孩子的健康根基

第1节

阴阳是总纲，寒热左右孩子健康

孩子健康不健康，寒热来主张

人的身体内有两种能量：一为阴，一为阳。阴阳这两种能量必须平衡，身体才会健康。一个人如果身体内阴的能量多了，他就会感到寒冷；如果阳的能量多了，他就会感到燥热。《黄帝内经》说："阳盛则热，阴盛则寒。"所以，调阴阳先要从寒热开始，寒热平衡了，阴阳也就平衡了。

不健康的孩子身体存在两种状态：一为寒，一为热。但值得注意的是，寒的状态和热的状态并不是静止不动的，它们时刻都在变化，寒热变化最突出的莫过于感冒。

感冒都是由温度变化引起人体机能障碍导致的，每个人的每次感冒，都会经历风寒和风热两个阶段，孩子也不例外。

首先，感冒第一时间是给身体造成了一定的抑制状态，最明显的表现是体表发冷，要裹紧衣服，有的时候还流清鼻涕、打喷嚏，这叫风寒感冒，其实，这只是感冒的最初阶段。为什么说这是身体的一种抑制状态呢？因为这时人体处于一种"不足"的状态中，气血不能供应体表，无法组织有效的抵抗，因此这是一种"属阴"的状态。也就是说属阴的能量开始控制身体了，而属阴的能量具有抑制收缩的特性。我们在中学物理课上就学过：物体的特性之一是热胀冷缩。人体也一样，热了，身体就会向外舒张流汗；冷了，浑身起鸡皮疙瘩，身体就会向内收缩，这时人就会打喷嚏、流清鼻涕。

实际上，感冒的初级阶段，有的时候特别短，几个小时或半天就过去了，由于它太短了，所以很多人没有给予足够的关注。但是大家注意，这个阶段实际上十分重要，此时寒邪还没有深入，身体的抵抗机能还有能力迅速将它清除出去，因此一定要抓住这个时机，抢时间解除抑制状态。

方法其实很简单，任何热性的食物、饮料都可以，甚至一杯热水都管用。

因为身体本来是由阴和阳这两种能量来控制的，但现在阴寒的能量开始变得强大起来，它想要独自控制身体。最直接的方法就是用温热的东西来增加身体内阳的能量，使阴阳重归平衡。通常，用大葱的根部也就是葱白，切一下，加几片生姜，在水里稍微熬一下，一开锅就好，不要久熬，因为要的就是它那种刺激的成分。

这里需要说明的是，葱白和生姜都是温热的食物，它们进入身体之后，会增加体内阳的能量，阳的能量充足之后，身体就会发热出汗，从而使身体内阴阳的能量重新达到平衡。为什么葱白和生姜不宜久熬呢？因为此时寒气只停留在体表，属于肺经，肺经有寒应该宣。宣的意思就是说向外扩散，什么东西容易扩散呢？轻的东西，比如空气。所以葱白和生姜轻轻一煮，气味轻且清，进入身体之后，就像一阵热风狂吹，肺上的寒邪很快就无影无踪了。

但如果孩子已经冷得浑身发抖，一点汗都没有，那就要用《伤寒论》中的麻黄汤。通常用苏叶、葱白等就可以了，直到孩子身上发热，不再觉得冷。最好是能微微出点汗，但是不要出大汗，更不要吹风。

还有个方法就是把热水袋放在被窝里，放在孩子后背的肺腧穴附近，也就是靠近肺部的脊柱两旁。热水袋要不远不近，以免烫到皮肤，这样让孩子睡觉可以帮助其阳气生发，使体内的抑制状态得到改变。

此时，如果孩子咳嗽，可以选用中成药通宣理肺丸。这个方子里面基本都是温药，可以帮助身体组织抵抗，切记不可以用寒凉的药物。否则，寒邪继续深入，孩子体内的抵抗力量开始和外邪展开激烈的斗争，身体就会出现发烧、骨节酸痛、咳嗽等症状，就得送孩子去医院就医了。

体内寒湿重，孩子易上火

在古代的医学著作《黄帝内经》里说，寒为热病之因。若寒邪过盛，身体表现出的就是热证、热病。

那么，为什么寒重反而会引起“火”呢？这是因为，身体内的寒重造成的直接后果就是伤肾，引起肾阳不足、肾气虚，造成各脏器功能下降，血液亏虚。肾在中医的五行中属水，水是灌溉、滋润全身的，当我们身体内这个水不足时，如同大地缺水一样，身体就会干燥。脏器也是一样，每个脏器都需要工作、运动，这种运动如果缺少了水的滋润，就易摩擦生热。最典型的是肝脏，肝脏属木，最需要水的浇灌，而一旦缺水，肝燥、肝火就非常明显。如果给肝脏足够的水，让它始终保持湿润的状态，它就不可能干燥，就不会有火。

孩子的头面部是最容易上火的部位。因为肾主骨髓、主脑，肾阳不足、肾气虚时髓海就空虚，远端的头部首先出现缺血，也就是“缺水”了，自然反映出干燥的症状，如眼睛干涩、口干、舌燥、咽干、咽痛等。再加上口腔、咽喉、鼻腔、耳朵又是暴露在空气中的器官，较容易受细菌的感染，当颈部及头面部的血液供应减少后，这里的免疫功能就下降，会出现各种不适，这样患鼻炎、咽炎、牙周炎、扁桃体炎、中耳炎的概率就会增加。又由于没有充足的血液供应，各种炎症很难治愈，就会反复发作，成为各种长期不愈的慢性病，严重影响孩子的身体健康。

经常运动的人都有这样的体会，只要运动开了，出汗了，就会感到身体内的燥热自然消失了，浑身轻松，心情舒畅。这是因为运动后体温明显升高，血液循环加快，出汗在排出寒湿的同时也带走了虚火，疏通经络。因此，我们要想避免上火，在平时就应注意不要贪凉，合理饮食，多运动。

孩子寒气重不重，摸摸手脚就知道

“百病寒为先”，寒气是导致许多疾病发生的关键。那么父母如何来判断孩子的体内有没有寒气呢？这里有个最简单的方法，就是摸摸孩子手脚的温度。

传统中医认为，头为诸阳之会，四肢为阳气之末。也就是说人的四肢是阳气灌溉的终点。如果手脚温热，就说明体内阳气比较充足。如果手脚温度不够，甚至有些人常年四肢冰凉，这就说明体内阳气不足，内有寒气。

医生用手感知出来的手脚的温热程度，一般分为手足不温、手足冰凉和手足厥冷三种程度。手足不温是指手脚的温度比正常温度低，感觉不暖和，这往往是阳气亏虚的先兆，可能有轻微的寒气；手足冰凉则是指手足温度明显降低，摸起来凉凉的，有时还伴有出汗症状，这就说明体内阳气已经明显亏虚，体内寒气很重了；而第三种程度手足厥冷则是指手脚温度极低，甚至有的人会连肘关节、膝关节之下都是冰凉的，这就是提示体内的阳气已经极度亏虚，寒气过重，往往会直接伴随着疾病的发生。

除了四肢寒冷之外，还有一些孩子手脚心容易发热，总想挨着凉的东西，但他们又特别怕冷，容易出虚汗，这也是体内有寒气的表现。因为体内阳气太虚，不能回纳，就浮散于外，使手脚出现了虚热的假象。

这里要特别说明的是，中医所说的手脚温度是指持续一段时间的温度，而不是指一时的温度状况。例如有些孩子腹疼时也会伴随手脚冰凉，但疼痛缓解后，手脚温度就会恢复正常，这类特殊情况，不是寒气所导致的。

睡前泡脚，小脚丫放松又温暖

在生活中，有一些孩子的脚部常年处于冰凉的状态，之所以出现这种现象，主要是由于人脚上的神经是全身神经的末梢，脚部是人体中离心脏最远的部位，血液循环不如身体的其他部位好，再加上脚面和脚底的脂肪很少，不能起到很好的保暖作用，所以孩子的脚才会冰凉，不容易变暖。那么，父母在平时应该怎样爱护孩子的双脚，让小脚丫温暖起来，保证血液中的营养能及时输送给它们，从而保证孩子的身体健康呢？

其实，解决双脚常年冰冷的方法很简单，只要睡前泡脚就可以，而且从中医的观点来看，脚是人体的“第二心脏”，人体五脏六腑的功能在脚上都有相应的穴位体现。经常睡前泡脚不仅能温暖双脚，还会让身体的其他部位也变得很舒服，因为玩耍带来的疲累感也会慢慢地消失。

在泡脚时，水温以脚感温热为准，开始时水以刚覆脚面为宜，先将双脚在水中浸泡 5~10 分钟，然后用手或毛巾反复搓揉足背、足心、足趾；为强化效果，还可用手或毛巾上下反复搓揉小腿，直到腿上皮肤发红发热为止；为维持水温，泡脚的时候可以在身边放一个暖水壶，当水凉了的时候，父母可以再为孩子倒一些热水保持水温；洗完后，用干毛巾把脚反复搓揉干净，要注意的是，泡脚的时间不宜过长，以 20~30 分钟为宜。

如果小朋友正在发烧，那么泡脚可以帮孩子缓解发烧的症状，因为当孩子把双脚放入温暖的水里时，脚部的血液循环会立刻加速，从而使全身的血液循环畅通起来，身体便会出少量的汗水，而出汗是帮助孩子降温的好办法。

防止寒气入侵孩子身体的六种方法

病自寒来，但父母又很难完全避免寒气入侵孩子的身体，所以要在日常生活中树立正确的观念。这里我给爱子心切的父母们介绍一下防止寒气入侵的几个主要方法。

1. 别让孩子光脚走路

现在很多孩子动不动就肚子痛、拉稀，究其原因，主要和孩子喜欢光脚走路有关。现在大多数家庭铺有木地板、大理石地砖，进门时都要换鞋，但有些孩子没养成习惯，进门把鞋一脱就光着脚走路。中医自古就有“寒从脚下起”的说法，父母要注意让孩子养成换鞋的习惯，千万别让其光脚走路，这样可以避免寒气入侵孩子体内。

2. **给孩子洗头时不做按摩**

有些家长去理发店，觉得洗头时做按摩很舒服，于是回家也学着理发师的样子给孩子干洗按摩：在头发上倒上洗发水，就开始搓揉头发，再按摩头部、颈部。殊不知，按摩使头部的皮肤松弛、毛孔开放，并加速血液循环，而此时头上全是冰凉的化学洗发水，按摩的直接后果就是吸收化学洗发水的时间大大延长，张开的毛孔也使头皮吸收化学洗发水的能力大大增强，同时寒气、湿气也通过大开的毛孔和快速的血液循环进入头部。所以有这种习惯的家长千万要注意，别在洗头时给孩子做按摩。

3. **顺天而行，不给孩子吃反季节食物**

现在的孩子大都是独生子女，对待家里“独一无二”的宝贝，做父母的往往是宠爱有加，于是，凡孩子爱喝的、爱吃的，家长就不分季节地往家里买。有个7岁的小男孩，在冬天里想吃西瓜，家长二话不说便买了回来，孩子当时是高兴了，可第二天便开始腹泻，捂着肚子喊难受。中医认为，温热为阳，寒凉为阴，只有将食物的温热寒凉因时因地地运用，才能让人体在任何时候都能做到阴阳平衡，不生病。如果逆天而行，不分季节、区域地让孩子乱吃一通，那么这种“爱”孩子的方式会毁掉孩子的健康，毁掉孩子的一生。

4. **睡觉时给孩子盖好被子**

有些孩子睡觉时喜欢把肩膀露在外边，殊不知，这样寒气就很容易从背部入侵。一个6岁的孩子，鼻炎、哮喘总是治不好，分析原因，原来是他睡觉时肩膀经常露在外面，致使肩膀受凉。肩膀是身体12条经络的源头，经常肩膀受凉的孩子身体往往不太好，易患感冒、咳嗽、慢性鼻炎等。所以，父母要在睡觉时给孩子盖好被子，别让孩子的肩膀露出来。如果是婴幼儿，父母可给孩子睡睡袋，既省事，还不会让孩子受凉。

5. **不在冬天带孩子去游泳**

有些家长不知道如何维护孩子健康，喜欢在冬天带孩子去游泳。从运动的角度看，游泳能扩张胸部，对胸肺有一些用处，但冬天外界气温低，而游泳时人体体内温度会升高，毛孔也会随之张开，这时候，大量的水湿、寒气会通过毛孔渗入体内。中医强调天人合一，也就是说人应该顺应自然，该夏天做的事情最好不在冬天做，所以父母最好不要在冬天带孩子去游泳。

6. **避免让孩子淋雨**

许多孩子喜欢下雨天在外面跑，而父母认为孩子身体很强壮，足以经受这么一点小雨，因此完全不在意。其实，经常淋雨会在头顶和身上其他受寒的部位留下寒气，孩子头顶多半会生成一层厚厚软软的“脂肪”，这些脂肪就是寒气物质。等身体哪一天休息够了，血气上升，就会开始排泄这些寒气。由于长时间累积了大量的寒气，身体需要借助不断地打喷嚏、流鼻水的方式将之排除，这时又会由于频繁地打喷嚏、流鼻水而被医生认定为过敏性鼻炎。由此可见，放任孩子淋雨实在不是明智之举。

姜糖水让孩子的身体快速变暖

父母再怎么小心，也难免让孩子遭遇寒凉，那么，这时候，有没有快速让孩子身体变暖的方法呢？姜糖水是一个不错的办法。

民间有“冬天一碗姜糖汤，祛风祛寒赛仙方”“冬有生姜，不怕风霜”的说法。生姜性温，其所含的姜辣素，能刺激胃肠黏膜，使胃肠道充血，消化能力增强，能有效治疗孩子因吃寒凉食物过多而引起的腹胀、腹痛、腹泻、呕吐等。

在五味中，生姜味辛，辛主散，故能发汗、祛风散寒。孩子吃过生姜后，会有发热的感觉，这是因为生姜能使血管扩张、血液流动加速，促使身上的毛孔张开，从毛孔渗出的汗液不但能把多余的热带走，同时还能把病菌放出的毒素、人体内的寒气一同排出体外，所以孩子身体受了寒凉，吃些生姜就能及时散寒。

讲到这里，你也许会问，那直接给孩子吃姜得了，还用糖干什么？生姜有辛辣之味，孩子一般不爱吃，但孩子对甜的东西“情有独钟”，而红糖性温味甘，有暖胃、祛寒的作用，且红糖中含有大量的矿物质，能加快新陈代谢、促进血液循环，所以与生姜一起熬成姜糖水，孩子爱喝，还能祛寒防病，一举两得。

按摩可以祛除孩子体内寒气

按摩可以帮助孩子舒经活血，从而达到防病、治病的效果，但这其中的原因，恐怕知道的人并不多。寒气入侵人体会堵塞经络，经络不通，人就会生病，而按摩可以疏通经络，让气血流畅自如。因此，父母可以经常给孩子做按摩，以祛除孩子体内的寒气。

这里就针对前面提到的寒气容易入侵的几个部位，介绍一下按摩方法：

1. 头部的按摩方法

（1）将孩子的脸部夹在双手之间，然后用双手向下沿着孩子脸颊的两侧轻轻地抚摩。

（2）用双手对孩子的头部进行按摩，当你用指尖呈小圆形按揉孩子的头皮时，其头部的重量就由你双手的掌根来支撑。如果你的孩子是新生儿，一定要轻轻地按摩头部，尤其是头部那些还很柔软的部位。

（3）用你的拇指和食指捏着孩子的耳朵，从耳朵的上面按摩至耳垂。

（4）用手指由孩子的头部向下按摩至颈部和肩部。

2. 背部的按摩方法

（1）用你的双手像握杯子一样握住孩子的头，然后向下抚摩孩子的肩膀，再到背部，用两只手同时上下来回抚摩孩子的背部。按摩时你的手指要并拢，同时保证从你的手掌到你的指尖是完整的一体，动作都是一致的，意念要集中于能量在你手中的传递。

对于新生儿，可以从宝宝的颈部到臀部，用两只手交替进行抚摩。这种按摩会令宝宝感到安慰，可以重复进行几次。

（2）用你的整个手掌在孩子的背部上下来回做轻抚法按摩，按摩到臀部后，这组动作就可以了。然后将你的大拇指分别放在宝宝的脊椎骨的两侧，另外四根手指环绕在孩子身体的两侧，然后用你的拇指向两侧滑动抚摩，可反复几次。

3. 脚部的按摩方法

（1）用手指的指肚在孩子的脚踝上呈圆形按摩。用一只手握住孩子的左脚脚跟，同时用另一只手的拇指按摩孩子的脚掌，将你的其他四根手指全部放在孩子的脚面上，同时用拇指的指肚抚摩孩子的脚底。注意拇指在脚底按摩的力度要适中，按摩时不要让手指加力，因为脚底的神经非常接近人的脚面。

（2）从每一根脚趾的中间按摩到脚跟，做平行的按摩，再从脚跟按摩到脚趾中间，直到做到脚的侧面就可以结束了。用你的右手放在孩子的左脚上，然后用你的拇指沿着孩子的脚掌向下移动到大脚趾，注意要保持力量平稳而均匀。每当你按摩至孩子的脚趾时要迅速地返回，将拇指滑动返回脚跟再进行下一轮按摩。

（3）按顺序从孩子的小脚趾开始，轻轻地旋转和牵拉每一根脚趾。

（4）重复上述方法进行右腿和右脚的按摩。

4. 腹部的按摩方法

（1）这种按摩运动应该沿着顺时针方向按照肠的蠕动情况来进行。尽量保持你的手是扁平的，做这种圆形的按揉，会使孩子的腹部感到非常舒适。当你做这种按摩时，要时刻观察宝宝的面部表情，记下按摩时发现的任何不良的反应或疼痛点。在按摩孩子的下腹部时，力度要轻，因为那是膀胱所在的位置。

在下腹部用力按摩不仅会令孩子非常不舒服，而且有害健康。

(2) 用手指的指肚按摩孩子的肚脐。从你的左手开始在宝宝的肚脐上画圈按揉。将右手放到左侧，手指弯曲成拱形。这时你的左手还在继续做刚才的按摩动作，为了避免手臂交叉带来的不便，右手手指的拱形程度可以适当根据情况进行调整。注意手不要过于接近孩子的肚脐，以免导致孩子任何的不适。

按摩不仅是提高孩子的体温，帮助孩子远离寒湿的好方法，还是和孩子增进彼此联系的方法，能使自己和孩子之间更为亲密、熟悉，从而有助于与孩子更好地沟通。

让孩子坚持运动可升高体温，远离疾病

正常情况下，孩子的体温应该比大人的高，但是现在的孩子体温明显下降，大部分孩子的体温不到36℃，而且有越来越多的孩子患上高血压、高血脂等症。究其原因，是孩子的体温低，体内的糖分和脂肪不能被充分燃烧，因此才患有“大人病”。

孩子体温的下降，除了在很大程度上和饮食有关以外，还和缺乏运动有关。孩子在运动的时候，肌肉会产生热能，使体温上升。血液循环更会因此获得改善，氧气随着血液运送至全身，促进体内废物的排泄，使新陈代谢加速。所以，父母应正确地鼓励和引导孩子锻炼身体，这样才能使孩子的体温升高，从而有利于他们健康成长。

那么，到底哪些运动比较适合孩子呢？

1. 仰卧起坐

先让孩子仰卧于地垫上，膝部屈曲成90°左右，脚部平放在地上。父母用手按着孩子的脚踝，让孩子利用腹肌收缩，两臂向前摆动，迅速成坐姿，上体继续前屈，两手触脚面，低头；然后还原成坐姿。如此连续进行。

2. 跑步

父母可以陪同孩子一起跑步，跑前一定要注意做热身运动，跑后不能立即停下来，要慢走一段时间，让身体各部位慢慢放松下来。

3. 立定跳远

让孩子双脚左右开立，脚尖平行，屈膝向下深蹲或半蹲，两臂自然后摆。然后两腿迅速蹬伸，使髋、膝、踝三个关节充分伸直，同时两臂迅速有力地向前上摆，最后用脚尖蹬离地面向上跳起，落地时用前脚掌着地屈膝缓冲，接着再跳起。每次练习5~10次，重复2~3组即可。

“小胖墩”和父母喂养出来的脾虚寒湿重有关

如今，很多父母都觉得孩子胖乎乎的比较可爱，认为孩子胖一点没关系，长大以后就会恢复正常，所以对孩子肥胖不但不予以重视，还希望自己的孩子吃得胖胖的。殊不知，肥胖是有记忆的，等孩子长大成人后，这种肥胖会越来越明显，而且很难控制，不但外形不再可爱了，更要命的是高血压、糖尿病、脂肪肝等病魔会悄悄地在儿童身上埋下隐患。

孩子长得太胖，不仅对身体是一种伤害，对心理的伤害更大，因为大多数孩子因为年纪太小，不太懂得尊重他人，经常歧视和嘲笑比较胖的孩子。这样一来，比较胖的孩子就容易变得自卑和孤僻，时间长了，心理发育肯定会受到严重影响。

肥胖不利于孩子的身心发展，那么孩子肥胖到底是如何发生的呢？

1. 小胖墩是父母一手喂出来的

孩子在两三岁的时候，鱼、肉做成的菜卤油水大，特别香，孩子们爱吃，家长就拿这些菜卤给孩子拌饭，孩子们吃菜少，而米饭和油水摄入过多，久而久之会因营养不良而发胖。还有些孩子不爱吃蔬菜，只喜欢吃肉，而父母也不及时加以诱导而导致孩子肥胖。

如果是这种原因导致的肥胖，父母让孩子“吃好”就可以了，换句话说就是科学喂养。要搭配好营养摄入的比例，须掌握好 6 个字，即“多样、适量、均衡”。不能孩子爱吃什么就吃什么，一直吃到饱，而忽视其他营养素的摄入。父母在给孩子做饭的时候，选料一定要多样，一定要新鲜，肉菜比例最好是 3∶7。如果孩子出现偏食的现象，一定要进行干预。为了预防孩子偏食，最好在孩子 4 个月的时候就添加辅食，而且种类要多样，全方位给孩子以味觉刺激。如果某种辅食添加得晚，可能就会导致孩子难以接受这一食物，长大后就可能偏食。

2. 脾虚寒湿重也是肥胖的原因

孩子脾虚，体内寒湿重时，就需要更多的热量来祛寒，这时孩子就会吃得越多，加上运动又少，所以形体多肥胖，动作迟缓，大便溏烂。对此父母应从健脾祛湿上着手，每天给孩子捏脊五次，推板门 200 次，平时少让孩子吃寒凉之物。

肥胖不是福，作为家长要从小控制孩子的体重，千万别让孩子超重。

“三暖三凉”——正确穿衣的健康法则

朱丹溪在《慈幼论》中说：“盖下体主阴，得寒凉则阴易长，得温暖则阴暗消。是以下体不与帛绢夹浓温暖之服，恐妨阴气，实为确论。”孩子在16岁之前，血气都很旺盛，但是阴气不足，此时他们下身的衣服宜薄不宜厚，下身过于温暖，则有碍于阴气的增长。

给孩子穿衣除了要“下身凉”之外，还有“两凉”。

一是头凉。从生理学角度讲，孩子经由体表散发的热量，1/3是由头部发散，头热容易导致心烦头晕及神昏。头部最容易“上火”，孩子患病更是头先热。如果孩子保持头凉、足暖，则孩子必定神清气爽，气血顺畅。

二是心胸凉。穿着过于臃肿，会压迫胸部，影响正常的呼吸与心脏功能，还容易造成心烦与内热。

给孩子穿衣还必须注意“三暖”，三暖是指背暖、肚暖和足暖。

保持背部的适当温暖可以减少感冒机会。适当温暖，就是不可过暖，过暖则背部出汗多，反而易因背湿而患病。

肚子是脾胃之所，保持肚暖即是保护脾胃。孩子常脾胃不足，冷空气直接刺激腹部时，孩子就会肚子痛，从而损伤脾胃功能，影响营养物质的消化吸收。另外，中医还认为，脾胃与免疫功能有关，所以，肚暖是孩子保健的重要一环，睡觉时给孩子围上兜肚，是保持肚暖的好方法。

脚部是阴阳经穴交会之处，皮肤神经末梢丰富，是对外界最为敏感的地方。孩子的手脚保持温暖，才能保证身体适应外界气候的变化。

第2节

只有阴阳平衡，孩子气血才会通畅

气血就像自然界的树

我们都知道，自然界的季节年复一年，周而复始地更替变化，这已经成为规律，而正是因为有了这个规律，自然界中的万物才能春生、夏长、秋收、冬藏。人类是自然界中的普通一员，自然也要顺应这个规律，只有这样，我们的身体才会健康。

那么，气血是什么样的呢？讲这个问题之前先举一个例子。我们都知道，自然界里的树木在春天的时候开始长叶子，夏天时枝繁叶茂，秋天时树叶开始凋落，冬天的时候就只剩下了光秃秃的树枝。我们的气血和自然界中的树木一样，在春天的时候，气血从里往外走；夏天的时候气血全在外面，就像树的叶子；一到秋天，气血就开始从外面向里走了；到了冬天，气血都到了里面，外面就相对不足。

夏天的时候，树上所有的营养都在枝叶上，树根上几乎没有什么营养，而冬天要给树灌溉，是为了在春天让它更好地生发。在夏天时，我们的气血都到外面去了，它能够通过汗液把体内多余的东西排出去。如果不热，那么人体就很可能成了堆放废物的垃圾场。而冬天的时候讲究进补，最好吃些有营养的东西，因为这个时候气血都在里面，吃了好东西能充分运化，为明年的春发做好准备。如果冬天不进补，那么第二年春天就没有气血供生发，这和树的冬灌是一个道理。

在冬天储存营养的同时，也会有许多多余的产物，到了夏天发汗的时候，正好把这些多余的产物排出体外。

可是现在的一些小朋友却过着违背自然规律的生活，夏天唯恐空调不冷，冬天唯恐暖气不热。如果把自然界的树“请”到屋子里来生存，它也会吃不消的。这样违背四时的生活方式，会造成人体内气血运行混乱，我们就会因此而生病。

所以，小孩子应该要像自然界中的树木那样，顺应四时的规律，只有这样，才能身康体健。

气虚阳不足，血虚阴不足

有人说，气血像夫妻，气为阳，是丈夫；血为阴，是妻子。那么，气虚是什么呢？气虚就好比一个家庭里，作为一家之主的丈夫太懦弱了。我们可以设想，这种情况下，家会成个什么样。首先，这个家的经济来源会出现问题，家庭成员的温饱得不到保证，一家人只能在低水平的生活中生存；其次，由于丈夫太懦弱无能，家庭很容易受到别人的欺侮。丈夫懦弱，家庭会如此，那么气虚之后，一个人的身体又会怎么样呢？首先，他的脏腑功能会低下，精神委顿、倦怠乏力、少气懒言，动不动就会出虚汗。其次，就是抗病能力减弱，什么微小的病毒都可以欺负他，一阵寒风吹来，别人都安然无恙，但气虚之人却可能大病一场。

其实，气出现的问题，还有气陷、气滞、气逆等情况，但气虚是其中最主要的问题。

小孩子的气虚，除了从舌诊、脉诊方面来判断外，还要从脸色来判断，一般脾气虚的孩子，往往面色晦暗，呈现不正常的黄色，俗话说："天黄有雨，人黄有病。"如果是肺气虚，则面色发白，这都是辅助的判断方法。

给孩子调理的时候，尽量不用药性猛烈的药物，能用药食同源之品，就用药食同源之品；药味能少就尽量少，这样就不会伤着孩子。

既然气和血的关系就像一对夫妻，是紧密联系在一起的，那么如果没有了血，气无所依托，就飞散消失了；同样，如果没有气，血就无法行动，也就没有了任何作用。

孩子血虚会出现哪些问题呢？

大家知道，血液是濡养四肢百骸的，身体所有的器官，都需要血液带来的营养，如果血液不足了，全身的各个部位都会出现问题。

假如孩子的心血虚，就会出现心悸、怔忡等情况。因为心藏神，要靠血来养，心血不足，与"思考"有关的整个系统都会出现问题——记忆力会变差，思考时会觉得累，晚上梦多，总是烦躁，这都是血不养心造成的。

如果孩子的肝血亏，问题也很大。因为肝藏血，中医认为肝为刚脏，属木，需要濡润，如果血液不足，那就如同一棵树没有浇水，没有水叶就会枯萎，肝缺少血，孩子就容易发火，会觉得头昏脑涨、目赤肿痛；同时，因为肝开窍于目，目得肝血的濡养才能看清东西，如果肝血虚，视力就会模糊，眼睛容易疲劳，总觉得干燥。

如果孩子的肺血不足，也会出现很多问题。肺中的血如果亏虚，则会出现胸闷、气短、呼吸不利，甚至会导致心悸、胸中憋痛，很多老人心脏出现的问题，其实都和肺血不足密切相关。

因此，父母一定要关注孩子的气血情况，从而让孩子拥有健康的身体。

储存气血，奠定孩子的健康基础

许多小朋友都玩过电动汽车，当它没有电的时候，我们会给它充两三个小时的电，然后就又可以玩两三天，使用的时间是充电时间的数十倍。同样的道理，如果我们在儿童时期就储存了足够的气血能量，长大后再注意保养，就可以使自己的气血用之不尽。而且，只要我们明白人体造血机能的各项条件，很快就能使气血能量迅速上升。

下面提供一些简单、有效的气血储存方法，让孩子从小就养好自己的气血。

（1）好好吃饭。在传统的中医理论里，脾胃是后天之本，气血生化之源，所以要想气血充沛，必须要先把脾胃调养好才行，而好好吃饭就是调养脾胃的基础。

（2）好好睡觉。肝脏的特点是“卧则回血，坐立向外供血”。因此，一定要好好睡觉，只有保证充足的睡眠，才能养护好肝脏，肝脏养护好了，造血功能自然也就增强了。

（3）积极锻炼。因为适量运动能使气血通畅，神清气爽。所以，我们在空闲的时候要适当参加体育锻炼和文娱活动，放松自己的身心。

气虚孩子的调养“四部曲”

“气”是构成人体和维持人体生命活动的最基本物质，人体的“正气”有促进生长发育，保卫身体及抵御疾病侵袭的生理功能。

而气虚体质的孩子容易感冒，也比较容易生病，气虚的孩子通常体型消瘦或偏胖，身体容易疲倦，全身乏力。另外，还伴有面色苍白，说话声音低，稍微活动则出汗、心悸，舌淡苔白，脉虚弱等身体特征。

气虚的孩子想要康复的关键就在于补气。肾为气之根，脾为气之源，所以补气重在补脾益肾。可从以下几方面入手：

1. 饮食调养

气虚的孩子在饮食上宜吃补气健脾的食物，例如山药、胡萝卜、香菇、鸡肉等。

2. 精神调摄

气虚的孩子情绪常处于低落状态。精神调摄可以让其精神变得振奋起来，变得乐观、豁达、愉快。

3. 运动健身

气虚的孩子不宜进行大运动量的体育锻炼，可在父母的帮助下多做内养功、强壮功。方法如下：

（1）摩腰：将腰带松开，双手相搓，以略觉发热为度。将双手置于腰间，上下搓摩腰部，直至感觉发热为止。

（2）“吹”字功：直立，双脚并拢，两手交叉上举过头，然后弯腰，双手触地，继而下蹲，双手抱膝，心中默念“吹”字，连续做10余次。

（3）荡腿：端坐，两脚自然下垂。先慢慢左右转动身体3次，然后两脚悬空前后摆动10余次。

4. 环境调摄

气虚的孩了适应寒暑变化的能力较差，寒冷季节常感手脚不温，易感冒。因此，冬季要避寒就温。

孩子气血不足，小心邪气乘虚而入

中医上认为气血掌管着人体的生杀大权，气血充足的人的抗病能力强，一般很少生病。反之，如果一个人气血不足，那么首先影响到的就是五脏。气血就像五脏的“粮食”一样，气血不足就会使五脏闹饥荒，五脏不肯正常工作，各种疾病就会乘虚而入。

假如心脏没“吃饱”，就会心慌、气短、胸闷，特别想休息，然后出现间歇，心跳得越来越慢，开始痛。这些症状其实是在提醒你，它饿了、累了，需要血来补充。在这里需要特别注意的是，此时并非血液的流动受阻，而是要从增加血液的总量上入手。

肝脏“吃不饱”，它的工作量就会减少，以前吃一斤肉，它都能转化成人体所需要的能量，而在吃不饱的情况下，一斤肉它只能转化七两，余下的三两以脂肪的形式弃置在肝脏里，形成脂肪肝，或者堆积在血管里形成高血脂。

如果肾脏没吃饱，就不能保质保量地完成人体排毒工作，身体内的各种毒素就不能及时排出体外，从而引发尿酸、尿素过高。

如果胰脏“吃饱”了，就能奉献给人体充足的胰岛素。胰脏“吃不饱”，糖不能被正常代谢，多余的糖留在血管里，造成血糖升高。

大脑“没吃饱”，轻者头晕、记忆力下降，重者因远端末梢的血管得不到充足的血液而干瘪、闭塞，继而出现脑缺血、脑梗死，时间长了，脑子开始变“瘦”，脑萎缩、老年痴呆症就是这样发生的。

因此，父母平时要注意孩子的饮食，做到营养丰富均衡。这样才能保证孩子体内血的质量和浓度。

七招了解孩子气血是否充足

孩子的气血水平处在哪个状态，关系到他们的身体健康状况，所以父母要了解孩子的气血水平，及时调整，以保证身体健康。那么父母如何才能知道孩子气血水平的高低呢?

(1)看指甲上的半月形。正常情况下，半月形应该是除了小指都有。大拇指上的半月形应占指甲面积的1/5~1/4，食指、中指、无名指的应不超过1/5。如果孩子手指上没有半月形或只有大拇指上有半月形，说明他体内寒气重、循环功能差、气血不足，以致血液到不了手指的末梢。

(2)看眼神。气血充足的孩子眼睛明亮、有神，眼神专注；眼睛不明亮、目光散乱的孩子则说明气血不足。

(3)看皮肤。孩子的皮肤白里透红，有光泽和弹性，这代表气血充足。反之，皮肤粗糙、无光泽、暗淡、发白、发青、发红都代表孩子身体状况不佳，气血不足。

(4)摸手温。如果孩子的手一年四季都是温暖的，代表他的气血充足。如果手心偏热、出汗或者冰冷，这些都是气血不足的表现。

(5)看手指的指腹。如果孩子的手指指腹扁平或指尖细细的，代表气血不足；而手指指腹饱满，肉多有弹性，则说明气血充足。

(6)看头发。孩子的头发乌黑、浓密、柔顺，代表气血充足，头发干枯、发黄、开叉都是气血不足的表现。

(7)看睡眠。如果孩子入睡快、睡眠沉，呼吸均匀，一觉睡到自然醒，表示气血很足；而入睡困难，易惊易醒，夜尿多，呼吸沉重或打呼噜，则表示气血不足。

父母应该知道的补血良方

补血的方法有很多，父母应该结合孩子的喜好、身体的特点，选择其中的一两种，长期坚持下去，这样才能确保孩子血气充足，身体健康。

1. 食疗补血法

补血理气的首选之食就是阿胶，因为阿胶能从根本上解决气血不足的问题，同时改善血红细胞的新陈代谢，加强真皮细胞的保水功能。针对贫血的孩子，父母可以将阿胶捣碎，然后和糯米一起熬成粥，晨起或晚睡前食用，也可以将阿胶同鸡蛋一起煮成蛋花汤服用。

生姜红糖水也是补气血的不错选择，食用时把姜削成薄片，放在杯子里，加上几勺红糖，然后加开水冲泡后，放在微波炉里热得滚烫后再喝，这样最有效。需要注意的是喝生姜红糖水最好不要选择晚上，因为民间有“晚上吃姜赛砒霜”的说法，生姜能调动人体内的阳气，让人处于亢奋状态以致影响睡眠，危害健康。

2. 穴位补血法

补气血也可以用穴位按摩法，最重要的补血穴位是血海和三阴交。

血海穴属足太阴脾经，屈膝时位于大腿内侧，用掌心盖住自己的膝盖骨（右掌按左膝，左掌按右膝），五指朝上，手掌自然张开，大拇指下面便是此穴，经常按摩血海穴可以起到活血化瘀、补血养血的功效。

每天上午 9~11 点刺激血海穴最好，因为这段时间是脾经经气的旺时，人体阳气处于上升趋势，所以直接按揉就可以了。每侧按揉 3 分钟，力量不要太大，以“轻柔”为原则，当感到穴位处有酸胀感即可。

三阴交穴具有健脾补血、舒肝补肾的功效。它位于内踝尖直上 3 寸（约一手掌宽或约 10 厘米左右），胫骨后缘。左右脚各一穴，属太阴脾经，与厥阴肝经、少阴肾经交会，所以被称为三阴交。父母可以在每天睡觉前坚持为孩子按揉三阴交 5~10 分钟，以皮肤潮红为度。

父母千万不要陷入补气血的误区

对于孩子来说，补气血固然重要，但由于人和人的体质不同，气血水平不同，补气血的方法自然也就不能一样。在生活中，我们一不小心就会陷入到补气血的误区中。

1. 运动能增加气血能量

运动可以打通经络，强化心脏功能，提高清除体内垃圾的能力，但是不会增加人体的气血能量。运动对健康的影响，主要是加快血液循环的速度，可以使一些闭塞的经络畅通，特别是对于心包经的打通有很好的效果。心包经的通畅，可以强化心脏的能力，提升我们身体的免疫功能，也会加快身体的新陈代谢，加快身体排除体内废物的能力。

如果只是单纯地进行运动，完全不改善生活习惯，增加或者调整睡眠的时间，那么运动只是无谓地消耗血气能量而已。

2. 寒凉的食物不能吃

并不是所有的寒凉食物进入肚子里都会对身体产生负面影响，只要与我们孩子的体质、吃的季节相适宜，能起到中和、平衡的作用，就可以吃。比如夏天，孩子的身体大量出汗，就应该适量吃些大寒的西瓜，因为它能除燥热，又能补充身体内因出汗过多而丢失的水分、糖分，这时的西瓜对身体来讲就能起到协调、补血的作用，而天冷时吃西瓜就容易导致血亏。

另外，寒、热食物要搭配着吃，比如吃大寒的螃蟹时，一定要配上温热性质的生姜，用姜去中和蟹的寒凉，这样就不会对孩子的身体有任何的伤害，还有利于蟹肉的消化、吸收。

3. 黑色食物一定能补血

在我们的印象里，一向认为黑色食物能补血，如黑芝麻、黑豆、黑米、黑木耳、海带、紫菜、乌鸡等。其实并不尽然，温热是补、寒凉是泻。黑米、乌鸡性温，补血、补肾效果明显；黑芝麻，性平，补肾、补肝、润肠、养发；黑豆，性平，补肾、活血、解毒；黑木耳性凉，海带、紫菜性寒，夏天可以经常吃，冬天尽量不要吃。

所以，任何食物补还是不补，一定要看食物的属性，而不是根据颜色来决定。

第 5 章

五脏和谐，孩子健康无忧

第1节

保护好孩子身体的“君主”——心脏

心为“君主之官”，君安才能体健

《黄帝内经》把人体的五脏六腑命名为十二官，其中心脏为君主之官，它是这样描述心脏的：“心者，君主之官。神明出焉。故主明则下安，主不明，则十二官危。”君主，是古代国家元首的称谓，有统率、高于一切的意思，是一个国家的最高统治者，是全体国民的主宰者。把心称为君主，就是肯定了心在五脏六腑中的重要性，心是脏腑中最重要的器官。

那么，孩子应该如何来养心呢？具体来说，当注意以下几点：

1. 饮食要合理

平时的饮食宜清淡、少盐、少糖，多摄入一些蛋白质，少吃脂肪类的食物，我们一天摄入的胆固醇含量不要太多，爱吃鸡蛋的吃一个就足够了，切不可多吃。另外，平时多吃些粗制的食物，对心脏也是有好处的，特别是心脏不好的孩子，尽量给他吃些胚芽没有被加工掉的粮食，如全麦、燕麦、糙米等，这些食物都是心脏的“守护神”。

2. 坚持午睡

午时为心经当令的时间，此时孩子最好的养心方法就是午睡。不过午睡也有讲究：一般午饭后最好先让孩子轻微活动15分钟再入睡；同时，不能让孩子午睡时间过长，大约半个小时左右就可以了；另外，午睡时以平躺姿势为好。

3. 及时补水

在中医理论中“心主血”，而血的主要成分即为水，水不足则心脏必然受损。因此，每天一定要给孩子补充足够的水，而且要多喝凉白开水，不能用饮料代替饮水，因为饮料中含有糖分，含糖越多，渗透压也越高，越不容易为细胞吸收，容易引起体内缺水，这也是饮料不如水解渴的原因。

4. **夏季养心不贪凉**

《黄帝内经》中说："此夏气之应，养长之道也。逆之则伤心，秋为痎疟，冬至重病。"可见夏季养心至关重要。而在夏季养心，尤其要注意别贪凉。因为夏季天气炎热，出汗较多，毛孔处于开放的状态，这时机体最易受外邪侵袭，如果只顾眼前舒服，过于避热趋凉，如吃冷饮、穿露脐装、露天乘凉过夜、用凉水洗脚，这些都易导致中气内虚，暑热和风寒等外邪乘虚而入。

5. **适度运动**

运动不仅可以通过降血脂、降血压等方式降低患心脏病的危险，还可直接改善血管功能，所以孩子每天应保证30分钟的运动，在空闲的时候也可以到郊外去呼吸新鲜空气，伸展一下筋骨，这对心脏非常有益。但是不宜让孩子过早进行肌肉负重锻炼，否则会使心壁肌肉过早增厚，不利于心肺功能的正常发育。

用透明的食物来补养孩子的心脏

透明的食物是补养心脏的佳品。

最常见的透明食物是夏天吃的凉粉，现吃现拌，味道不错。凉粉的品种很多，比如绿豆凉粉、蚕豆凉粉、地瓜凉粉等，即可凉拌，又可清炒，是夏日养心不可缺少的美味佳肴。

藕粉和何首乌粉也是不错的补心食物，可取适量的藕粉放在碗里，加少许水调和，然后用开水冲开即可。藕粉可以作为日常的调养制品，既便宜又方便。

另外，还可以用藕粉做成各种食物，比如甜点，也算得上餐桌上的一道风景。透明的食品还有西米，父母可经常为孩子煮食。

荷叶不仅祛火，还是养心佳品

中医认为，荷叶味苦，性平，归肝、脾、胃经，有清热解暑、生发清阳、凉血止血的功用，鲜品、干品均可入药，常用于治疗暑热烦渴、暑湿泄泻、脾虚泄泻以及血热引起的各种出血症，更是养心佳品。

父母用荷叶入馔可制作出时令佳肴，如取鲜嫩碧绿的荷叶，用开水略烫后，用来包鸡、包肉，蒸给孩子食用，清香可口可增强孩子的食欲。

夏天的时候，父母也可以用荷叶来给孩子制作夏季解暑饮料，比如荷叶粥，取新鲜荷叶一张，洗净煎汤，再用荷叶汤与大米或绿豆共同煮成稀粥，可加少许冰糖，碧绿馨香、清爽可口，可助孩子解暑生津。荷叶粥不但可解孩子暑热，对头昏脑涨、胸闷烦渴、小便短赤等症也有治疗效果。

如果你的孩子偏肥胖的话，你还可以用荷叶帮他减肥，方法是除了经常给他喝点荷叶粥外，还可以每日单用荷叶 9 克或鲜荷叶 30 克左右，再稍稍放点山楂、决明子泡水同饮，会起到很好的减肥、降脂、降压效果。

另外，炎热的夏季孩子很容易生痱子，这时，父母可以取荷叶适量，洗净，加水煮半小时，冷却后用来给孩子洗澡，不仅可以防止孩子起痱子，还能滋润孩子的皮肤。

育儿小贴士

荷花除了具备观赏价值外，还有不少药用效果，可谓全身是宝。下面我们就为大家简单介绍一下：

1. 莲子有补脾益肾、养心安神的作用，可煮粥食用。

2. 藕具有清热生津、凉血散瘀的作用。

3. 藕粉是幼儿的滋补食品，开胃健脾，容易消化。

4. 藕节具有止血消瘀的作用，可取鲜品 30~60 克，捣烂后用温开水给孩子送服。

5. 莲蓬具有化瘀止血的作用，可用于治疗尿血等出血症，取5~9克，煎服。

6. 莲须具有固肾涩精的作用，可用于治疗尿频等，取 3~5 克代茶饮或煎服。

孩子烦躁，苦瓜是味去心火良药

心为君主之官，所以心火也叫君火，这一点朱丹溪在“相火论中”也有提到：“火有君、相之分。”

心对于人体，如同君主在国中处于主宰地位，心火也是如此，统领着其他各脏器的“火”。如果心火保持在正常的范围内，那么脏腑就会顺安，人体阴阳平衡，身体健康。而如果孩子心火过旺，那么相火也就不再听从指挥，便会妄动，使得孩子的精气易耗易损，疾病也就接踵而至，所以父母要帮助孩子去心火。

苦瓜营养丰富，具有除邪热，解劳乏，清心明目的功效，经常食用可以去心火，增强孩子的免疫力。《随息居饮食谱》载：“苦瓜青则苦寒，涤热、明目、清心。可酱可腌，鲜时烧肉先瀹去苦味，虽盛夏肉汁能凝，中寒者勿食。熟则色赤，味甘性平，养血滋甘，润脾补肾。”

苦瓜可烹调成多种风味菜肴，可以切丝，切片，切块，做佐料或单独入肴，一经炒、炖、蒸、煮，就成了风味各异的佳肴。如把苦瓜横切成圈，酿以肉糜，用蒜头、豆豉同煮，鲜脆清香。我国各地的苦瓜名菜不少，如青椒炒苦瓜、酱烧苦瓜、干煸苦瓜、苦瓜烧肉、泡酸苦瓜、苦瓜炖牛肉、苦瓜炖黄鱼等，都色美味鲜，有生津醒脑、祛除心火的作用。

另外，心主神志，心火过旺，孩子就会变现出烦躁不安、易怒等症状。所以元代名医朱丹溪说“盖相火藏于肝肾阴分，君火不妄动，相火唯禀命守位而已，焉有燔灼之虐焰，飞走之狂势也哉”，要防止相火妄动就要“正心、收心、养心”，保持精神安静内守。

第2节

孩子的健康全靠肝胆相照

中医如何解释“肝胆相照”

“肝胆相照”这一成语，比喻以真心相见。其实这在中医里也很有讲究，《黄帝内经》中说：“肝者，将军之官，谋虑出焉。胆者，中正之官，决断出焉。”足厥阴肝经在里，负责谋虑；足少阳胆经在表，负责决断。只有肝经和胆经相表里，肝胆相照，一个人的健康才有保证。打个比方，一个民族要想兴旺发达，也需要“肝”（谋略之才）和“胆”（决断之才）相表里，肝胆相照。历史上“房谋杜断”的故事就证明了这一点，房玄龄好比是大唐的肝，他善谋略，精于管理日常政务；杜如晦好比是大唐的胆，他临危有方，善于决断。正是房、杜二人的肝胆相照，才成就了“贞观之治”。

虽然负责谋略和决断的是心，但心是“君主之官”，负责全局，具体的工作则交给肝和胆。肝和胆的谋虑和决断又不同于心。中医的心包括心和脑，心和脑的谋虑和决断主要在思维和意识之中，它是理性的；而肝与胆的谋虑和决断主要在潜意识中，它是感性的，是本能的。一个人胆小就是胆小，你很难让他通过理性思考变得胆大起来。但如果你让他的肝和胆发生一点变化，他的胆子就会本能地大起来。

常言道“酒壮人胆”，酒精进入人体之后，首先影响的是肝，肝与胆相表里，肝又影响到胆，肝与胆发生了变化，人的谋虑和决断自然会发生变化。

改变肝胆会影响人的谋虑和决断；反之，人的谋虑和决断也会对肝和胆造成影响。一个人长期谋虑不决，就会使肝胆受损，这也成为某些疾病的诱因。

日常生活中，按摩日月穴和风池穴对疏肝利胆很有好处。日月穴在乳头之下，人的第七根肋骨间隙，它是胆经上的募穴，足少阳经、足太阴经在这里交会，按摩它可起到疏肝利胆的功效。风池穴在颈部耳后发际下凹窝内，它是足少阳经与阳维脉的交会穴，按摩它可以疏风清热、明目开窍。

肝为将军之官，总领孩子的健康全局

肝脏相当于一个国家的将军，将军主管军队，是力量的象征。清代医学家周学海在《读医随笔》中说：医者善于调肝，乃善治百病。由此，父母可以看出肝对孩子健康具有总领全局的重要意义。

肝脏的生理特征和功能归纳起来主要有以下三方面：

1. 肝主疏泄

疏泄，即传输、疏通、发泄。肝脏属木，主生发，它把人体内部的气机生发、疏泄出来，使气息畅通无阻。气机如果得不到疏泄，就是“气闭”，气闭就会引起很多的病理变化，譬如出现水肿、瘀血、女子闭经等。肝则可以起到疏泄气机的功能。如果肝气郁结，就要疏肝理气。此外，肝还有疏泄情志的功能。人都有七情六欲，也就是喜、怒、哀、乐这些情绪，这些情志的抒发也靠肝脏。肝还疏泄“水谷精微”，就是孩子吃进去的食物变成营养物质，肝把它们传输到全身。

2. 肝藏血

肝脏有贮藏、调节全身血量的作用。当人体活动的时候，机体的血流量增加，肝脏就排出贮藏的血液，以供机体活动的需要；当人体在休息和睡眠时，机体需要血液量减少，多余的血液则贮藏于肝脏。故《黄帝内经》有“人卧血归肝”之说。肝藏血还表现在调整月经方面，血液除了供应机体的营养需要外，其余部分，在女孩子则下注血海成为月经，因此女孩子月经正常与否，与肝藏血、司血海的功能密切相关，肝有血海之称，妇科有女子以肝为先天之说。若肝血不足，血液不溶筋则肢体麻木；血虚生风则头摇震颤；若藏血障碍，还可出现衄血、呕血、月经量过多等症。

3. 肝主筋膜

筋膜，就是人体上的韧带、肌腱、筋膜和关节。筋性坚韧刚劲，对骨节肌肉等运动器官有约束和保护作用。筋膜正常的屈伸运动，需要肝血的濡养。肝血充足则筋力劲强，使肢体的筋和筋膜得到充分的濡养，肢体关节才能运动灵活，强健有力；肝血虚衰亏损，不能供给筋和筋膜以充足的营养，那么筋的活动能力就会减退，筋力疲惫，屈伸困难。肝体阴而用阳，所以筋的功能与肝阴肝血的关系尤为密切。许多筋的病变都与肝的功能有关。如肝血不足，血不养筋，或者热邪炽盛烧伤了肝的阴血，就会引起肝风内动，发生肢体麻木、屈伸不利、筋脉拘急，严重者会出现四肢抽搐、牙关紧闭、手足震颤、角弓反张等症状。

正是由于肝脏具有如此重要的作用，因此一旦出现问题，便会严重影响孩子其他器官的健康。中医认为，人体的许多常见疾病都与肝脏的功能失常有关：

（1）“肝开窍于目”。肝的精气充足，眼睛明亮，黑白清晰，炯炯有神。如果肝火上延，可见双目肿赤；肝虚，则双目干涩、视物不清，重则患青光眼、白内障、视网膜脱落等症。

（2）“肝主筋，其华在爪”。肝的精气充足，方能养筋，筋壮，肢体灵活自如，指甲丰满、光洁、透明，呈粉色；肝虚，筋气不舒，活动迟钝，指甲脆弱，凹陷，不透明，缺少血色。

（3）“肝气条达，心平气和”。肝气条达顺畅，人的精力旺盛，心平气和，与人交往亲和友善。如果肝瘀气滞，则易生怒火，目光凶灼，脸呈绛色，体内臭气鼓胀，不愿听人讲话。

（4）“肝阴足，血气旺”。肝阴，包括血液和全身筋与肌肉运动时所需要的润滑液。肝阴足，身体轻松，内心自信，不温不火；肝阴虚，则会头晕眼花，迎风流泪，腰膝酸软，筋张弛不利，失眠多梦，惊恐不安，烦躁、爱哭，在女性则会表现为过早闭经或经血不止。

总之，肝脏统领健康全局，孩子的肝脏出了问题其他器官就会跟着“倒霉”，所以父母必须要加强对孩子肝脏的护养。

养肝最忌发怒，要让孩子保持情绪稳定

快乐可以增加肝血流量，活化肝细胞。而怒气不仅伤肝，也是古代养生家最忌讳的一种情绪：“怒气一发，则气逆而不顺。”肝为“将军之官”，而将军动怒肯定不是什么好事，因此，在平时应尽量保持稳定的情绪。

动不动就想发脾气的人，在中医里被归类为“肝火上炎”，意指肝管辖范围的自律神经出了问题。在治疗上，一般会用龙胆泻肝汤来平肝熄火。透过发泄和转移，也可使怒气消除，保持精神愉快。新的科学研究显示，光是想到一些

好玩的、有趣的事，这样的念头，也会促使脑内分泌更多使身心愉悦的化学物质。

肝疏泄气机、疏泄情志。如果一个人经常发怒，肯定会影响到肝。当肝气郁结时，人就容易感觉郁闷，忧郁症就会接踵而至。因此应该注意保持情绪稳定，遇事不要太激动，尤其不能动怒，否则对肝脏损伤会很大。

另外，如果肝气过旺的话，容易诱发高血压病。所以，高血压病患者一定要注意保养肝气，保持情绪稳定，保持一种平和的心态。心脑血管疾病患者，平时应注重保养肝气，如果好激动，爱发火，就很容易诱发脑卒中、脑梗死。如果情绪不稳定又有肝气虚的情况，就会引起虚脱。

因此，保持情绪的稳定是养肝的重中之重。

孩子过度疲劳会给肝脏带来损伤

你的孩子是否在平时经常熬夜做作业，过度娱乐，然后再利用周末进行补觉，却感觉自己怎么都睡不够，如果你的回答是肯定的，那么身为父母的你就要小心了，因为这很可能是孩子的肝脏在向其发出“过劳”的抗议信号。

疲劳其实是我们身体发出的正常警讯，适度的疲劳是在提醒我们晚上应该舒舒服服地躺到床上，好好睡一觉以储备明天的能量。至于较长期的疲劳感，甚至睡很久还是觉得全身乏力，就有可能是肝脏受到了损伤。

中医认为，丑时（夜里1~3点）是肝脏进行修复的时间段，这个时间段孩子如果不休息，就会导致肝血流量的减少，直接影响肝脏的营养以及氧气的供给，导致人体的免疫力下降，而且一些原来已经受损的肝细胞也会难于修复并加剧恶化，威胁孩子的生命。这就要求父母从孩子的日常作息以及生活态度着手，避免孩子因过度疲劳而带来伤害。

（1）睡眠一定要充足，每天至少保证8小时的睡眠。

（2）调整学习心态，不要过度追求完美，量力而行地制订学习计划。

（3）积极进行体育锻炼，学会释放压力，培养多种兴趣爱好。

（4）保持良好的人际关系，多与朋友、家人交流、沟通。

（5）适时补充一些有益于肝脏健康的食物。

孩子患胆病多是不良习惯引起的

胆病主要是指胆囊炎和胆结石，致病的原因大多是不良的生活习惯。例如，孩子经常不吃早餐，会使胆汁中胆酸含量减少，胆汁浓缩，胆囊中形成结石。

另外，晚饭后孩子常躺着看电视，饭后立即睡觉，晚餐摄入高脂肪等，也会使孩子胃内食物消化和排空缓慢，食物的不断刺激又引起胆汁大量分泌，这时由于孩子处于仰卧或半仰卧，便会发生胆汁引流不畅，在胆管内淤积，导致形成结石。如果孩子经常吃甜食，过量的糖分会刺激胰岛素的分泌，使糖原和脂肪合成增加，同时胆固醇合成与积累也增加，造成胆汁内胆固醇增加，易导致胆结石。

因此，日常饮食应限制高胆固醇食物，多吃植物纤维类、富含维生素的食物；饮食以温热为宜，以利胆管平滑肌松弛，胆汁排泄；少量多次喝水可加快血液循环，促进胆汁排出，预防胆汁瘀滞，利于消炎排石。

所以，父母在生活习惯上须严格要求孩子，不要让孩子随心所欲，起居要有常，饮食要科学合理，睡眠要充足。

第3节

脾胃乃“后天之本”，孩子成长全靠它

孩子身体好不好，80%取决于脾胃

每个家长都希望自己的孩子长得又聪明又健康，但这80%取决于孩子的后天之本——脾胃。脾胃好了，孩子身体就壮。反之则爱生病，不是虚胖就是瘦瘦小小的。中医认为“脾主肌肉”，如果把脾比作树干，那肌肉就是枝叶。树干粗壮，枝叶自然茂盛；树干瘦小，枝叶当然稀疏枯黄。

中医认为，我们的脾胃互为表里，是消化系统的主要器官。它们的主要作用就是运化水谷，也就是消化食物并吸收其所含的养分供身体利用。如果脾胃功能正常，水谷精微物质就会吸收得充分，孩子的气血就会旺盛，身体也会健康。如果脾胃功能减退，吸收不充分，孩子就会出现面黄肌瘦、体倦神委等症状，影响孩子的身体健康。所以，脾胃虚弱的孩子在日常生活中一定要注意脾胃的调理。

合理膳食是调理脾胃的重中之重，孩子每天的饮食要有规律，三餐定时、

定量，不暴饮暴食。而且荤素要搭配合理，平时多吃水果和蔬菜，以满足身体的需要和保证排便的通畅，少吃刺激性、难以消化、生冷的食物。

适当的体育锻炼能增强我们的肠胃功能，使胃肠蠕动加强，消化液分泌增加，促进食物的消化和营养成分的吸收，并能改善胃肠道本身的血液循环，促进其新陈代谢，延缓消化系统的老化，所以孩子在平时应适量地进行体育锻炼。

另外，按摩相关穴位也可以调理孩子的脾胃，主要穴位有两个，即足三里和中脘。足三里位于两小腿外侧，膝眼下三横指胫骨外，是全身性强壮穴。父母每天适当给孩子按摩足三里穴，可使孩子的消化系统功能旺盛，消化吸收率增加，使面黄肌瘦状况得到好转。中脘位于脐上四寸，属于任脉穴，经常按摩能行气活血，清热化滞，健脾和胃，对于孩子食积疳积、腹痛胀满、便秘泄泻等症状有较好的作用。父母也可以站在孩子的右侧，让他俯卧，用双手捏起孩子脊柱两旁的皮肤，从尾骶部逐渐向上移动，直捏到颈部，反复十多回，每天2次，这有健脾助消化的作用，可以改善孩子的食欲，减少感冒，增强体质。

脾为“后天之本”，茯苓健脾最可靠

脾在人体中的地位非常重要。中医认为“肾是先天之本，脾为后天之本”，怎么理解这个“后天之本”呢？我们不妨想一想土地。虽然现在人们的生活水平提高了，有汽车、电脑、高楼等，但这些不是人类生存所必需的，没有这些人类照样生活了几千年，那么什么才是人类不可或缺的呢？那就是土地，离开了土地，人类将面临毁灭。在中医理论中，脾属土，它就是人的后天之本，是人体存活下去的根本。那么，作为父母，具体应该怎样为孩子护好这“后天之本”呢？

1. 适当吃点益脾安神的茯苓

茯苓是菌科植物，生长在赤松或马尾松的根上，可食也可入药。《本草纲目》记载，茯苓性平、味甘淡，功能是益脾安神、利水渗湿，主治脾虚泄泻、心悸失眠、水肿等症。用茯苓做成的食物美味又健脾，下面为大家介绍两款：

（1）茯苓栗子粥

材料：茯苓15克，栗子25克，大枣10个，粳米100克。

做法：加水先煮栗子、大枣、粳米；茯苓研末，待米半熟时徐徐加入，搅匀，煮至栗子熟透，可加糖调味食。

（2）茯苓麦冬粥

材料：茯苓、麦冬各15克，粟米100克。

做法：粟米加水煮粥，二药水煎取浓汁，待米半熟时加入，一同煮熟食。

2. 长夏养脾最关键

中医认为“脾主长夏”，夏季炎热又多雨，湿为阴邪，好伤人阳气，尤其是脾阳，由于脾脏喜燥而恶湿，一旦受损，则导致脾气不能正常运化，而使气机不畅，表现为消化吸收功能低下，症状表现可见脘腹胀满、食欲不振、口淡无味、胸闷想吐、大便稀溏，甚至水肿。因此，在长夏一定要注意孩子的饮食、起居的应时应季变化，以预防疾病发生。在日常生活中，除食用冬瓜、绿豆芽、小白菜、苦瓜之类清热食物外，还要吃些薏苡仁、芡实、赤小豆，常喝稀饭、淡茶、菜汤、豆浆、果汁等。经过炎夏的消耗，入秋后人体消化功能逐渐下降，肠道抗病能力也减弱，稍有不慎，就可能发生腹泻，所以大鱼大肉等易生火的食物尽量少吃，吃海鲜和烧烤时，也要注意新鲜。

3. 思伤脾，及时发现孩子的心事

中医有“思虑伤脾”之说，思虑过多就会影响脾的运化功能，导致脾胃呆滞、运化失常、消化吸收功能障碍，而出现食欲不振、脘腹胀闷、头目眩晕等症状。因此，父母一定要及时发现孩子的心事，积极为他排除烦恼。

育儿小贴士

山药是一种具有高营养价值的健康食品，外国人称其为“中国人参”。山药口味甘甜，性质滋润平和，归脾、肺、肾经。中医认为它能补益脾胃、生津益肺、补肾固精。对于平素脾胃虚弱、肺脾不足或脾肾两虚的体质虚弱者，以及病后脾虚泄泻、虚劳咳嗽、遗精、带下、小便频数等非常适宜。但是，山药也不能多吃，吃多了会引起胃胀，反而不利于孩子的健康。

孩子消化不良怎么办——小儿伤食的家庭速调良方

消化不良是幼儿常见病之一，主要是由于胃肠道消化酶分泌不足，或蠕动功能失常，而发生的消化功能紊乱或障碍，更多的时候是因为孩子脾胃虚，所以才伤食。消化不良的幼儿常表现为食欲不振，身体瘦弱，体重减轻，甚至反复出现腹泻。引起消化不良的直接原因，大多是饮食不节制，暴饮暴食，以致损伤脾胃，导致消化、吸收功能失常。所以要给幼儿定时、定量进食，不能采取“填鸭”式的喂哺方法，“宁可稍带几分饥，也不宜过分饱”，才可以保证脾胃消化食物和吸收营养的时间。消化不良的幼儿，宜多吃易消化的小米稀粥、藕粉、米汤等，忌食油腻、辛辣、坚硬食物。以下为各位家长提供几则防治孩子消化不良的食谱，以供参考。

1. 胡萝卜汤

材料：胡萝卜100克，红糖适量。

做法：将胡萝卜洗净，切成小块。锅置火上，放入适量清水，下入胡萝卜块，煮至熟烂，加入红糖，煮沸后，即可食用。

功效：健脾消食，下气和中。本膳用胡萝卜，富含维生素，尤其胡萝卜素A的含量特别多，还有较多的维生素B_2、叶酸等，被称为“平民人参”。其味甘、性平，有健脾化滞、润燥明目等功效，可治小儿脾胃虚弱所致的消化不良。

2. 粟米山药粥

材料：粟米50克，怀山药25克，白糖适量。

做法：将粟米淘洗干净；山药去皮，洗净，切成小块。锅置火上，放入适量清水，下入粟米、山药块，用文火煮至粥烂熟，放入白糖调味，煮沸即成。

功效：补脾益气，安神滋阴。本膳用粟米，有补益脾胃、清热安神之功；山药健脾胃，补气阴，利尿益肾。经常食用能防治小儿消化不良。

3. 小米香菇粥

材料：小米50克，香菇50克，鸡内金5克。

做法：小米淘洗干净；香菇，择洗干净，切成小块或碎末；鸡内金洗净。锅置火上，放入适量清水，下入小米、鸡内金，用文火煮成粥，取其汤液，再与香菇同煮至熟烂，分次饮用。

功效：健脾和胃，消食化积。本膳用小米健脾胃；鸡内金能助消化；香菇有健脾胃、助食作用。此粥大益胃气，开胃助食，常食可防治小儿消化不良。

4. 山楂饼

材料：鲜山楂300克，怀山药300克，白糖适量。

做法：将山楂去皮、核，洗净；山药去皮洗净，切成块。将山楂、山药块放入碗内，加适量白糖调匀后，上笼蒸熟，压制成小饼，即可食用。

功效：健脾导滞，和胃助食。本膳用山楂含大量维生素C和酸性物质，可促进胃液分泌，增加胃中酶类，从而助消化。山药健脾益气。

5. 两米粥

材料：小米50克，大米25克。

做法：将小米、大米分别淘洗干净。锅置火上，放入适量清水，下入大米、小米，先用旺火烧沸，后改文火煮至粥熟烂即成，分次饮用。

功效：健脾和胃，滋阴生津。本膳用大米含人体所必需的淀粉、蛋白质、脂肪、维生素等物质，其味甘、性平，有健脾胃、补中气、养阴生津等作用。小米含蛋白质及脂肪量较多，有健脾和胃、益肾等作用。二米成粥，常食之可防治小儿消化不良。

孩子胃口好也要节食

现实生活中，我们经常看到很多年轻的父母为孩子不爱吃饭、厌食担心，而很少有父母因为孩子胃口好而烦心的。然而，当孩子在一段时间内显得食欲特别旺盛，常常出现饥饿感时，父母要在满足孩子对食物基本需求的同时，注意饮食的均衡，并节制饮食，否则孩子的健康也会因此而出问题。

首先，教育孩子一日三餐按时吃饭，尽量吃好、吃饱，以满足机体的需要。

其次，如果孩子常有饥饿感，可在孩子上学或外出期间让他适当带点零食，如饼干、点心，以预防诱发低血糖而有损孩子的身心健康。

再次，要特别关注孩子的食量，不可放任自流。一般情况下，允许孩子在早餐和午餐时适当多吃一些，但晚餐不可让孩子吃得过多，以防止因晚餐吃得过多影响睡眠和消化功能。

最后，任何时候都要避免暴饮暴食，特别是在好吃的食物面前，孩子往往难以自制，常常吃得过多、过饱，形成过度饮食。医学专家指出，过度饮食的后果是扰乱孩子的胃肠道功能，使得孩子食欲减退，出现恶心、呕吐、腹胀、腹泻等消化不良症状，由一个极端走向另一个极端，对孩子的健康影响极大。

孩子食欲转佳虽是一件好事，但家长不能只顾高兴而忘了对孩子饮食的适当节制。孩子的食欲愈是旺盛，愈要加以节制，避免暴饮暴食，这样才能更好地维护孩子的身心健康。

孩子营养不良源自脾胃不适

如果孩子脾胃虚损、运化失宜，而致气液耗损、脏腑失养，就会导致营养不良。营养不良也是幼儿常见病。此病早期可见纳食不佳，厌食，腹胀嗳腐，大便腥臭；严重者见头发稀疏，面黄肌瘦，精神萎靡，腹大肢瘦，青筋暴露，食欲减退，或嗜食异物等。中医称之为“疳积”，大多是因小儿断奶后，饮食失调、喂养不当、脾胃损伤，或虫积及某些慢性病所致。

营养不良，可因摄食不足，或因食物营养不能充分吸收，能量代谢不正常，而出现体重不增（或减少），生长发育停滞，脂肪减少，肌肉萎缩等慢性营养缺乏症，其多发生于3岁以内的婴幼儿。久则身高低于正常儿童，皮下脂肪逐渐减少，消瘦明显，皮肤失去弹性，松弛而干燥，严重者会发生运动机能和智力发育障碍。中医治疗本病有较好的疗效。

“佝偻病”就是幼儿常见的营养缺乏症，俗称“软骨症”，它是由于饮食中缺乏维生素D和钙所致，现代医学称之为“维生素D缺乏性佝偻病”。由于维生素D不足，引起全身钙、磷代谢失常，继而导致骨骼病变，发病早期为烦躁不安、夜惊、多汗，随后是体质发育障碍，可见方颅，前囟门大，出牙晚，鸡胸，脊柱弯曲，下肢变异，腕部及踝部呈圆钝肥厚的手镯形、脚镯形等。

防治本病必须从饮食上加以调理。首先，强调母乳喂养，因为母乳中营养比较全面，但要注意让乳母摄取充足的维生素A和维生素D，还可从婴儿出生后1~2周开始，每日给服维生素D，最好达到500~1000国际单位，连续服用至2~3岁。其次，及时给婴幼儿添加富含维生素D和钙的辅助食品，如蛋黄、肝泥、鱼肝油制剂、虾皮、菜末、果汁、米汤等。1岁以上的幼儿，应全面提高饮食质量，每天固定摄食牛奶、鸡蛋、豆腐、绿叶蔬菜、食糖以及主食。最后，要让小儿每天多晒太阳，因为阳光可增加维生素D和协助体内钙、磷吸收。

为了预防营养不良的发生，父母要少给孩子吃豆类、花生、玉米等坚硬难以消化的食物，忌食煎、炸、熏、烤和肥腻、过甜的食物，还要少用芝麻、芝麻油、葱、姜和各种香气浓郁的调味料。宜让孩子多吃米粥、牛奶、鸡肉、鸭肉、鸡肝、山楂、鳗鱼、鹌鹑、银鱼之类的食物，饮食要软、烂、细，以利消化吸收。下面为大家推荐几道食谱。

1. 虾皮蛋羹

材料：虾皮20克，鸡蛋1个。

做法：虾皮择去杂质，冲洗一下；鸡蛋打入碗内，搅打成泡，然后放入虾皮搅拌均匀。将鸡蛋液碗，放入蒸锅中蒸熟，取出，可用以佐餐。

功效：补气益肾，和胃健脾。本膳用虾皮含钙丰富，是小儿骨骼生长必不可少的食品。鸡蛋含有丰富的维生素D，蛋黄中含钙较多。此羹经常食用，可防治儿童骨骼钙化不全的症状，是补充钙和维生素D的理想菜肴。

2. 香菇粥

材料：香菇5克，粳米50克。

做法：将香菇用冷水泡发好，洗净，切碎，粳米淘洗干净。锅置火上，放入适量清水、香菇、粳米，同煮，先用大火烧沸后，改为文火煮至粥熟即成。

功效：养血和中，健脾益气。本膳用香菇营养丰富，《现代实用中药》说：“香菇，为补偿维生素 D 的要剂，预防佝偻病，并治贫血。”此粥可防治小儿食欲不振、佝偻病、贫血等症。

3. 百合蒸鳗鱼

材料：百合 100 克，鳗鱼肉 250 克，黄酒、味精、精盐各适量，葱末、姜末少许。

做法：将鲜百合撕去内膜，用精盐擦透，洗净，切块放入碗内。鳗鱼肉切成小块，放少许盐，用黄酒浸渍 10 分钟后，放在百合上面，撒上姜末、葱末、味精，上笼蒸熟，即成。

功效：润肺清心，补虚扶羸。本膳用百合含淀粉、蛋白质、脂肪、多种生物碱、钙磷、铁、钾等成分，有润肺止咳、清心安神的作用。鳗鱼又称鳗鲡，味甘，性平，能补虚羸、益气血，含蛋白质、脂肪、钙、磷、铁及维生素 A、维生素 B_1、维生素 B_2、维生素 B_6、维生素 C 和多糖等成分，常用于虚损劳瘵、小儿疳积等。

4. 乳粥

材料：牛乳或羊乳适量，大米 50 克，白糖适量。

做法：将大米淘洗干净，放入锅内，加适量清水，用文火煮粥，待粥煮至半熟时，去米汤加牛乳、白糖同煮成粥。早晚餐热食，空腹食用较佳。

功效：补血润燥，和胃健脾。本膳用乳类，有补血润燥的作用，牛乳为常食的营养滋补食品，富含蛋白质、脂肪、糖类及维生素类。同大米煮粥，既可增强健脾和胃的作用，又能延长在胃肠内消化吸收的时间，加强补益作用。此粥可用于幼儿营养不良，发育缓慢，肢体羸瘦，气血不足，面色萎黄，小儿疳积等代谢不良性疾病。

5. 鸡肝粥

材料：鸡肝 1 个，大米 60 克。

做法：将鸡肝洗净，切碎；粳米淘洗干净。锅上火，放入适量清水，下入粳米、鸡肝，用大火烧沸，后用文火煮至粥熟即可，分次饮用。

功效：养血明目，补肾和胃。本膳用鸡肝营养丰富，其味甘、性微温，有补肝肾作用，《本草汇言》载称：“鸡肝，补肾安胎，清疳明目之药也。”常食此粥可治疗小儿营养不良。

第4节

养好孩子最娇嫩的器官——肺

中医说“命悬于天”，就是命悬于肺

“命悬于天”并不是说命运由上天决定，试想一下，人不吃地上的食物可以活上几天，但是不呼吸天上的空气，连几分钟都活不了，这不就是“命悬于天”吗！人体与天上的空气相连的是肺，因此，命悬于天，就是命悬于肺。

肺在五脏六腑中的地位很高。《黄帝内经》中说肺是“相傅之官”，也就是说，肺相当于一个王朝的宰相，它必须了解五脏六腑的情况，这也是为什么中医一号脉就能知道五脏六腑的情况的原因。医生要知道人身体的情况，首先就要问一问肺经，问一问“寸口”。因为全身各部的血脉都直接或间接地汇聚于肺，然后敷布全身。所以，各脏腑的盛衰情况，必然在肺经上有所反映，而寸口就是最好的一个观察点，通过这个点可以了解全身的状况。

肺为华盖，其位置在五脏六腑的最高处，负责气的宣发肃降。中医有“肺为水之上源”之说，一旦肺热或肺寒，宣发肃降功能失调，人的气机运行就会受阻，人就会生病，最典型的症状就是咳嗽。

咳嗽有寒热之别，不能“一视同仁”。受寒后，鼻塞流涕，或者稍微有些发冷打战，这种病应该服生姜、葱白，一日两次，不宜长服；患热咳的人，晚上咳得尤其厉害，喉咙发痒，还会有口渴之感，这种病应该服一些淡盐汤水，病初服用很快就会治愈，也可以长期服用。

生命离不开两样东西，一是空气，一是食物。人体内负责运化空气的是肺，负责传导食物的是大肠，所以，肺经与大肠经相表里。

在五行里，肺与大肠同属金，肺属阴在内，大肠为阳在外。肺为“相傅之官”，主气；大肠为“传导之官”，变化水谷，传导糟粕。正因肺与大肠相表里，所以，大肠的邪气容易进入肺，肺的邪气也可以表现在大肠上。

一旦外邪进入了大肠，就会出现感冒发烧和“上火”等症状，有的人会出现喉咙、牙齿疼痛的症状，有的人会出现痤疮、雀斑、酒糟鼻，有的人会腹胀、腹泻、便秘、上肢不遂。如果这时候不采取措施阻止外邪的进攻，外邪就会长

驱直入，进入人体的内部，表现为较严重的肺部疾病。因此平时感冒发烧，如果不及时治疗，就容易转化成肺炎。

肺为“相傅之官”，孩子养肺从呼吸开始

前文说过肺相当于一个王朝的宰相，一人之下，万人之上。宰相的职责是什么？他了解百官、协调百官，事无巨细都要管。肺主要有三大功能，即肺主气，主肃降，主皮毛。肺不仅是呼吸器官，还可以把呼吸之气转化为全身的一种正气、清气而输送到全身；同时，肺在人身当中，起到肃降的作用，即可以肃降人的气机。另外，人全身表皮都有毛孔，毛孔又叫气门，是气出入的地方，都由肺直接来主管。既然肺脏如此重要，那我们应该如何为孩子保护它呢？

1. 让孩子学会腹式呼吸

人的呼吸形式分为胸式呼吸和腹式呼吸两种。平时我们呼吸的方式就是胸式呼吸，但胸式呼吸时只有肺的上半部肺泡在工作，占全肺4/5的中下肺叶的肺泡却在“休息”，长年累月地下去，中下肺叶得不到锻炼，长期废用，易使肺叶老化。腹式呼吸却可以弥补胸式呼吸的缺陷，方法为：吸气时让腹部凸起，吐气时压缩腹部使之凹入。

需要让孩子注意的是，在锻炼腹式呼吸的初期，切忌急于求成地去追求呼吸的深长细缓，不要过于注意自己的呼吸，以防止出现胸闷气短、呼吸不畅、憋气等不良反应。另外，也不能机械地去任意延长呼气时间而缩短吸气时间，否则就会因为肺换气过度而出现头昏、头痛、疲乏等症状，甚至发生呼吸性碱中毒或酸中毒。

2. 让孩子多笑一笑

中医提出“笑能清肺”，笑能使胸廓扩张，肺活量增大，胸肌伸展，笑能宣发肺气、调节人体气机的升降、消除疲劳、驱除抑郁、解除胸闷、恢复体力，使肺气下降、与肾气相通，并增加食欲。清晨锻炼，若能开怀大笑，可使肺吸入足量的大自然中的“清气”，呼出废气，加快血液循环，从而达到心肺气血调和的作用，保持人的情绪稳定。

3. 注重饮食

饮食养肺应多吃玉米、黄豆、黑豆、冬瓜、番茄、藕、甘薯、猪皮、贝、梨等，但要按照个人体质、肠胃功能酌量选用。

4. 保持室内空气清新

我们知道，肺的主要生理功能是进行体内外气体交换，吸清呼浊，即吸入

阳气，呼出二氧化碳，保证机体对氧的需求，所以日常生活中肺的养生保健最重要的是周围空气的清新，所以不管是家里还是单位，多开窗通风，保持干净，不要让垃圾长时间在室内滞留。

高度警觉，别让孩子患上肺结核

肺结核是结核病的一种，是由结核杆菌引起的慢性传染病。临床上多呈慢性经过，因身体抵抗力弱，感染结核杆菌后发病。肺结核一般有疲乏、消瘦、盗汗、胃口不好、下午发热、面颊潮红等全身症状，可伴有咳嗽、咳痰、咯血、胸痛、气急等。近30年来，我国结核病疫情虽有下降，但由于人口众多，控制病情不均衡，有的地区结核病仍为当前危害人民健康的主要疾病之一。因此，各位家长仍然要提高警惕，以防这个过气的病魔死灰复燃，伤害你的孩子。

肺结核的临床表现多种多样，病灶范围小，可无明显症状，常在X线健康检查时始被发现。该病病变范围广，机体对结核菌敏感性高，则毒性症状显著。

全身毒性症状表现为午后低热、乏力、食欲减退、体重减轻和盗汗等，当肺部病灶急剧进展或播散时，可有高热。另外，还会有一些呼吸系统症状：

（1）咳嗽、咳痰。早期咳嗽或有微咳，无痰或有少量黏液痰。肺组织发生干酪样坏死或并发感染时，痰量增加并成脓性。并发支气管结核时，可有剧烈的刺激性咳嗽。

（2）咯血。约1/3的患者有不同程度的咯血。痰中带血为炎性病灶的毛细血管扩张引起，中量以上咯血常为小血管损伤或空洞内血管瘤破裂所致。

（3）胸痛。当炎症波及壁层胸膜时，患侧胸壁有胸痛，随咳嗽和呼吸而加重。

（4）呼吸困难。慢性重症肺结核时，由于肺组织广泛破坏，或并发肺不张、肺气肿、广泛胸膜增厚、气胸或大量胸腔积液等，可引起呼吸功能障碍而出现呼吸困难。

药食疗法是治疗肺结核的一种常用方法，下面就给各位家长介绍一些常用的方法：

1. 蛤士银耳粥

材料：蛤士蟆油10克，银耳1朵，粳米100克。

做法：将蛤士蟆油及银耳以冷开水浸泡2小时，文火煎煮半小时，再入粳米，熬煮成粥。放冰糖适量调味，分顿随量食用。

用法：以上为1日量，连服半个月为一个疗程。

2. 天门冬粥

材料：天门冬30克，粳米100克。

做法：先煎天门冬取浓汁，去渣，入粳米为粥，沸后加冰糖适量，再煮一二沸。

用法：分作1~2次用完，每天2次，连服半个月为1疗程。

孩子健康要拒绝支气管炎

孩子虽小，但是也有可能患上支气管炎，支气管炎到底是什么疾病呢？它是由炎症所致的呼吸系统疾病，分为急性和慢性两种类型。

急性支气管炎是由于病毒、细菌感染、物理和化学性刺激或过敏反应等支气管黏膜造成的急性炎症。本病多发于寒冷季节，受凉和过度疲劳均可削弱上呼吸道的生理性防御机能，造成感染得以发展的机会。一般感染急性支气管炎的人，先有鼻涕、流涕、咽痛、声音嘶哑等上呼吸道感染症状。全身症状较轻微，仅有头痛、畏寒、发热、肌肉酸痛等。

咳嗽为主要症状，开始为干咳，伴有胸骨下刺痒闷痛，痰少。在晨起、晚睡体位变化时，或吸入冷空气及体力活动后，有阵发性咳嗽。

慢性支气管炎是由于感染或非感染因素引起气管黏膜的炎性变化，黏液分泌增多，临床出现咳嗽、咳痰、气急等症状。早期症状轻微，多在冬季发作，晚期炎症加重，炎症可常年存在。病情进展可并发肺气肿、肺动脉高压、右心肥大等疾病。

1. 预防

预防支气管炎主要是依靠食物建构坚固的人体免疫系统。在感冒高发季节多吃些富含锌的食品有助于机体抵抗感冒病毒，如肉类、海产品和家禽含锌最为丰富。此外，各种豆类和种子亦是较好的含锌食品，可以取得很好的治疗效果。各类新鲜绿叶蔬菜和各种水果都是补充维生素C的好食品。还应多吃富含铁质的食物，如动物血、奶类、蛋类、菠菜、肉类等都有很好的预防效果。

2. 食疗

支气管炎患者要依据病情的寒热选择不同的食物。如属寒者用生姜、芥末等；属热者用茼蒿、萝卜、竹笋、柿子、梨等。体虚者可用枇杷、百合、胡桃仁、蜂蜜、猪肺等，饮食宜清淡，低钠。能起到止咳平喘、化痰功效的食品有梨、莲子、柑橘、百合、核桃、蜂蜜、菠萝、白果、鲜藕、大白菜、小白菜、菠菜、油菜、胡萝卜、西红柿、白萝卜、枇杷等。要补充维生素，多吃一些新鲜蔬菜和水果。多补充蛋白质，瘦肉、豆制品、山药、鸡蛋、动物肝脏、绿叶蔬菜等食物中含优质的蛋白质，应多吃。

3. 忌吃食物

忌食腥发及肥腻之物。腥发之物，特别是海腥类，如带鱼、黄鱼、角皮鱼、虾、蟹等，以及油炸排骨、烤羊肉串、肥肉、动物内脏、动物油等，多食损伤脾胃，易助湿生痰。

另外，再为各位家长推荐两道健康食谱：

【南瓜大枣粥】

材料：南瓜300克，大枣15枚，大米150克，蜂蜜60克。

做法：将南瓜洗净，切成小块，大枣、大米洗净备用。锅内加水适量，放入大枣、大米煮粥，五成熟时，加入南瓜，再煮至粥熟，调入蜂蜜即成。

功效：南瓜有消炎止痛，补中益气，解毒杀虫等功效，适用于慢性支气管炎咳嗽痰喘。

【大葱糯米粥】

材料：大葱白5段（长3厘米），糯米60克，生姜5片。

做法：共煮粥，粥成后加米醋5毫升，趁热食用。

功效：适用于急性支气管炎。

孩子肺热怎么办

肺热是肺部脓肿形成的一种病症。中医认为，“风热邪毒犯肺，或风寒化热，邪热蕴肺，肺受热毒所灼，失于宣降清肃，痰热内部，热壅血瘀，郁结成痈，血败化脓，形成本病”。如果你的孩子肺热了，你该怎么办呢？千万不要紧张，下面为你介绍几类食物，对缓解孩子肺热大有益处。

（1）梨性凉，味甘，能清热化痰，热咳者宜之。民间常将梨削皮后，将梨核掏出，放入川贝粉1~3克，隔水炖食，每日2次，每次1只。或选用已故名医蒲辅周的方法，用中药麻黄3~5克，捣碎或捶碎后放入梨心内蒸熟食用。

（2）罗汗果清肺止咳，肺热咳嗽和风热咳嗽者宜服。可用罗汉果1个，柿饼15克，水煎服食。

（3）柿子性寒，能清热、消痰、止咳，故热咳者宜食之。据近代药理试验观察，柿子确有祛痰和镇咳效果，且祛痰作用强于镇咳。

(4) 枇杷性凉，味甘，能润肺化痰止咳。《滇南本草》云："枇杷治咳嗽吐痰。"适宜热咳吐黄脓痰之人食用。

(5) 无花果能清热、化痰、理气，适宜风热型咳嗽多痰胸闷者食用。《福建中草药》还记载了当地民间方法：治肺热咳嗽、声音嘶哑，用无花果15克，水煎调冰糖服。

(6) 荸荠能化痰、清热，对热性咳嗽吐脓痰者尤宜。每次可用鲜荸荠250克，洗净削去皮，用沸水烫一下，生吃，早晚各1次，连吃3~5天。

(7) 萝卜汁。可选用红皮辣萝卜新鲜者500克，洗净不去皮，切成薄片，放于碗中，上面放饴糖（麦芽糖）2~3调羹，搁置一夜，即有溶出的萝卜汁，频频饮服，有清热化痰止咳效果，适宜风热或肺热咳嗽者食用。也可用鲜萝卜与荸荠各500克，洗净后一并捣汁或榨取汁水服。

(8) 冬瓜性凉，味甘淡，有清热消痰作用。《滇南本草》中云："冬瓜润肺消热痰，止咳嗽，治痰吼，气喘。"凡风热咳嗽或肺热咳嗽者，均宜选用冬瓜煨汤食用。《本草再新》中言其能："解暑化热。"因此，尤其是在夏季风热咳嗽和肺热咳嗽，咳痰黄稠之人，食之最宜。冬瓜子性味甘凉，能润肺化痰清热，也是中医治疗痰热咳嗽常用之品，故肺热咳嗽的大叶性肺炎、肺痈（肺脓肿）、支气管扩张等咳嗽吐黄脓痰者，食之尤宜。

此外，如果孩子处于肺生热的早期，也就是耳朵刚刚发热的时候，你可以用消完毒的棉签沾上医用的生理盐水，给孩子擦拭鼻孔，每天少则两三次，多则四五次。很快孩子的肺热症状就会消失不见。

没有哪一种药能通治感冒——不同感冒的家庭调治方

商家为了促进销售，常常在广告中吹嘘自己的感冒药可以通治所有感冒。各位家长千万不要轻信。事实上，到目前为止，没有哪一种感冒药能通治所有感冒，所以，你一定要辨清孩子的症状，对症施治，这样才能尽快治好孩子的感冒，让其恢复健康。

世人都说感冒是"百病之首"，细论起来，感冒也分很多种，比如说着凉感冒（也就是中医所说的风寒感冒）是生活中最常见的，大多数家长都能辨别清楚。孩子流清鼻涕、怕冷、发热、头痛，也不出汗，一般就是因为衣服穿少了，着凉了，给孩子吃点感冒药就可以。

同样是发烧、头痛、鼻塞，但鼻涕黏稠，孩子满脸通红、口很干、一个劲地要喝水，另外，舌苔不但不是那种正常的薄白，而是黄色的，舌体通红，这就是热证，也就是风热感冒。热本来就伤津，汗就是津，如果再吃感冒药发汗，津液就会流失过多，病情反而会加重。

除此之外，还有夏天发生的暑湿感冒。这种感冒也有头晕、头痛、鼻塞等症状，但更多的是胃肠不舒服，像恶心、呕吐、腹泻、食欲不振等，而且小便发黄。另外，舌苔也和风寒感冒时的舌苔有所区别。风热感冒时，舌苔黄而干，像旱地。如果舌苔黄而腻，像湿地，那就是暑湿引起的感冒。中医认为，风寒感冒了，可喝点姜汤发发汗；风热感冒了，可泡点薄荷和菊花茶来驱热；暑湿感冒了，熬点绿豆粥喝能祛暑湿。

由于感冒可能诱发许多疾病，若忽略孩子的感冒症状，很容易酿成大疾患，例如使得孩子患上病毒性心肌炎等，因此，家人一定要重视孩子的感冒。

第5节

肾气旺，孩子的生命就旺

藏精纳气都靠肾，给生命提供原动力

肾，俗称“腰子”，作为人体一个重要的器官，是人体赖以调节有关神经，内分泌免疫等系统的物质基础。肾是人体调节中心，人体的生命之源，主管着生长发育，衰老死亡的全过程。

《黄帝内经》说：“肾者，作强之官，技巧出焉。”这就是在肯定肾的创造力。“强”，从弓，就是弓箭，要拉弓箭首先要有力气。“强”就是特别有力，也就是肾气足的表现，其实我们的力量都是从肾来，肾气足是人体力量的来源。“技巧出焉”是什么意思呢，技巧，就是父精母血运化胎儿，这个技巧是你无法想象的，是由父精母血来决定的，是天地造化而来的。

肾的功能主要有四个方面：主藏精，主水液代谢，主纳气，主骨生髓。

1. 肾藏精，主生长发育和生殖

肾的第一大功能是藏精。精分为先天之精和后天之精，肾主要是藏先天的

精气。精是什么？精是维持生命最基本的物质。这种物质基本上是呈液态的，所以精为水，肾精又叫肾水。肾还主管一个人的生殖之精，是主生殖能力和生育能力的，肾气的强盛可以决定生殖能力的强弱。

《素问·上古天真论》云："女子……七七，任脉虚，太冲脉衰少，天癸竭，地道不通，故形坏而无子也。丈夫八岁，肾气实，发长齿更；……五八，肾气衰，发堕齿槁；……而天地之精气皆竭矣。"在整个生命过程中的生、长、壮、老的各个阶段，其生理状态的不同，决定于肾中精气的盛衰。故《素问》说："肾者主蛰，封藏之本，精之处也。"平素应注意维护肾中精气的充盛，维护机体的健康状态。

中医学认为，当生殖器官发育渐趋成熟时，肾中精气充盛，此时产生一种叫天癸的物质，它可以促进人体生殖器官发育成熟和维持人体生殖功能。

2. 肾主水液代谢

《素问·逆调论》："肾者水藏，主津液。"这里的津液主要指水液。《医宗必读·水肿胀满论》说："肾水主五液，凡五气所化之液，悉属于肾。"中医学认为人体水液代谢主要与肺、脾、肾有关，其中肾为最关键的器官。肾虚，气化作用失常，可发生遗尿、小便失禁、夜尿增多、尿少、水肿等。

3. 肾主纳气

肾的第二大功能是纳气，也就是接收气。《医碥》中记载："气根于肾，亦归于肾，故曰肾纳气，其息深深。"《类证治裁·喘证》中说："肺为气之主，肾为气之根。肺主出气，肾主纳气，阴阳相交，呼吸乃和。若出纳升降失常，斯喘作矣。"肺主的是呼气，肾主的是纳气，肺所接收的气最后都要下达到肾。临床上出现呼吸浅表，或呼多吸少，动则气短等病理表现时，称为"肾不纳气"。

4. 肾主骨生髓

《素问·痿论》说"肾主身之骨髓"，这里髓包括骨髓、脊髓、脑髓。老年人常发生骨质疏松，就与肾虚，骨骼失养有关。中医认为血液的生成，其物质基础是"精"和"气"，精包括水谷精微和肾精，气是指自然之清气。慢性肾衰患者常出现肾性贫血，与肾虚密切相关。

中医学认为，肾是先天之本，也就是一个人生命的本钱，人体肾中精气是构成人体的基本物质，与人体生命过程有着密切的关系。人体每时每刻都在进行新陈代谢。肾脏将这些有害物质通过尿排出体外，以调节机体水、电解质和酸碱平衡，保持生命活动的正常进行。所以要保持健康、延缓衰老，应保护好肾脏功能。

孩子肾衰的五种表现

“肾气”，是指肾精所化之气，它反映了肾的功能活动，对人体的生命活动尤为重要。若孩子肾气不足，不仅早衰损寿，而且还会发生各种病症，对健康极为不利。其主要表现为以下五个方面：

1. 封藏失职

肾气不足，精关不固，男孩易发生滑精；女孩则会出现带下清稀而多、清冷。肾气不足，膀胱失约，会表现为小便频数而清长，夜间更为严重，严重时还会小便余沥不尽或失禁。

2. 肾不纳气

肾主气，肾气不足，气失所主，气逆于上，会表现为喘息气短，气不接续，呼多吸少，唯以呼气为快，动则喘甚，四肢发冷，甚而危及生命。

3. 主水失职

肾气有调节人体水液代谢的作用。孩子如果肾气不足，水液代谢紊乱，就会造成水失所主，导致水肿发生。还会引起尿频、尿失禁或者尿少、尿闭。

4. 耳鸣失聪

肾气不足，不能充养于耳，就会造成肾虚耳鸣，听力减退，甚至耳聋。

5. 衰老提前

肾气在推动人体生、长、壮、老、死中起着重要作用。肾气不足，五脏六腑功能减退，则会出现诸如精神疲惫、腰膝酸痛等现象。

“五黑”食物是给孩子养肾的最佳选择

在中医里，有“五色归五脏”的说法，也就是说不同颜色的食物或药物归属于人体的五脏，即：红色入心，青色入肝、黄色入脾，白色入肺，黑色入肾。黑色食物或药物对肾脏具有滋补作用，我们日常生活中所说的“五黑”食物就是其中的典型代表，“五黑”食物包括黑豆、黑米、黑芝麻、黑枣和黑荞麦，家长们可以用来给孩子养肾。

1. 黑米

也被称为“黑珍珠”，含有丰富的蛋白质、氨基酸以及铁、钙、锰、锌等微量元素，有开胃益中、滑涩补精、健脾暖肝、舒筋活血等功效，其维生素 B_1 和铁的含量是普通大米的 7 倍。冬季食用对补充人体微量元素大有帮助，用它煮八宝粥时不要放糖。

2. 黑荞麦

可药用，具有消食、化积滞、止汗之功效。除富含油酸、亚油酸外，还含叶绿素、卢丁以及烟酸，有降低体内胆固醇、降血脂和血压、保护血管功能的作用。它在人体内形成血糖的峰值比较延后，适宜糖尿病人、代谢综合征病人食用。

3. 黑枣

有“营养仓库”之称的黑枣性温味甘，有补中益气、补肾养胃补血的功能，它含有蛋白质、糖类、有机酸、维生素和磷、钙、铁等营养成分。

4. 黑豆

黑豆被古人誉为“肾之谷”，黑豆味甘性平，不仅形状像肾，还有补肾强身、活血利水、解毒、润肤的功效，特别适合肾虚患者。黑豆还含有核黄素、黑色素，对防老抗衰、增强活力、美容养颜有帮助。

5. 黑芝麻

黑芝麻性平味甘，有补肝肾、润五脏的作用，对因肝肾精血不足引起的眩晕、白发、脱发、腰膝酸软、肠燥便秘等有较好的食疗保健作用。它富含对人体有益的不饱和脂肪酸，其维生素 E 含量为植物食品之冠，可清除体内自由基，抗氧化效果显著，对延缓衰老、治疗消化不良和治疗白发都有一定作用。

“黑五类”个个都是养肾的“好手”。这五种食物一起熬粥，更是难得的养肾佳品。此外，李子、乌鸡、乌梅、紫菜、板栗、海参、香菇、海带、黑葡萄等，都是营养十分丰富的食物。肾不好的孩子，可以每周吃一次葱烧海参，将黑木耳和香菇配合在一起炒，或炖肉时放点板栗，都是补肾的好方法。

要想孩子肾脏安，不能忽视下丹田

丹田在人体内有三处，两眉之间的印堂穴称为“上丹田”，这是炼神之所；在两乳之间的膻中穴称为“中丹田”，这是炼气之所；在脐下三寸的关元穴称为“下丹田”，这是炼精之所。历代中医都认为下丹田和人体生命活动的关系最为密切，它位于人体中心，是任脉、督脉、冲脉这三脉经气运行的起点，十二经脉也都是直接或间接通过丹田而输入本经，再转入本脏。下丹田是真气升降、开合的基地，也是男子藏精、女子养胎的地方，对小孩子来说也至关重要。因此可以说，下丹田是“性命之祖，生气之源，五脏六腑之本，十二经脉之根，阴阳之会，呼吸之门，水火交会之乡”。

人的元气发源于肾，藏于丹田，借三焦之道，周流全身，以推动五脏六腑的功能活动。人体的强弱，生死存亡，全赖丹田元气之盛衰。所以养生家都非常重视保养丹田元气。丹田元气充实旺盛，就可以调动人体潜力，使真气能在全身循环运行。意守丹田，就可以调节阴阳，沟通心肾，使真气充实畅通八脉，恢复先天之生理机能，促进身体的健康长寿。

另外，经常帮助孩子按摩丹田穴还可以增强其免疫功能，提高抵抗力，从而达到强肾固本的目的，有利于延年益寿，具体方法是把两手搓热，然后在腹部下丹田处按摩30~50次即可。

第 6 章

送孩子健康，求药不如用双手

第1节

经络是孩子体内的天然大药田

经络可以决生死、处百病

中医认为经络就是运行气血的路线，它分布在全身的上下里外。如果说我们的身体是一座摩天大厦的话，那么经络就是隐藏在大厦墙里的电线网络。大厦灯火通明与否，全依仗这些电路，一旦电路出现故障，大厦就会陷入黑暗之中。人体也是如此，一旦经络不通，我们的气血就不能顺利地运送到各个脏腑，身体随之会出现问题。

《黄帝内经》里对人体经络的作用推崇备至，认为经络是“人之所以生，病之所以成，人之所以治，病之所以起”的根本。也就是说，人生下来、活下去、生病、治病的关键都是经络，可以说是“决生死、治百病”。具体来说，它有以下作用：

1. 联络脏腑，沟通全身

经络可以把人的内脏、四肢、五官、皮肤、肉、筋和骨等所有部分都联系起来，就好像地下缆线把整个城市连接起来一样。通路通畅，身体才能保持平衡与统一，维持正常的活动。

2. 运行气血，营养脏腑

天然气需要用管道输送到各个地方，同样，气血也要通过经络输送到身体各处，滋润全身上下内外，这是经络的第二个作用。每个人的生命都要依赖气血维持，经络就是气血运行的通道。只有通过经络系统把气血等营养输送到全身，人才能有正常的生理活动。

3. 抗御病邪，保卫机体

外部疾病侵犯人体往往是从表面开始，再慢慢向里发展，也就是先从皮肤开始。经络内外与皮肤相连，可以运行气血到表面的皮肤，好像砖瓦一样垒成坚固的城墙。每当外敌入侵时，经络便会发挥其抵御外邪、保卫机体的屏障作用。

4. **反映内在，以表知里**

疾病也有从内而生的，“病从口入”就是因为吃了不干净的东西，使身体内的气血不正常，从而产生疾病。这种内生病首先表现为内脏的气血不正常，再通过经络反映在相应的穴位上。所以经络穴位还可以反映人内在的毛病，中医称之为“以表知里”。

5. **刺激经络，调整气血**

人的潜力很大，我们的肝脏只有1/3在工作，心脏只有1/7在工作……如果它们出现问题，我们首先要做的是激发、调动身体的潜能。按照中医理论，内脏跟经络的气血是相通的，内脏出现问题，可以通过刺激经络和体表的穴位调整气血虚实。这也是针灸、按摩、气功等方法可以治疗内科病的原因。

嘴不但能吃饭，还能吃进细菌，成为疾病感染的途径。经络也一样，它可以运行气血，行使上面说的那些功能，但是人体一旦有病了，它也是疾病从外向里“走”的路。我们知道了它们的循行规律，就可以利用这一点来预防疾病的发展。这就好比敌人来偷袭，我们知道了它的行军路线，就可以提前做好防护准备。

认识孩子身上的这张“网络”地图

经络由经和络组成，经就是干线，络就是旁支。人体有12条主干线，也叫作“十二正经”，还有无数条络脉。经和络纵横交错，在人体里构成了一张大网。这张网就是人体的活地图，它内连脏腑，外接四肢百骸，可以说身体的各个部位，脏腑器官、骨骼肌肉、皮肤毛发，无不包括在这张大网之中。下面就带各位家长来认识一下孩子身上的这张“网”。

1. **经脉——谨防身体旱涝灾害**

经脉是经络的主体，分为正经和奇经两类。正经有12条，奇经有8条，如果说十二正经是奔流不息的江河，那么奇经八脉就像个蓄水池。平时十二正经的气血奔流不息时，奇经八脉也会很平静地正常运行；一旦十二正经气血不足流动无力时，奇经八脉这个蓄水池中的水就会补充到江河中；如果十二正经气血过多，过于汹涌，水池也会增大储备，使气血流动和缓，只有这样，人体正常的功能才会平衡。

（1）十二经脉

正经有12条，即手足三阴经和手足三阳经，合称“十二经脉”，是经络系统的主体。它们分别隶属于十二脏腑，各经用其所属脏腑的名称，结合循行于手足、内外、前中后的不同部位，并依据阴阳学说，给予不同的名称。十二经脉的名称为：手太阴肺经、手厥阴心包经、手少阴心经、手阳明大肠经、手少阳三焦经、手太阳小肠经、足太阴脾经、足厥阴肝经、足少阴肾经、足阳明胃经、足少阳胆经、足太阳膀胱经。

十二经脉是气血运行的主要通道。通过手足阴阳表里的连接而逐经相传，构成了一个周而复始、如环无端的传注系统。就像奔流不息的河流，气血通过经脉可内至脏腑，外达肌表，营运全身。其流注次序是：

手太阴肺经→手阳明大肠经→足阳明胃经→足太阴脾经→手少阴心经→手太阳小肠经
↑ ↓
足厥阴肝经←足少阳胆经←手少阳三焦经←手厥阴心包经←足少阴肾经←足太阳膀胱经

（2）奇经八脉

奇经八脉是任脉、督脉、冲脉、带脉、阴跷脉、阳跷脉、阴维脉、阳维脉的总称。它们与十二正经不同，既不直属脏腑，又无表里配合关系，其循行别道奇行，故称奇经。其功能是：沟通十二经脉之间的联系，对十二经气血有蓄积渗灌等调节作用。

（3）十二经别

十二经别，是从十二经脉别出的经脉，主要是加强十二经脉中相为表里的两经之间的联系。由于它通达某些正经未循行到的器官与形体部位，因而能补正经之不足。

2. 络脉——警惕气血交通堵塞

络脉是经脉的分支，有别络、浮络和孙络之分，起着人体气血输布的作用。

（1）十五络脉

十二经脉和任督二脉各自别出一络，加上脾之大络，共计15条，称为十五络脉，分别以十五络所发出的腧穴命名，具有沟通表里经脉之间的联系，统率浮络、孙络，灌渗气血以濡养全身的作用。

（2）孙络

从别络分出最细小的分支称为“孙络”，它的作用同浮络一样输布气血，濡养全身。

（3）浮络

在全身络脉中，浮行于浅表部位的称为“浮络”，它分布在皮肤表面，主要作用是输布气血以濡养全身。

明白儿童的经络，才能对症下药

经络是隐藏在孩子体内的天然大药，通过对孩子经络的刺激，不仅可以祛病强身，而且没有副作用，更不用花什么钱。不过，有一点家长是必须要付出的，那就是耐心。要知道，我们使用经络按摩，就是把孩子的健康问题握在了自己手中，而不是推给医生，而与此同时，经络按摩又不是在孩子身上随便按一按就能起作用的，它是一整套科学的方法，要想掌握这种方法，首先要懂得以下原则：

（1）儿童经络按摩采用不同的方法会造成不同的影响，一般会有补、泻、清三种结果，其原则为：向上为补，向下为泻；向里为补，向外为泻；旋推为补，直推为清；以顺为补，以逆为泻；疾者为泻，缓者为补；轻者为补，重者为泻。

（2）孩子身体状况正常时，在两餐之间，既不疲劳也不饥饿的时候是给孩子按摩的最佳时间。如果孩子生病了，父母应在孩子不哭不闹、情绪稳定的时候进行按摩，在孩子哭闹之时，则要先安抚好孩子的情绪，再进行按摩。

（3）父母在为孩子进行按摩时，如果是按腹、揉臂，千万不能在饭后马上进行，以免引起孩子吐奶，或腹部不适。

（4）孩子皮肤娇嫩，力度应从轻到重，即便重的时候也要准确拿捏，以孩子皮肤微微发红为度，不要抓破皮肤。尤其是在夏天，孩子哭闹、皮肤有汗时，更应注意手法的轻重快慢。

（5）给孩子按摩时，要使用油膏或爽身粉等介质，以防按摩时皮肤破损。

（6）孩子还处在发育过程中，很多穴位和成人有不小的区别，比如有的穴位名称与成人相同，但位置不同（如攒竹）；有些位置相同而名称不同（如龟尾、总筋）。另外，儿童经络按摩穴位大多集中在孩子的双手上。

（7）本书中所说的穴位“寸”数，均为同身寸。儿童同身寸是弯曲孩子的中指，以中指中节侧面两头横纹尖之间的距离作为 1 寸。

（8）在儿童经络按摩过程中，上肢的穴位一般不分男女，但习惯上一般以按摩左手为主。

（9）本书中所给定的推拿时间和次数仅适合 6 个月至 8 岁的孩子，家长们可根据自己孩子的具体情况酌情加减。另外，每组按摩穴位，可先选择几个用，效果不明显再逐渐增加。

（10）儿童经络按摩的顺序是一般是先头面，其次上肢，再次胸腹腰背，最后是下肢。

掌握了按摩经络的原则之后，自然还要知道应该如何去“按”，也就是按摩的手法。下面，我们就为大家介绍几种最常用、也是最基本的儿童经络按摩手法：

1. 推法

推法又包括直推法、旋推法和分推法。所谓直推法，就是用拇指指腹或食、中指指腹在皮肤上作直线推动；旋推法是用拇指指腹在皮肤上作螺旋状推动；而分推法则是用双手拇指指腹在穴位中点向两侧方向推动。推法在儿童经络按摩中使用最广泛，适用于全身各个部位，具有舒筋活络、消瘀散结、调和营卫、理筋活血、缓解软组织痉挛等功效。

2. 拿法

拿法是用大拇指和食、中两指，或用拇指和其余四指相对用力，在一定的部位和穴位上进行节律性的提捏。拿法属于强刺激手法之一，适用于四肢、肩、颈、腋下及四肢各部分，常用于防治项强、关节筋骨酸痛、头痛、牙痛、小腿转筋等症。此法具有泻热开窍、祛风散寒、活血止痛的功用。

3. 揉法

揉法又包括指揉法、鱼际揉法和掌揉法。指揉法是用拇指、中指或食指、中指、无名指指腹或指端轻按在某一穴位或部位上，做轻柔的小幅度环状旋动；鱼际揉法是用手掌的大鱼际部分吸附于一定部位或穴位上，做轻轻的环旋揉动；掌揉法是用掌根部着力，以腕关节连同前臂做小幅度的回旋活动。揉法轻柔和缓，刺激量小，适合对全身各个部位按摩，有活血化瘀、消肿止痛、宽胸理气、运脾消滞之功。

4. 按法

用指尖或指腹或掌根，直接按压在穴位上，施以压力，按而留之，称为按法。运用按法的时候，轻重强弱较易控制，故可适用于全身各个部位，有祛风散寒、化瘀止痛、通脉舒络的功效。

5. 捏法

捏法是用拇、食指或拇、食、中三手指捏拿体表的某一部位。捏法常用于背部脊柱，这时候称为捏脊，又因其多适用于治疗小儿积滞之类的疾患，所以又叫捏积。

6. **摩法**

用食、中、无名指指腹或手掌掌面附着于一定部位，以腕关节为中心，连同掌、指作节律性的盘旋运动，即为摩法。摩法可以理气和中、舒气和血、消肿退热，并有急摩为泻、缓摩为补的说法。

7. **掐法**

用拇指和食指，上下对称地衔取某一部位，用力内收，或用拇指指甲掐取所需部位或穴位，称为掐法。掐法可用于四肢、头面、人中等部位，有舒筋活血、开窍醒神等功效。

8. **拍法**

各手指张开，指间和掌指关节微屈曲，后用指面拍打在体表所治部位，即为拍法。此法多用于背部和胸部，有行气通络、滑利关节、疏松肌肉的作用。

总之，每种按摩手法适合作用于不同的部位，具有不同的功效，在给孩子使用的时候一定要注意。

了解五脏补泻之道，按摩方能见成效

按摩有独到和神奇的疗效，可以治愈孩子的很多疾病，但是怎样给孩子按摩，用什么方式按摩才能收到较好的效果呢？这就需要我们了解五脏的补泻之道。

在给大家讲解五脏的补泻之道前，我们先来认识一下儿童五脏的荣损状况，根据不同的状况，才能相应地使用经络的补与泻。

1. **心脏**

心主神明，如果孩子经常一惊一乍，心神不安，身体瘦弱，坐着不动就会经常出虚汗，这属于心虚；如果孩子常无缘无故地流眼泪，并容易有原因不明的红肿现象，则属于心热。

2. **肺脏**

人体的肺负责着声音和皮毛，如果孩子说话没底气，声音很弱，是肺虚。另外，孩子皮肤缺少润泽也是肺虚的原因。孩子发不出声音或嗓音忽然变得嘶哑，表示肺内有痰。此外，孩子整天无故发痒，那表示肺燥。

3. **脾脏**

脾脏负责身体元气，如果孩子气虚，晚上睡觉盗汗，消瘦，那就应该给孩子推脾经。五脏之中，脾和肺是最脆弱的，最容易受伤。如果父母过度溺爱孩子，把好吃的东西过多地强塞给孩子，就容易伤脾；如果照顾疏忽，就容易导致六淫，而六淫最容易侵肺，从而导致孩子感冒、发烧、咳嗽。

4. **肝脏**

人体的肝脏负责全身的血气，肝虚的孩子一般表现出来的症状是盗汗和抽筋。

5. **肾脏**

肾主骨、齿、耳，这些器官或部位有病，都应该从肾论治。

根据五脏荣损的不同状况，我们就可以施以补泻之法了。一般来说，实证按摩就用泻法，虚证就用补法。除此之外，进行五脏的补泻还必须遵循五脏的生克原则。

中医学上有脾土生肺金、肺金生肾水、肾水生肝木、肝木生心火、心火生脾土之说。在前的是母，在后的是子。五脏的相克是肝木克脾土，脾土克肾水，肾水克心火，心火克肺金，肺金克肝木。克的是强者，被克的就是弱者。

如果是实证采用泻法，虚证采用补法。例如，得了百日咳的孩子，百日咳是由肺虚所致，即属虚证，按摩时就应用补法，也就是要补肺的母亲，脾土生肺金，所以就要补脾。

同理，如果是脾虚，心火生脾土，按摩时就要补心；肾虚，肺金生肾水，按摩时要补肺。如果是心火过旺，属于实证，那么就要用泻法，心火生脾土，所以要泻脾。

有了这个总方针，具体的手法做起来就更简单了，所谓泻就是向手掌方向直推，补就是按顺时针方向旋转推动。

不同体质的孩子有不同的推拿方法

给孩子进行保健按摩须先分清孩子属于何种体质，不同体质的孩子应该采用不同的按摩方法。

1. **虚型**

虚型体质的孩子易患贫血和呼吸道感染，另外，面部发黄、神疲乏力、不爱活动、汗多、饭量小、大便稀溏都是这类孩子的典型症状。适合这类孩子的按摩手法是推法，具体方法就是在孩子的5个手指面分别按顺时针方向旋转推动，以补其五脏。

2. **湿型**

湿型体质的孩子通常都特别喜欢吃肥甘厚腻的食物，因此体形大多肥胖、动作迟缓、大便稀溏，所以父母要让他们多食扁豆、海带、白萝卜、鲫鱼、冬瓜、橙子等有健脾祛湿化痰功效的食物。按摩上要用捏法和推法，具体来说就是每天捏脊5次，推板门200次。

3. **寒型**

寒型体质的孩子身体和手脚冰凉，面色苍白，不爱活动，吃饭不香，食生冷食物容易腹泻，大便稀溏。父母可在平时给孩子捏脊5次，按揉内劳宫100次。另外，这类孩子饮食调养的原则是温养胃脾，宜多食辛甘温之品，如羊肉、牛肉、鸡肉、核桃等，忌食寒凉之品，如冰冻饮料、西瓜等。

4. **热型**

热型体质的孩子通常身体壮实，面赤唇红，喜欢凉的东西，口渴时常爱喝凉水，烦躁易怒，贪吃，便秘。另外，这类孩子还容易患咽喉炎，外感后易高热。父母在平时可以给孩子推天河水，天河水在孩子前臂内侧正中线，自腕至肘呈一直线。父母可用食、中二指沿那条线从孩子的腕推向肘，每次推200次。这类孩子饮食调养的原则是清热为主，宜多食甘淡寒凉的食物，如苦瓜、西瓜等。

5. **健康型**

健康孩子身体壮实，面色红润，精神饱满，吃饭香，大小便正常。饮食调养的原则是平补阴阳，食谱广泛，营养均衡，这样就能使孩子继续保持健康。

按摩经络帮孩子护好“天窗”

刚出生的婴儿头顶有块没有骨质的“天窗”，摸上去很柔软，好像是脑袋上的一扇窗户，仔细观察还可发现其随着心脏的跳动而搏动，这个部位就叫囟门。

在古人眼里，囟门是灵魂来回出入的地方，是天眼，其实囟门是观察孩子健康状况的重要窗口。通过观察这个小窗口，就可及早发现多种疾病，从而让宝宝早日得到诊断和治疗。

1. **囟门鼓起**

囟门原本是平的，如果突然间鼓了起来，尤其是在宝宝哭闹时，并且用手摸上去有紧绷绷的感觉，同时伴有发烧、呕吐，甚至出现抽风现象，那么孩子可能是患了各种脑膜炎、脑炎等疾病。

2. 囟门凹陷

如果是6个月以内的孩子，囟门微陷，属于正常现象。2岁以下的孩子，囟门如果还是凹陷的，并且身体瘦弱，精神萎靡，则可能是脾胃虚弱，营养不良，气阴不足。妈妈要注意给孩子捏脊和摩腹，因为这可增强脾胃功能。此外，当婴儿呕吐频繁或腹泻时若没有及时补充水分，也可导致囟门凹陷，这种情况下，妈妈要马上为宝宝补充液体。

3. 囟门闭合晚

婴儿的囟门一般在1岁时闭合，最迟在1岁半时也应闭合，否则就属于囟门晚闭。这类孩子经常会出现形体消瘦、精神萎靡、食欲不振等，严重的还会出现双目凹陷，四肢冰冷，手足震颤等。

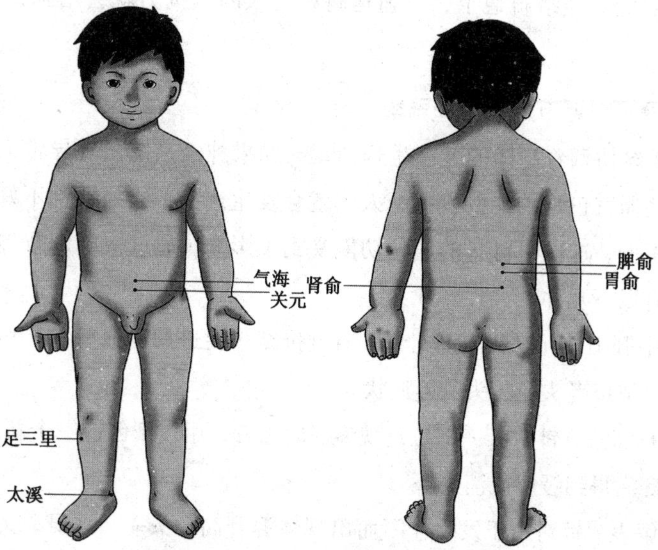

按摩以上穴位可防治小儿囟门闭合过晚

当孩子囟门闭合晚时，妈妈可采用按摩法，从孩子的中脘穴开始缓缓向下揉至气海、关元穴，往返5分钟。双掌相叠轻轻按压孩子腹部，并震颤双手1分钟，然后双掌突然抬起，如此一按一松，反复操作5次。令孩子俯卧，以大拇指指腹按揉背、腰部肌肉，重点按揉脾俞、胃俞、肾俞穴，反复操作2分钟，按揉足三里、太溪穴各1分钟。

此外，妈妈要经常带孩子到室外走走，晒晒太阳，呼吸点新鲜空气，以防孩子囟门关闭过晚。

按摩是祛除体内寒气最有效的方法

按摩是中医养生中常用的养生健身方法之一，是历代养生学家在长期的实践中不断创新和发展的结果。按摩具有多种养生保健功能，因此中医把它作为祛除体内寒气的常用方法。那么，按摩是如何祛除体内寒气的呢?

1. 按摩可以疏通经络

按摩不是随便在人体的某个部位推拿一下就可以发挥作用，而是具有一定的规律性。它是循经取穴，通过按摩对穴位进行刺激，而穴位是经络与体表连接的特殊部位，人们可以通过刺激穴位，来调节经络。按摩的原理就是通过穴位刺激来疏通经络，有增强经络气血运行、反映病症、调整虚实、传导感应等功能。经络疏通了，气血运行好，人的抵抗力就会增强，寒气就容易祛除。

2. 按摩可以调节人体神经系统

神经系统协调着身体的各项生理活动，如果神经系统出现异常，就会影响人体内某些器官正常功能的发挥，人体就会发生病变，比如精神不好的人，往往会食欲不振，这说明胃肠的消化功能受到了影响。通过按摩调节神经系统的方法主要有以下几种：

（1）平肝阳。针对肝阳上亢者，通过按摩来促进周围血管的扩张，降低血压，从而缓解患者头痛、头晕等症状。

（2）移痛法。针对某一部位出现疼痛的患者，用按摩创造一个新的兴奋点，使原来的疼痛得到缓解或消失。

（3）解表。针对由于发生汗闭而出现体温升高、头痛、浑身乏力等症状的患者，通过按摩来促进患者全身发汗，从而有效缓解症状。

3. 按摩可以增强体质，有效祛除寒气

按摩能够促进人体新陈代谢，加速血液循环，增强白细胞吞噬细胞的能力，因此，按摩可以有效提高人体免疫力。

4. 按摩可以活动关节

人们可以通过按摩来增强关节的活动度，从而有效治疗关节病。

通过以上作用原理，按摩即可有效祛除人体内的寒气，因此对于体内寒气重的孩子，父母最好采用按摩的方法。

父母要正确使用经穴疗法

使用经络穴位，是项技术活，也可以说是把双刃剑，找对了地方，手法适当，可以益寿延年；如果一窍不通或者一知半解胡乱摆弄，往往会弄巧成拙，所以进行经穴疗法时应注意以下事项。

1. 如何找准穴位

找穴位最重要的，就是找对地方。在这里，我们介绍一些大家都能够使用的最简单的找穴道的诀窍。

（1）找反应。身体有异常，穴位上便会出现各种反应。这些反应包括：

压痛，用手一压，会有痛感。

硬结，用手指触摸，有硬结。

感觉敏感，稍微一刺激，皮肤便会很痒。

色素沉淀，出现黑痣、斑点。

温度变化，和周围皮肤有温度差，比如发凉或者发烫。

在找穴位之前，先压压、捏捏皮肤看看，如果有以上反应，那就说明找对地方了。

（2）记分寸。大拇指的指节宽度是一寸，把四指并拢，从指尖数的宽度就是三寸。比如，“足三里”这个穴位，找的时候只要从外膝眼处往下横四指，然后再往外一横拇指就找到了。

2. 学会利用身边的器物

把五六支牙签用橡皮条绑好，以尖端部分连续扎刺等方式刺激穴道；刺激过强时，则用圆头部分，此法可达到和针灸疗法相同的效果。

不喜欢针灸的朋友，可以用吹风机的暖风对准穴道吹，借以刺激穴道，这是温灸的一种。

以手指做按压的时候，若想省劲一些，可以用圆珠笔代替。方法是用圆珠笔头压住穴道，此法压住穴道部分的面积广，刺激较缓和。

此外，须注意的是，刺激穴位要在呼气时。呼气时刺激经络和穴位，传导效果更快更佳。

第2节

督脉是监督孩子健康的升阳大脉

长强可帮孩子消除便秘的烦恼

长强：长，长久的意思；强，强盛的意思，“长强”是指胞宫中的高温高压水湿之气由此穴位外输体表。本穴为督脉之穴，其气血物质来自胞宫，温压较高，向外输出时既强劲又饱满，并且源源不断，所以名“长强”。此穴属督脉穴，位于尾骨下，当尾骨端与肛门连线的中点处。

中医认为，按摩长强穴，能够促进直肠的收缩，使大便畅通，还能治疗便秘，并且能迅速止腹泻。如果长期坚持按摩此穴位，可以通任督、调肠腑，对肠炎、腹泻、痔疮、便血、脱肛等疾患，都有很好的治疗效果。除此之外，按摩长强，还对精神分裂、癫痫、腰神经痛等病症，有不错的调理和改善作用。

长时间坐在教室里学习的孩子大多缺乏运动，这使得他们很容易患上便秘的毛病。怎么办呢？任由便秘折磨孩子吗？当然不是，此时父母可以根据中医穴位治疗原理，适当帮助孩子按摩长强穴。按摩方法如下：

（1）先让孩子俯卧，父（母）将手放在孩子臀后尾骨端与肛门连线的中点处，接着用中指用力揉按穴位，此时便秘的孩子会感到酸胀，同时还会觉得酸胀感向体内和四周扩散。

（2）为了彻底帮孩子解决便秘的烦恼，父（母）最好长期帮孩子按摩此穴位，每天早晚各一次，每次两三分钟即可。

命门让孩子不再尿床

命门：命，人的根本；门，出入的门户。本穴因其位处腰背的正中部位，内连脊骨，在人体重力场中为位置低下之处，脊骨内的高温高压阴性水液由此外输体表督脉，本穴外输的阴性水液有维系督脉气血流行不息的作用，为人体的生命之本，所以叫作命门。命门属督脉穴，位于人体腰部，当后正中线上，第二腰椎棘突下凹陷处，用指压时有强烈的压痛感。

中医认为，按摩命门穴对于肾气不足、精力衰退的人来说，有固本培元的作用，对治疗腰痛、腰扭伤、坐骨神经痛也有着显著的效果。经常按摩此穴可以治疗阳痿、遗精、月经不调、头痛、耳鸣、四肢冷等疾患，除此之外，按摩命门穴还可以治疗小儿遗尿。

所以，如果你的孩子也有尿床现象的话，不妨适当为其按摩命门穴，按摩方法如下：

（1）先让孩子背坐或俯卧，双手下垂。

（2）父（母）用手中指的指腹按住穴位。

（3）父（母）双手中指同时用力揉按孩子的命门穴，直到孩子感觉酸胀为止。

（4）父（母）左右手中指轮流为孩子按摩此穴位，先左后右，每次按摩三四分钟即可。

身柱帮助孩子止咳定喘

身柱：身，身体也；柱，支柱也。该穴名意指督脉气血在此吸热后化为强劲饱满之状。本穴物质为神道穴传来的阳气，至本穴后，此气因受体内外传之热而进一步胀散，胀散之气充斥穴内并快速循督脉传送使督脉的经脉通道充胀，如皮球充气而坚可受重负一般，所以叫作身柱。该穴位属督脉道，位于人体后背部，当后正中线上，第三胸椎棘突下凹陷处。

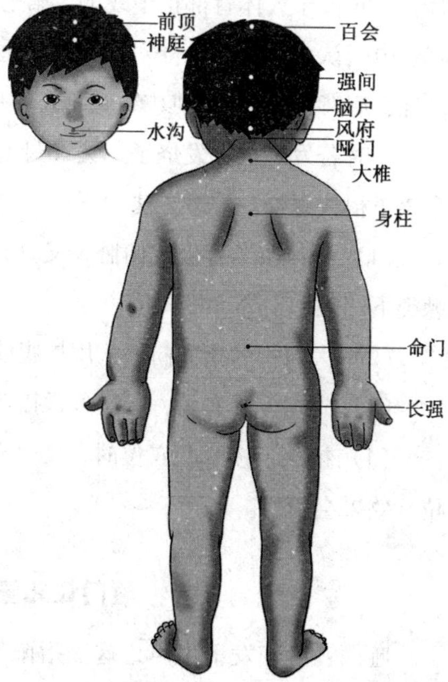

小儿督脉上的主要穴位

中医认为，经常按摩身柱穴，对气喘、感冒、咳嗽、肺结核，以及由于咳嗽而导致的肩背疼痛等疾患，具有特殊的疗效，还能够有效治疗虚劳喘咳、支气管炎、肺炎、百日咳等。除此之外，长期按压该穴位，对脊背强痛、小儿抽搐、癔症、热病、中风不语等病症，有良好的调理和保健作用。

现实生活中，孩子的脏腑娇嫩，功能还没有健全，特别是肺和脾脏的机能较弱，所以很容易患上感冒、发热、咳嗽、哮喘等疾病。此时，帮孩子按摩身柱穴就具有很好的防治作用。按摩方法如下：

(1) 让孩子背坐或俯卧，双手下垂，父（母）把手放到患儿身柱穴上。

(2) 父（母）用中指的指尖揉按孩子的身柱穴，直到孩子感觉刺痛为止。

(3) 为了更好的帮孩子止咳定喘，父（母）可以长期坚持为孩子按摩此穴位，先左手后右手，每次各揉按三四分钟即可。

小儿感冒发烧找大椎

大椎：大指高大，椎指脊椎骨。“大椎”的意思是指手足三阳的阳热之气由此处汇入本穴，并与督脉的阳气上行头颈。本穴物质一为督脉陶道穴传来的充足阳气，二为手足三阳经外散于背部阳面的阳气，穴内的阳气充足满盛，如椎一样坚实，所以叫作“大椎”，也叫作“百劳穴”“上杼穴”。“百劳”是指穴内气血为人体各条阳经上行气血汇聚而成，“上杼”是指穴内气血为坚实饱满之状。该穴位于人体背部正中线上，第七颈椎棘突下凹陷中。

中医认为，按摩大椎穴，有解表通阳、清脑宁神的作用，还能够治疗感冒发烧、肩背痛、头痛、咳嗽、气喘、中暑、支气管炎、湿疹、血液病等疾病。

平时若发现孩子发烧了，父（母）可以适当帮孩子按摩大椎穴，这样能够令孩子很快退烧。按摩方法如下：

(1) 先让孩子背坐或俯卧，父（母）把手放在患儿背后正中线，第七颈椎棘突下凹陷中，即大椎穴位。

(2) 大拇指的指尖向下，用指腹或指尖揉按穴位，直到孩子感觉酸胀为止。

(3) 先左手后右手，每次各揉按两三分钟。

(4) 帮孩子按摩此穴位时，父（母）也可以准备一块刮痧板，用来刮擦穴位，效果会更好。

哑门让儿童声音不再沙哑

哑门：哑，发不出声，这里指阳气在此开始衰败。门，出入的门户。该穴名意思是指督阳气在此散热冷缩。该穴位物质为大椎穴传来的阳热之气，至该穴后因其热散而收引，阳气的散热收引太过则使人不能发声，所以叫作哑门，哑门也就是失语的意思。哑门穴又叫作“舌厌穴”“横舌穴”“舌黄穴”“舌肿穴”。该穴位于项部，当后发际正中直上 0.35 寸，第一颈椎下。

中医认为，按摩这个穴位，能够有效治疗舌缓不语、音哑、头重、头痛、颈项强急、癫狂、痫症、癔症、衄血、重舌、呕吐等疾病。若长期坚持，对失眠、精神烦躁、鼻出血、瘫痪也有显著疗效。配合按摩关冲穴，可以通阳开窍，治疗舌强不语。

孩子不知道如何保护自己的嗓子，所以偶尔会出现声音沙哑的情况。此时，父母只要帮孩子按摩一下哑门穴，就能够使其症状得到缓解。不过，这个穴位很特殊，假如按摩或者针灸的方法不对，不但治不了病，反而可能会引起失声等后遗症。所以，父母在给孩子按摩这个穴位的时候，一定要慎重。按摩方法如下：

（1）先让孩子背坐着，父（母）把手伸到孩子后脑处，手掌心向头，扶住后脑勺，四指的指尖向头顶，大拇指的指腹所在的部位就是哑门穴。

（2）此时，父（母）的大拇指指尖向下，用指腹或者指尖按揉穴位，直到孩子感觉酸胀为止。

（3）先左手后右手，分别给孩子按摩，每次按摩三四分钟即可。

脑户让孩子头痛立刻减轻

脑户：脑，大脑。户，出入的门户。该穴名意指督脉气血在此变为天之下部的水湿云气。本穴物质为风府穴传来的水湿风气以及膀胱经外散而至的水汽，至本穴后，二气相合而变为天之下部的水湿云气，此气能随人体所受风寒而冷降归地并入于脑，所以叫作脑户。脑户穴也叫作“会额穴”“会颅穴”“合颅穴”“迎风穴”“仰风穴”“匝风穴”。该穴位属督脉足太阳之会，位于人体头部，风府穴上 1.1 寸，枕外隆凸的上缘凹陷处。

中医认为，按摩这个穴位，不仅可以治疗头晕、项强、失音、癫痫，而且对头重、头痛、面赤、目黄、眩晕、面痛、音哑、项强、癫狂痫症、瘿瘤等疾病有不错的治疗效果。

若孩子有头痛症状，父母适当为孩子按摩脑户穴，可以适当减轻其头痛症状。按摩方法如下：

（1）先让孩子背坐，父（母）两手放在患儿后脑处，手掌心向头，扶住后脑勺，四指的指尖向头顶，大拇指的指腹所在的部位就是脑户穴。

（2）接着，父（母）的大拇指指尖相互叠加向下，用指腹或指尖按揉穴位，直到孩子感觉酸痛为止。

（3）分别用两手为孩子轮流按摩此穴位，先左后右，每次按摩三四分钟即可。

按摩风府，孩子感冒头疼不需打针吃药

风府：风，穴内气血为风气；府，府宅的意思。“风府”是指督脉之气在此吸湿化风。本穴物质为哑门穴传来的天部阳气，至本穴后，此气散热吸湿，并化为天部横行的风气。本穴为天部风气的重要生发之源，所以名“风府”，也称“舌本穴”“鬼穴”。该穴位属督脉穴，位于人体的后颈部，当后发际正中直上0.7寸，枕外隆凸直下，两侧斜方肌之间凹陷处。

中医认为，按摩这个穴位，不仅可以治疗头痛、眩晕、暴音不语、咽喉肿痛、感冒，发烧，而且对癫狂、痫症、癔症、中风不语、悲恐惊悸、半身不遂、眩晕、颈项强痛、目痛、鼻出血，都具有显著疗效。

所以，现实生活中，如果孩子不小心患上了风寒感冒、头痛时，父母可以适当为其按摩风府穴。按摩方法如下：

（1）先让孩子背坐或俯卧，父（母）两只手伸到孩子颈后，放在孩子后脑处。

（2）父（母）手掌心向头，扶住孩子的后脑勺，左手在下，四指的指尖向头顶，大拇指的指尖向下按住穴位，右手在左手上，右手大拇指的指腹按在左手大拇指的指甲上。

（3）父（母）双手的大拇指从下往上用力揉按，直到孩子感觉到酸痛为止。

（4）父（母）用左右两手的大拇指轮流为孩子按摩此穴，先左后右，每次揉按两三分钟即可。

强间让孩子睡好心情好

强间：经穴名，出自《针灸甲乙经》。强，强盛的意思；间，二者之中的意思。“强间”的意思是指督脉气血在此吸热后，化为强劲的上行阳气。本穴物质

为脑户穴传来的水湿风气，到达本穴后，因受颅脑的外散之热，水湿之气吸热化为天部强劲的阳气，并循督脉上行，所以叫作“强间”。强间别名大羽穴，“大羽”的意思是指本穴上传的阳气中夹带有一定的水湿。该穴位属督脉，位于头部，当后发际正中直上 3 寸，即脑户穴上 1.1 寸处。

中医认为，坚持长期按压这个穴位，不仅可以治疗头痛、目眩、颈项强痛、癫狂痫症、烦心、失眠等疾患，而且对于治疗脑膜炎、神经性头痛、血管性头痛、癔症等，有显著效果。

现实生活中，小孩子失眠也是常有的事。面对这种情况，父母应该根据穴位治疗原理，帮助孩子按摩强间穴，按摩方法如下：

（1）先让孩子背坐或者俯卧，父母双手伸过患儿颈项，放在后脑处，手掌心向着头部，扶住后脑勺，四指的指尖并拢并向着头顶，此时，中指的指尖所在的部位就是强间穴。

（2）父母用中指和食指的指腹帮孩子按揉此穴位，直到孩子感觉酸胀为止。

（3）为了达到效果，父母每次给孩子按摩此穴的时间应该掌握在三分钟左右。

孩子忧郁烦躁失眠点百会

百会：百，数量词，多的意思；会，交会。“百会”指手足三阳经及督脉的阳气在此交会。本穴在人的头顶，在人的最高处，因此，人体各经上传阳气都交会于此，所以名“百会”。百会穴也叫作“顶中央穴”“三阳五会穴”“天满穴”“天蒲穴”“三阳穴”“五会穴”“巅上穴”。该穴属于督脉穴，位于人体头部，在头顶正中线与两耳尖端连线的交点处。

中医认为，按摩百会穴，不仅可以开窍宁神，治疗失眠、神经衰弱，而且可以平肝息风，治疗头痛、眩晕、休克、高血压、中风失语、脑贫血、鼻孔闭塞等疾病。

如果你的孩子长期感到忧郁不安、情绪不佳，还时常头昏、脑胀、胸闷、失眠，身为父母的你就应该根据穴位治疗原理帮助孩子按摩百会穴。按摩方法如下：

（1）先让孩子背对自己坐着，父母举起双手，张开虎口，大拇指的指尖碰触患儿耳尖，手掌心向头，四指朝上。

(2) 父母双手的中指在孩子头顶正中相碰触。

(3) 父母将左手的中指按压在穴位上，右手的中指按在左手中指的指甲上，双手的中指交叠，同时向下用力揉按穴位，直到孩子感觉酸胀为止。

(4) 为了加强效果，父母每次给孩子按摩此穴位时时间都应保持在两三分钟左右。

小儿急惊风找前顶

前顶：经穴名，出自《针灸甲乙经》。前，前部的意思；顶，顶撞。“前顶”的意思是指前面督脉的上行之气在此被顶撞而不能上行。本穴物质来自于百会穴传来的天部阳气和囟会穴传来的天部水湿之气。百会穴传来的阳气至本穴时散热冷缩，囟会穴的水湿之气上行至本穴时则吸热蒸升，二气在本穴相会后，降行的气血顶住了上行的气血，所以叫作“前顶”。该穴属督脉，位于人体的头部，当前发际正中直上2.6寸，即百会穴前1.1寸处。

中医认为，长期按摩前顶穴，不仅可以治疗癫痫、头晕、头顶痛、目赤肿痛、小儿惊风等疾病，还可以治疗高血压、鼻炎、中风后引起的偏瘫等疾病。除此之外，配合按摩攒竹穴、人中穴，还有息风镇静、清热宁神的作用，能够治疗小儿急惊风。

所以，当你发现自己的孩子患上小儿急惊风时，就可以适当为其按摩前顶穴。按摩方法如下：

(1) 先让孩子正坐，双手下垂，头微向前倾，父（母）双手举过患儿头，手掌心朝下，手掌放松，自然弯曲，手指尖下垂，大致成瓢状，此时，父（母）中指指尖触碰的部位就是前顶穴。

(2) 父（母）把左手的中指按压在穴位上，把右手的中指按压在左手中指的指甲骨纹，双手中指交叠，并同时向下用力按揉穴位，直到孩子有酸胀感为止。

(3) 父（母）两只手轮流为孩子按摩此穴位，先左后右，每次按摩两三分钟即可。

神庭让孩子远离鼻炎烦恼

神庭：神，天部之气；庭，庭院，聚散之所。该穴名意指督脉的上行之气在此聚集。本穴物质为来自胃经的热散之气及膀胱经的外散水湿，在本穴为聚集之状，本穴如同督脉天部气血的会聚之地，所以叫作神庭，也叫作天庭穴。该穴属督脉穴，位于人体头部，当前发际正中直上 0.35 寸处。

中医认为，按摩神庭穴，不仅可以治疗头晕、呕吐、眼昏花等症状，还能够治疗鼻流清涕、急性鼻炎、泪腺炎、癫痫等病症。

所以，如果你的孩子一不小心患上急性鼻炎，身为父母，你一定要适当为其按摩神庭穴，从而为其缓解症状，并最终远离鼻炎烦恼。按摩方法具体如下：

（1）先让孩子正坐或仰卧，父（母）双手举过患儿头，手掌心朝下，手掌放松，自然弯曲，手指尖下垂，大致成瓢状，中指指尖触碰的部位即为神庭穴。

（2）父母左右手的中指指尖垂直，相并放在孩子的神庭穴上，并用指甲或指背轻触。

（3）父母用双手中指的指尖揉按该穴位，也可以用指甲尖掐按该穴位。

（4）每次按摩的时间掌握在四分钟左右即可。

紧急救命就靠水沟

水沟：水，指穴内物质为地部经水；沟，水液的渠道。“水沟”的意思是指督脉的冷降水液在此循地部沟渠下行。本穴物质为素髎穴传来的地部经水，在本穴的运行为循督脉下行，本穴的微观形态如同地部的小沟渠，所以叫作“水沟”。水沟也叫作人中，人中指本穴位在头面天地人三部中的人部，即鼻唇沟中部。该穴属督脉穴，位于人体上唇上中部，人中沟的上 1/3 与中 1/3 的交点，用指压时有强烈的压痛感。

中医认为，按摩水沟穴，不仅可以开窍清热、宁神志、利腰脊，治疗休克、昏迷、中暑、颜面水肿、晕车、晕船、失神、急性腰扭伤等疾病，而且对口臭、口眼部肌肉痉挛等疾病，有良好的治疗效果。除此之外，按摩此穴位还可以治疗癫狂、小儿惊风、中风昏迷、牙关紧闭、口眼歪斜、癔症、精神分裂症等。

所以，只要你的孩子出现上述症状之一，你可以适当为其按摩水沟穴。具体的按摩方法如下：

（1）先让孩子正坐或仰卧，双手下垂，父（母）伸手放孩子的面部，五指朝上，手掌心向内，食指弯曲放在鼻沟中上部，此部位就是水沟穴。

（2）父（母）食指弯曲，用指尖按摩该穴位，直到孩子感觉到刺痛为止。

（3）父（母）用两只手为孩子按摩此穴，先左后右，每次各按摩一两分钟即可，要是情况紧急，可用指甲掐按一两分钟。

第3节

任脉掌管孩子肠胃健康

阴交让孩子腹泻终止

阴交，阴，阴水之类；交，交会的意思；“阴交”的意思是指任脉冲脉的上行水气在此交会。本穴物质中有气海穴传来的热胀之气，有冲脉夹肾经而行的水湿之气外散传至本穴，二气交会后，形成本穴的天部湿冷水气，所以叫作“阴交”，也叫作“少关穴”“横户穴”“少目穴”“丹田穴”“小关穴”。该穴属任脉穴，位于人体的下腹部，前正中线上，当脐中下0.7寸。

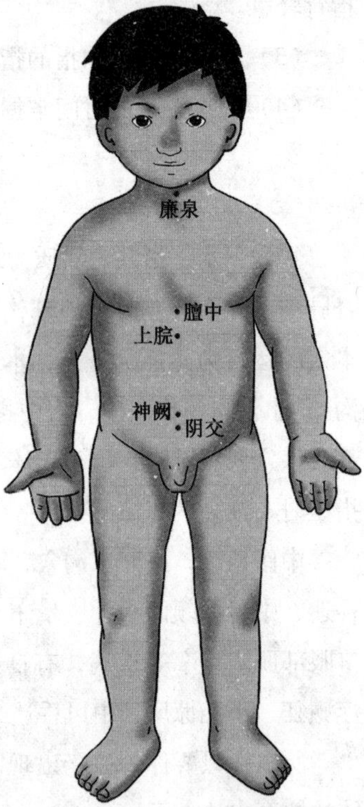

小儿任脉上的主要穴位

中医认为，按摩这个穴位，不仅可以调经固带、利水消肿，还可以治疗腹痛、绕脐冷痛、腹满水肿、泄泻、疝气、阴痒、小便不利、小儿陷囟、腰膝拘挛等疾病。此外，长期按摩此穴位，对鼻出血、肠炎、肠鸣等，有良好的治疗效果。

所以，当你的孩子遇到腹泻不止的情况时，你可以轻轻为其按摩阴交穴，这样可以帮其减轻腹泻的症状，并使其迅速恢复健康。具体的按摩方法如下：

（1）先让孩子仰卧，父（母）把左手四指并拢，手掌心朝内，手指尖朝下，四指放在孩子的小腹上，大拇指放在孩子神阙穴下方的部位，也就是阴交穴。

（2）父（母）把双手的大拇指叠加，轻轻按摩孩子的阴交穴，直到孩子感觉酸胀为止。

（3）每天早晚各为孩子按摩一次，每次按摩两三分钟即可。

神阙让肠炎腹痛不再干扰孩子的生活

神阙：神，尊、上、长，指父母或先天；阙，牌坊。该穴名意指先天或前人留下的标记。神阙穴是人体任脉上的重要穴位之一，是长寿大穴，位于人体的腹中部，肚脐中央。神阙与人体的生命活动密切相关。母体中的胎儿是靠胎盘呼吸的，属于先天真息状态；婴儿脱体后，脐带被切断，先天呼吸终止，后天肺呼吸开始，而脐带、胎盘紧连在脐中，没有神阙穴，生命就不复存在。

中医认为，经常按摩神阙穴，可以使人体真气充盈、精神饱满、体力充肺、腰肌强壮、面色红润、耳聪目明、轻身延年，并对腹痛肠鸣、水肿膨胀、泻痢脱肛、中风脱症等有独特的疗效。此外，如果配合按摩石门穴、关元穴，有温补肾阳、温阳利水、通经行气的作用，可以治疗大腹水肿、小便不利、久泄不止、肠鸣腹痛等疾病。

所以，当你的孩子患上肠炎腹痛时，你可以适当为其按摩神阙，具体的按摩方法如下：

（1）先让孩子正坐或仰卧，父（母）双手轻搓患儿直到微热，用左手手掌的掌心对准肚脐，覆盖在肚脐上，右手手掌的掌心向下，覆盖在左手的掌背。

（2）父（母）双手的手掌同时用力按摩孩子的神阙穴，直到孩子感觉酸痛为止。

（3）每天早晚各为孩子按摩一次该穴位，每次按摩两三分钟即可。

上脘是增加孩子胃动力的好帮手

上脘：经穴名，出自《针灸甲乙经》。上，上部；脘，空腔。该穴名意指胸腹上部的地部经水在此聚集。本穴物质为胸腹上部下行而至的地部经水，聚集本穴后再循任脉下行，经水由此进入任脉的巨空腔，所以叫作上脘。该穴位别名胃脘，属任脉，是任脉、足阳明、手太阳之交会，位于人体上腹部，前正中线上，当脐中上 3.5 寸。

中医认为，按摩上脘穴，不仅有和胃降逆、化痰宁神的作用，而且对反胃、呕吐、食不化、胃痛、纳呆、腹胀、腹痛、胃炎、胃扩张、肠炎等具有很好的治疗效果。

所以，如果你希望增强孩子的胃动力，就可以适当为其按摩此穴位。具体的按摩方法如下：

(1) 先让孩子仰卧，父母双手伸向患儿胸前，手掌放松，大致成瓢状，手掌心向下，中指的指尖所在的部位也就是上脘穴。

(2) 父母双手的中指同时用力按揉该穴位，直到孩子感觉刺痛为止。

(3) 每天早晚给孩子按摩一次，每次按摩两三分钟即可。

膻中是治疗儿童呼吸道系统疾病首选穴

膻中：膻，羊臊气或羊腹内的膏脂，此指穴内气血为吸热后的热燥之气；中，与外相对，指穴内。膻中名意指任脉之气在此吸热胀散。本穴物质为中庭穴传来的天部水湿之气，至本穴后进一步吸热胀散而变化热燥之气，如羊肉带有辛臊气味一般，所以叫作膻中。该穴位属任脉的穴道，在人体的胸部，人体正中线上，两乳头之间连线的中点。

中医认为，按摩这个穴位，有调气降逆、宽胸利膈的作用，能够治疗支气管哮喘、支气管炎、咳嗽、气喘、咯唾脓血、胸痹心痛、心悸、心烦等疾病。此外，如果配合按摩内关穴、三阴交穴、巨阙穴、心平穴、足三里穴，还可以治疗冠心病、急性心肌梗死等疾病。

所以，如果你的孩子呼吸系统出现问题，比如患上支气管哮喘、支气管炎等，就可以适当为其按摩膻中穴。具体的按摩方法如下：

(1) 先让孩子仰卧，父（母）双手伸向胸前，手掌放松，大致成瓢状，手掌心向下，中指的指尖放在孩子双乳的中点位置，也就是膻中穴。

(2) 父（母）双手的中指同时用力按摩此穴位，直到孩子感觉刺痛为止。

(3) 父（母）左右两手的中指轮流为孩子按摩此穴位，先左后右，每次按摩两三分钟即可。

廉泉让孩子舌头听使唤

廉泉：经穴名，出自《灵枢·刺节真邪》。廉，廉洁的意思；泉，水的意思，“廉泉”的意思是指任脉气血在此冷缩而降。本穴物质为天突穴传来的湿热水汽，至本穴后散热冷缩，由天之上部降至天之下部，本穴如同天部水湿的收廉之处，所以叫作“廉泉”。廉泉别名本池、舌本，属任脉穴，位于人体的颈部，当前正中线上，结喉上方，舌骨上缘凹陷处。

中医认为，按摩这个穴位，不仅可以治疗舌下肿痛、舌根急缩、舌纵涎出、舌强、中风失语、舌干口燥、口舌生疮、暴喑、喉痹、聋哑、咳嗽、哮喘、消渴、食不下等疾患，而且对言语不清、口腔炎等症状，都有很好的治疗效果。

所以，如果你的孩子因为受了风寒或者中风，而导致舌头不能转动、不能说话、大舌头等，你就可以适当为其按摩廉泉穴，能起到一定的缓解作用。具体的按摩方法如下：

（1）先让孩子正坐或者仰卧，父（母）伸出手，手掌心向里，手指尖向上，大拇指弯曲，用手指尖按揉下巴下穴位，这个部位也就是廉泉穴。

（2）父（母）大拇指弯曲，用指尖从上往下按揉孩子的廉泉穴，直到孩子感觉酸麻为止。

（3）父（母）交替用左右手的大拇指帮孩子按摩此穴位，每次按摩两三分钟即可。

第4节

手太阴肺经调治孩子呼吸

中府让孩子肺腑通畅

中府：中，指中焦；府，是聚集的意思。手太阴肺经之脉起于中焦，此穴为中气所聚，又为肺之募穴，藏气结聚之处。肺、脾、胃合气于此穴，所以名为中府。又因位于膺部，为气所过的俞穴，所以又称“膺俞”，该穴属于手肺经脉的穴道。

中医认为，中府穴在针灸经络上是肺与脾脏经络交会的穴道，所以可以泄除胸中及体内的烦热。此外，按摩此穴对于小儿感冒引起的小儿病毒性心肌炎、小儿肺炎、咳嗽、胸肺胀满、胸痛、肩背痛等病症，也具有很好的治疗效果。

所以，如果你的孩子长期郁闷不乐、心情烦躁、胸闷气短的话，你可以适当为其按摩中府穴，这样有助于让孩子的肺腑更顺畅。具体的按摩方法如下：

（1）先让孩子正坐或仰卧。

（2）父（母）以右手食、中、无名三指并拢，用指腹按压左胸窝上，锁骨外端下，直到孩子感到酸痛闷胀的位置，即中府穴。

（3）父（母）给孩子用指腹向外顺时针按摩两三分钟。

（4）再用左手以同样的方式，逆时针为孩子按摩右胸中府穴。

尺泽是孩子腹痛发热的首选穴

尺泽：经穴名，出自《灵枢·本输》。尺，长度的单位；泽，指水之聚处。在“考骨度法”中，有从腕至肘定为一尺者，穴当肘窝深处，为肺经合穴，属水，扬上善指出水井泉，流注行已，便于入海，所以叫作“尺泽”。该穴又叫作鬼受、鬼堂，属手太阴肺经，位于手臂肘部肘横纹中，肱二头肌腱桡侧凹陷处。

中医认为，按摩此穴对无名腹痛、小儿咳嗽、气喘、肺炎发热、支气管炎、咽喉肿痛有一定疗效。

所以，如果你的孩子有腹痛发热现象时，不妨为其适当按摩尺泽穴，这样有助于缓解其症状。具体的按摩方法如下：

（1）先让孩子伸臂向前，仰掌，掌心朝上，微微弯曲约35度。

（2）父（母）用一只手，手掌由下而上轻托患儿肘部。

（3）父（母）弯曲大拇指，以指腹按压尺泽穴，直到孩子感觉酸痛为止。

（4）父（母）左右两手交替为孩子按摩此穴，每次按摩两三分钟即可。

孔最让孩子坐得住，不生痔

孔最：经穴名，出自《针灸甲乙经》。孔，孔隙的意思；最，多的意思。此处穴位是肺经之穴，从四季时序上讲，肺与秋对应，性燥，肺经所过之处其土（肌肉）亦燥（肺经之地为西方之地），从尺泽穴流来的地部经水大部分渗透漏入脾土之中，脾土在承运地部的经水时就像过筛一般，所以此处穴位名叫“孔最穴”。它是肺脏气血聚集的地方，所以能够开窍通瘀，是调理孔窍疾病最有用的穴位。该穴位属手太阴肺经经脉上的穴道，在尺泽穴下约3.5寸处。手臂前伸手掌向上，从肘横纹（尺泽穴）直对腕横纹脉搏跳动处（太渊穴）下行3.5寸处。

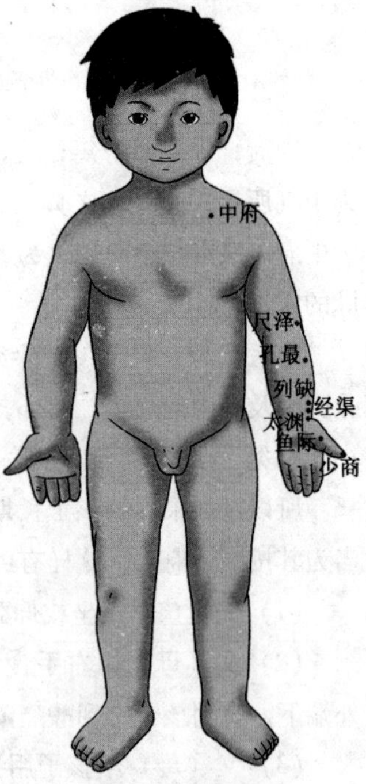

小儿肺经上的主要穴位

中医认为，按摩孔最穴不仅可以治疗小儿大肠炎及痔疮，而且对于小孩子身体热病、头痛、吐血、肺结核、手指关节炎、小儿咳嗽、嘶哑失声、咽喉痛等病症都有很好的调理保健作用。

所以，如果你的孩子患上了痔疮，你就可以

适当为其按摩孔最穴，这样可以为其调降肺气，清热止血，调理痔疮。具体的按摩方法如下：

（1）先让孩子患儿手臂向前，仰掌向上，以另一只手握住手臂中段处。

（2）父（母）用拇指指甲垂直下压揉按，孩子就会有强烈的酸痛感。

（3）因为孩子左右两臂各有一个孔最穴，所以父（母）应该先左后右，每次各为孩子按摩两三分钟。

“列缺”霹雳，止住孩子头痛

列缺：经穴名，出自《灵枢·经脉》。列，是指“分解”；缺，就是“器破”的意思。列缺，指的是“天闪”，我国古代称闪电，就是天上的裂缝（天门）为列缺。肺脏位于胸中，居五脏六腑之上，象征“天”。手太阴肺经从这处穴位分支，而别通手阳明大肠经脉，脉气由此别裂而去，像是天庭的裂缝。列缺穴属于手太阴肺经，又叫作“童玄”。此穴位是八脉交会穴之一，位于桡骨茎突的上方，腕横纹上1.1寸处，即左右两手虎口相互交叉时，当一手的食指压在另一手腕后桡骨茎突上之小凹窝处，约距腕关节1.1寸处。

中医认为，按摩该穴位主治小儿头部、颈项各种疾病，对任何热病均具有良好的退热效果。另外，可以调理孩子的食道痉挛。父母经常给孩子掐按此穴，对于孩子三叉神经痛、颜面神经麻痹、桡骨部肌炎、小儿咳嗽、哮喘、鼻炎、齿痛、脑贫血等疾病，有很好的保健调理的效果。

所以，如果你的孩子喊着头痛时，你可以适当为其按摩列缺穴，相信会有立竿见影的效果。具体的按摩方法如下：

（1）父（母）和孩子的双手拇指张开，两手的虎口接合成交叉形。

（2）父（母）的食指压在孩子手的桡骨茎状突起的上部，食指尖到达的地方。

（3）父（母）用食指的指腹揉按，或者用食指的指甲尖掐按，直到孩子感觉到酸痛或酥麻。

（4）先左手后右手，每次各为孩子按摩两三分钟。

孩子牙痛按摩经渠

经渠：经，经过、路径的意思；渠，指水流的道路。经渠穴的意思是“肺经的经水流过的渠道”，因为它位于列缺穴的下面，列缺穴外溢的水在此处回流肺经，所以叫作“经渠穴”。该穴属手太阴肺经穴，位于前臂掌侧，腕横纹上0.7寸，桡动脉外侧处，正当桡侧腕屈肌腱外侧。

中医认为，父母经常按摩患儿这个穴位，对咳嗽、喉痹、咽喉肿痛，具有良好的治疗效果。此外，按摩该穴位对胸痛、手腕痛也有一定的治疗效果。

所以，当孩子胸痛、手腕痛时，你适当为其按摩经渠穴，可以起到一定的缓解作用。具体的按摩方法如下：

(1) 先让孩子伸出一手，掌心向上，父（母）用一只手给此手把脉。

(2) 父（母）中指指腹按压经渠所在之处，稍微用力，会使孩子有轻微的酸胀感。

(3) 父（母）用中指指腹轻轻按摩孩子左右两穴，每次各按两三分钟即可。

气血不足，太渊相助

太渊：太，大并达到极致的意思；渊，深涧、深洞的意思，此处是指穴位的形态。这个穴位的名称来自于从类似的角度描述穴位在微观下的形态特征，指肺经水液在这个地方散化成为凉性水湿。因为此处穴位在手内横纹的凹陷处，经水的流向是从地之天部流向地之地部的，就如同经水从山的顶峰流进地面深渊的底部，所以叫作太渊穴。太渊又叫作太泉，为的是避唐高祖的名讳。该穴位属于手肺经经脉上的穴道。手掌心朝上，腕横纹的桡侧，大拇指立起时，有大筋竖起，筋内侧凹陷处就是这处穴位。

中医认为，该穴位能够治疗气血不足、无脉症，且对流行性感冒，咳嗽、支气管炎、气喘、胸痛、咽喉肿痛等具有良好的疗效。此外，如果父母长期为患有失眠、腕关节及周围软组织疾病、肋间神经痛等病症的孩子按摩此穴位，可以起到很好的治疗效果。

所以，如你的孩子气血不足的话，你适当为其按摩太渊穴，可以起到很好的改善效果。具体的按摩方法如下：

(1) 先让孩子正坐着，手臂前伸，手掌心朝上，太渊穴就位于孩子的手腕横纹上，拇指的根部。

(2) 父（母）的手掌轻轻握住孩子的手，大拇指弯曲，用大拇指的指腹和指甲尖垂直方向轻轻掐按孩子的太渊穴，直到孩子有酸胀的感觉为止。

(3) 分别为孩子按摩左右两手的太渊穴，每次按摩两三分钟即可。

孩子失声按摩鱼际

鱼际：经穴名，出自《灵枢·本输》。鱼，比喻水中之物，阴中之阳；际，际会、会聚的意思。因为鱼际穴位于大拇指后内侧，在隆起犹如鱼形的肌肉边际的凹陷处，所以叫作“鱼际穴”，这处穴位的气血物质是从太渊穴传来的地部经水。因为肺经经水流经列缺穴时分流，流至太渊穴后又失散，所以，传到此处穴位时，地部经水已经变得很稀少了。而这处穴位处于西方之地，地性干燥，所以，经水吸收脾土之热后，大量蒸发上达于天。鱼际的意思就是指穴位内的气血由阴到阳的变化。鱼际穴属于手肺经经脉上的穴道。手掌心朝上，在第一掌骨中点之桡侧，赤白肉的交际处。

中医认为，该穴位可以治疗小儿声带疾患、长茧、失音等。此外，如果父母可以长期为孩子按摩此穴位，还可以缓解其口干舌燥的症状。

具体的按摩方法如下：

（1）父（母）用一只手的手掌轻握着患儿手的手背，另一只手大拇指弯曲，用指甲尖垂直方向轻轻掐按第一掌骨侧中点处，孩子就会产生强烈的酸胀感。

（2）父（母）分别为孩子按摩左右两手的同一穴位，每次两三分钟即可。

没事常掐少商，儿童感冒不来烦

少商：少，阴中生阳的意思。中国古代的五音六律，分宫、商、角、徵、羽。在中医上，“商”属肺经之根，所以叫作“少商”。该穴位属于手肺经经脉上的穴道，在拇指的桡侧，距离指甲角约一分处。

中医认为，遇到流行性感冒、腮腺炎、扁桃腺炎或者小儿惊风、喉部急性肿胀、呃逆等，都可以用“少商穴”来调治。此外，按摩此穴位可以开窍通郁，治疗小儿食滞吐泻、唇焦、小儿慢性肠炎等。此外，现代临床医学还证明，此穴位可以治疗一些呼吸系统疾病，如支气管、肺炎、咯血等。

所以，为了避免孩子患上了流行性感冒，你不妨经常为其按摩少商穴，这样可以帮助孩子防治感冒。具体的按摩方法如下：

（1）先让孩子将大拇指伸出。

（2）父（母）用一只手的食指和中指轻轻握住孩子的大拇指。

（3）父（母）大拇指弯曲，用指甲的甲尖垂直按摩此穴位，直到孩子有刺痛的感觉为止。

（4）父（母）依次按摩孩子左右两手上的少商穴，每次个按摩两三分钟即可。

第5节

手阳明大肠经是保护孩子胳膊与排泄的大脉

孩子胸中气闷找商阳

商阳，根据《易经》和阴阳五行的原理，肺和大肠都属“金”。而商阳穴位于手大肠经脉的开始之处，承受手肺经的经脉之气，并且由阴侧转入阳侧。在五行之中，金的音属商，所以被称为“商阳”。该穴属于手大肠经脉上的穴道，位于食指的桡侧，距离指甲角旁大约一分处。

中医认为，该穴位对于治疗儿童胸中气闷、哮喘咳嗽、四肢肿胀、热病无汗等，有着不错的效果。而且，父母长期为患有咽喉肿痛、牙痛、中风昏迷、手指麻木、耳鸣、耳聋等病症的孩子按摩此穴位，可以起到很好的治疗效果。除此之外，现代临床医学常用它来治疗咽炎、急性扁桃体炎、腮腺炎、口腔炎、急性胃肠炎、中风昏迷等，都有不错的效果。

所以，当你的孩子因为受了风寒而胸中气闷、咳嗽、全身发热、皮肤滚烫时，你可以适当为其按摩商阳穴，只要稍微用力地掐按此穴，就能令孩子的身体舒服不少。具体的按摩方法如下：

（1）孩子采用正坐的姿势，父（母）用手轻轻握住患儿手的食指，手掌背朝上，手掌心朝下。

（2）父（母）把大拇指弯曲，用指甲尖沿垂直方向，按摩孩子靠着拇指旁侧的穴道，直到孩子感觉刺痛为止。

（3）父（母）分别按摩孩子的左右两手，每天分别按摩两三分钟即可。

值得注意的一点是，父母在帮助孩子按摩商阳穴时，一定要注意力度，不需要太过于用力。

三间让孩子通便顺畅

三间：“三”是一个概数，与“二”相比稍大；间，间隔、间隙的意思。因为此处穴位的气血物质是从二间穴传来的天部清气，性温热，上行到三间后所处的天部位置比二间穴高，所以叫作“三间穴”。三间别名“少谷”“小谷”。该穴位属手大肠经脉上的穴道，微微握拳，在食指的桡侧、第二掌骨小头后的凹陷处，合谷穴前。

中医认为，该穴位对治疗小儿风火牙痛、眼睑痒痛、嗜卧、咽喉肿痛，扁桃腺炎、肠鸣下痢、手指及手背红肿等症，有显著效果。此外，按摩此穴位还可以帮助小孩子更顺畅的通便。

所以，如果你的孩子通便不畅的话，你可以适当为其按摩此穴，按摩的方法很简单，具体如下：

（1）先让孩子一只手平放，稍稍侧立。

（2）父（母）用一只手轻轻握住，大拇指弯曲，用指甲垂直掐按穴位，直到孩子感觉酸痛为止。

（3）每天早晚分别为孩子按摩左右两手上的三间穴，每次各按摩两三分钟即可。

孩子牙疼找合谷

合谷：经穴名，出自《灵枢·本输》，别名虎口。它是古代全身遍诊法三部九候部位之一，即中地部，以候胸中之气。因为它位于大拇指与食指之间的陷凹处，犹如两山之间的低下部分。拇指与食指的指尖相合时，在两指骨间有一处低陷如山谷的部位，所以叫作“合谷”，虎口是指手张开之后它的形状就像大大的虎口一样。该穴位属手阳明大肠经，为原穴。

中医认为，合谷穴为全身反应的最大刺激点，可以降低血压、镇静神经、调整机能、开关节而利痹疏风，行气血而通经清瘀；可以治头面的各种症状，不但对牙齿、眼、喉都有良好的功效，还能止喘、疗疮等；长期按摩此穴，对反射性头痛、耳鸣、耳聋、鼻炎、蓄脓症、扁桃腺炎、视力模糊、呼吸困难、肩胛神经痛、痰阻塞、窒息、虚脱、失眠、神经衰弱等症状也会有不错的治疗效果。

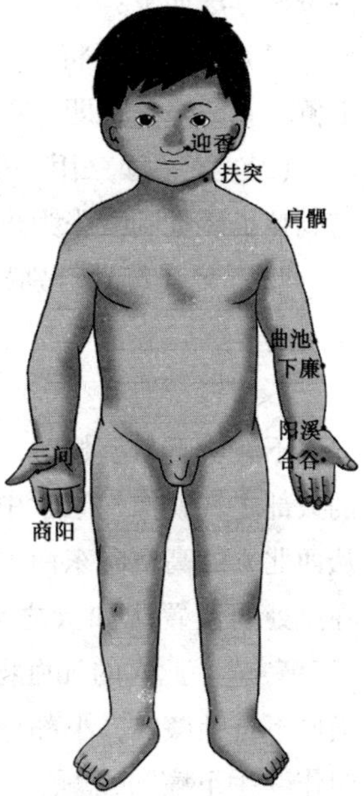

小儿大肠经上的主要穴位

所以，如果你的孩子牙疼的话，你可以适当为其按摩此穴位。具体的按摩方法如下：

（1）先让孩子一只手轻握空拳，拇指和食指弯曲，两指的指尖轻触、立拳。

（2）父（母）的手掌轻轻握在拳头外，用大拇指的指腹垂直按压穴位，直到孩子感觉到酸痛为止。

（3）父（母）分别按摩孩子左右两手上的合谷穴，每次各按两三分钟即可。

扁桃腺发炎找阳溪

阳溪：阳，热、有热气的意思，指此处穴位的气血物质为阳热之气；溪是路径的意思。大肠经的经气在此处吸收热气后，蒸腾上升行到天部。阳溪穴在手腕上侧的横纹前，两筋的凹陷中，形似小溪，其穴又属于阳经，所以叫作“阳溪”。该穴位又叫作中魁穴，指此处穴位的气血物质为阳热之气。“中魁”的意思就是指此处穴位向大肠本经输送阳热之气。因为从合谷传来的水湿云气在这里吸热后上升于天部，表现出火的特征，所以在五行中，该穴属火。该穴位属于手大肠经脉上的穴道，手掌侧放，翘起拇指，在手腕背侧，腕横纹两筋间凹陷中。

中医认为，阳溪穴有疏通气血，通经清瘀的功能。按摩此穴位，对于头痛、耳鸣、耳聋、扁桃腺炎、牙齿痛、结膜炎、寒热疟疾等病症，有很好的治疗效果。

所以，如果你的孩子扁桃腺发炎的话，你可以适当为其按摩阳溪穴。具体的按摩方法如下：

（1）先让孩子将手掌侧放，拇指伸直向上翘起，在腕背的桡侧，手腕横纹上侧有一凹陷处，即为本穴。

（2）父（母）用一手轻握孩子手背，大拇指弯曲，用指甲垂直掐按穴位，直到孩子感觉到酸胀为止。

（3）父（母）分别按摩孩子左右手上的阳溪穴，每次各按摩两三分钟即可。

下廉让孩子肠胃健康

下廉：下与上相对，指下部或下方的意思；“廉”是廉洁清明的意思。下廉的天部之气就像气象学中所说的在西北方向刚刚形成的高空冷湿气流，它不断从西北方的高空向东南方的低空移动，即横向下行。从温溜穴传来的水湿云系在此处的位置犹如天之天部，天之下部的气血物质相对廉洁清净，所以叫作“下廉穴”。此穴的气血物质为天之天部的水湿云气。水湿云气大部分散热冷却横向下行上廉穴，小部分则横向下行手五里穴。因为这个穴位位于手部，所以叫作“手下廉”，就是说这个穴位下部层次的气血物质洁净清明。该穴具体位于前臂背面桡侧，当阳溪与曲池连线上，肘横纹下3寸处。

中医认为，此穴位能够吸附并聚集天之天部的浊重之物并使其沉降，可以调理孩子肠胃、通经活络，能够治疗头痛、眩晕、目痛等病症，还可以治疗消化系统疾病，如腹痛、腹胀、肠鸣音亢进等。

所以，为了让孩子的肠胃更健康，你应该适当为其按摩下廉穴。具体的按摩方法如下：

（1）先让孩子侧腕屈肘，父（母）用一只手的手掌按住孩子一只手的手臂，父母大拇指位于孩子肘弯处，小指按压所在部位即为下廉穴。

（2）父（母）的食指和中指并拢，用指腹适当按摩此穴位，直到孩子感觉酸胀为止。

（3）父（母）分别按摩孩子左右臂两侧的下廉穴，每次按摩两三分钟即可。

曲池让孩子不再长青春痘

曲池：曲，隐秘、不太察觉的意思；池，指水的围合之处、汇合之所。“曲池”指此处穴位的气血物质为地部之上的湿浊之气。此穴物质为手三里穴的降地之雨气化而来，位于地之上部，性湿浊滞重，犹如雾露，为隐秘之水。曲池也叫作“鬼臣”“洪池”“阳泽”。该穴位属手大肠经脉的穴道，屈肘成直角，在肘弯横纹尽头筋骨间凹陷处。

中医认为，该穴位对大肠功能障碍、肠炎、肚腹绞痛等，有很好的保健调理效果。此外，按摩此穴位，可以清热解毒，缓解皮肤过敏，还可以防治青春痘。

所以，如果你的孩子长了青春痘，你要适当为其按摩曲池穴。具体的按摩方法如下：

（1）先让孩子正坐，轻抬左臂与肩高，手肘内屈，大约成90°角。

（2）父（母）轻握孩子的手肘下，大拇指弯曲，用指腹垂直按摩孩子手肘的空出处，直到孩子感觉酸痛为止。

（3）父（母）先按摩孩子的左手，再按摩其右手，每次各按摩两三分钟，最好，每天早晚各按摩一次。

肩髃是孩子肩膀的保健医生

肩髃：经穴名，出自《针灸甲乙经》。髃，骨间凹陷的意思，因为此处穴位位于肩端关节的凹陷处，所以叫作肩髃穴，该穴属于手大肠经脉上的穴道。

中医认为，此穴位对于治疗肩胛关节炎有特殊疗效，长期按压此处穴位，对于中风、偏瘫、高血压、多汗症、不能提物、手臂无力等病症，有不错的治疗效果。

所以，当你的孩子肩膀出现问题，患上肩胛关节炎时，你可以适当为其按摩此穴，具体的按摩方法如下：

（1）先让孩子正坐、左手屈肘抬臂，与肩同高。

（2）父（母）用右手中指的指腹垂直按揉孩子的肩髃穴，直到孩子感觉酸痛为止。

(3) 父（母）用同样的方法为孩子按摩右肩。

(4) 每天早晚各为孩子按摩左右两侧肩髃穴一次，每次两三分钟即可。

扶突对止咳平喘有奇效

扶突：“扶”是扶持、帮助的意思，“突”的意思是“冲”，这个穴位的意思是大肠经的经气在外部热气的帮助下上行天部。因为此穴的物质是天鼎穴蒸发上行的水湿之气，水湿之气滞重，行到这里时无力上行于天，于是在心的外散之热的扶持下得以上行，所以名为“扶突穴”。扶突穴别名“水穴”“水泉穴”，这是由于从此穴上行的水湿之气是头、面部的水湿之源。该穴属于手阳明大肠经穴，位于在颈外侧部，结喉旁，当胸锁乳突肌的前、后缘之间。

中医认为，此穴位为天部层次提供水湿，能够为儿童清润肺气、平喘宁嗽、理气化痰，治疗原理为寒则补之，湿热则泻之。父母经常为孩子按摩此穴位，能够治疗咳嗽、气喘、咽喉肿痛、吞咽困难、暴喑、瘿气、瘰疬等。

所以，作为父母，你应该经常帮孩子按摩此穴位，这样就能帮助孩子理气化痰，保持健康的身体状态。按摩的方法很简单，具体如下：

(1) 先让孩子正坐，父（母）一手拇指弯曲，其余四指并拢，手心向内，小指位于孩子喉结旁。

(2) 父（母）以食指的指腹，垂直向下按揉其所在之处，直到孩子的穴位处有微胀感。

(3) 父（母）将中指和食指并拢，以指腹按揉孩子左右两侧穴位，每天早晚各一次，每次两三分钟即可。

迎香帮孩子抛掉鼻炎的烦恼

迎香：迎，迎受的意思；香，脾胃五谷之气的意思。此处穴位接受来自胃经的气血，大肠经和胃经都属于阳明经，其气血物质所处的天部层次都相近，迎香与胃经相邻，所以又为低位，于是，胃经的浊气就会下传到此处穴位，所以叫作迎香穴。迎香穴别名“冲阳穴”，属于手阳明大肠经脉的穴道，具体位于鼻翼外缘中点旁、当鼻唇沟中间。

中医认为，经常按压迎香穴，能够治疗孩子易患的各种鼻症，如鼻腔闭塞、嗅觉减退、鼻疮、鼻内有息肉、鼻炎、鼻塞、鼻出血等。如果再配合按摩印堂穴、合谷穴，还可以治疗急慢性鼻炎等病症。

所以，如果你的孩子患有鼻炎的话，你可以适当为其按摩迎香穴。具体的按摩方法如下：

（1）先让孩子正坐或仰卧，父（母）用双手食指的指腹垂直按摩迎香穴，直到孩子感觉酸麻为止。

（2）父（母）也可单手中指与食指弯曲，直接垂直按摩此穴位。

（3）每天早晚各为孩子按摩一次，每次按压两三分钟即可。

第6节

足阳明胃经生成孩子的气血

承泣还孩子一双明亮的眼睛

承泣：“承”的意思是受，“泣”指泪、水液。“承泣”的意思是胃经体内经脉的气血物质都是从这里出来的。胃经属阳明经，阳明经多气多血，多气就是指多气态物；多血，血是受热后变成的红色液体，即多液又多热。胃经体表经脉的气血运行是由头走足，为下行。胃经体表经脉和胃经体内经脉构成无端循环。胃经体内经脉气血物质的运行方式是散热上行。此处穴位的物质就是由胃经体内经脉气血上行所化。体内经脉中，气血物质以气的形式上行，并由体内经脉出体表经脉后，经气冷却液化成经水。经水位于胃经的最上部，处于不稳定状态，就像泪液要滴下来一样，所以叫作“承泣穴”。该穴位位于面部，瞳孔直下，当眼球与眶下缘之间。

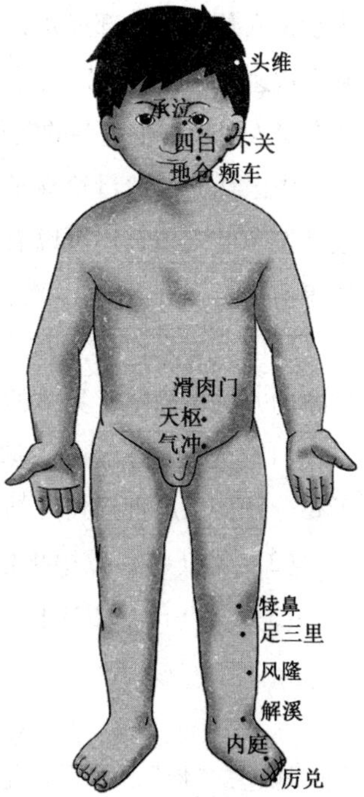

小儿胃经上的主要穴位

中医认为，这个穴位主要治疗各种眼部疾病，如近视、远视、夜盲、眼颤动、眼睑痉挛、角膜炎、视神经萎缩、眼睛疲劳、迎风流泪、急慢性结膜炎、散发、色盲、睑缘炎、视神经炎、视网膜色素变性、眶下神经痛等。此外，长期按摩此穴位，对神经系统疾病也有一定疗效，如面肌痉挛、面部神经麻痹等。

所以，如果你希望你的孩子拥有一双明亮的眼睛，就经常为其按摩承泣穴。具体的按摩方法如下：

（1）先让孩子正坐、仰靠或者仰卧，眼睛直视前方，父（母）的食指和中指伸直并拢，食指贴在孩子的鼻侧。

（2）父（母）用中指的指尖按摩孩子下眼眶的边缘处，直到孩子感觉到酸痛为止。

（3）父（母）双手的中指伸直，用中指的指腹为孩子按摩左右两侧的承泣穴，每次各按摩两三分钟即可。

四白是明目养颜的好帮手

四白：“四”是数词，指四面八方，亦指穴所在的周围空间；白，指可见的颜色，肺之色。该穴名意指胃经经水在本穴快速气化成为天部之气。本穴物质为承泣穴传来的地部经水，其性温热，由地部流至四白时，因吸收脾土之热而在本穴快速气化，气化之气形成白雾之状充斥四周，且清晰可见，所以叫作四白穴。该穴是人身体一个重要的穴位，位于人体面部，瞳孔直下，眼眶下凹陷处。

中医认为，父母给孩子按揉四白穴对眼睛保健，治疗近视较有疗效。此外，经常按摩此穴位，还可以有效治疗目赤痛、目翳、眼睑动、口眼歪斜、头痛眩晕等。

所以，如果你希望孩子能够摘下近视眼镜，就可以适当为其按摩四白穴。按摩的方法很简单，具体的按摩方法如下：

（1）先让孩子正坐、仰靠或仰卧，父（母）先以两手中指和食指并拢伸直，不要分开，然后食指指肚贴孩子两侧鼻翼。

（2）父（母）以中指指尖垂直按摩孩子的四白穴，直到孩子感觉酸痛为止。

（3）父（母）以中指指腹按摩孩子左右四白穴，每次按摩两三分钟即可。

颜面神经麻痹找地仓

地仓：“地”，脾胃之土也；“仓”，五谷存储聚散之所也。该穴名意指胃经地部的经水在此聚散。本穴物质为胃经上部诸穴的地部经水汇聚而成，经水汇聚本穴后再由本穴分流输配，有仓储的聚散作用，所以叫作地仓穴。该穴属于足胃经经脉的穴道，位于口角外侧旁开约 4 分处。

中医认为，这个穴位对颜面神经麻痹、颜面神经痉挛、面部疼痛有一定的疗效。经常按摩此穴位，能缓解口歪、流涎、三叉神经痛、眼睑跳动等症状。

所以，如果你的孩子有颜面神经麻痹的现象，你就应该适当为其按摩地仓穴，这样可以起到不错的治疗和保健效果。具体的方法如下：

（1）先让孩子正坐或仰卧，轻轻闭口。

（2）父（母）举起两手，用食指指甲垂直下压孩子唇两旁的穴位，稍用力按摩穴位，直到孩子感觉酸胀为止。

（3）为了加强效果，父（母）应该每天给孩子按揉两次地仓穴，每次按摩两三分钟即可。

口眼歪斜按颊车

颊车：“颊”，指穴所在的部位为面颊；“车”，运载工具也。颊车名意指本穴的功用是运送胃经的五谷精微气血循经上头。本穴物质为大迎穴传来的五谷精微气血，至本穴后由于受内部心火的外散之热，气血物质循胃经输送于头，若有车载一般，所以叫作颊车。颊车别名曲牙、机关、鬼床、牙车，属于足胃经经脉的穴道，位于下颌角前上方大约一横指处，按之凹陷处（大约在耳下 0.7 寸左右），用力咬牙时，咬肌隆起的地方。

中医认为，颊车穴对于口眼歪斜具有特殊的疗效。按摩此处穴位对于治牙关不开、颜面神经麻痹、声嘶沙哑、颔颊炎、颈部痉挛等毛病都有良好的效果。此外，如果配合按摩地仓穴，还可以治疗口眼歪斜。

所以，日常生活中，当你的孩子出现口歪眼斜的症状时，你可以适当为其按摩颊车穴，能够起到一定的治疗效果。具体的按摩方法如下：

（1）先让孩子正坐或者仰卧，父（母）双手的大、小指稍曲，中间三指伸直。

（2）父（母）用中间三指按压孩子下巴颊车穴，主要用中指指腹压在孩子咬肌隆起处，直到其有酸胀感为止。

（3）父（母）可以同时左右揉按（也可单侧揉按），每次按压两三分钟即可。

要想口耳好，按摩下关少不了

下关：经穴名，出自《灵枢·本输》。“下”，指本穴调节的气血物质为属阴、属下的浊重水湿；“关”，关卡。该穴名意指本穴对胃经上输头部的气血物质中阴浊部分有关卡作用。本穴物质为颊车穴传来的天部水湿之气，上行至本穴后，水湿之气中的浊重部分冷降归地，本穴有对上输头部的气血精微严格把关的作用，所以叫作下关。下关穴，人体穴位之一，属足阳明胃经的面部经穴，位于人体的头部侧面，耳前一横指，颧弓下陷处，张口时隆起，闭口取穴。

中医认为，此穴位可以消肿止痛、聪耳通络、疏风清热、通关利窍。经常按摩下关穴，能够有效治疗耳聋、耳鸣、聤耳、齿痛、口歪、面痛、牙关紧闭、颜面神经麻痹等症。

所以，如果你想孩子口耳好，就得适当帮孩子按摩下关穴。具体的按摩方法如下：

（1）先让孩子正坐、仰卧或者仰靠，闭口，手掌轻轻握拳，食指和中指并拢，食指贴在耳垂旁边。

（2）父（母）以中指的指腹按摩所在部位，直到孩子有酸痛感为止。

（3）父（母）用双手中指的指腹按摩孩子下关穴两侧穴位，每次按摩两三分钟即可。

头痛不可怕，头维赶走它

头维：“头”，穴所在部位，亦指穴内物质所调节的人体部位为头；“维”，维持、维系之意。该穴名意指本穴的气血物质有维持头部正常秩序的作用。头部为诸阳之会，它要靠各条经脉不断地输送阳气及营养物质才能维持它的正常运行。胃经属多气多血之经，在输送头部的阳气当中占有一定比例，对头部各项功能的正常运转起着重要作用，而胃经气血传之于头又是靠本穴传输，所以叫作头维穴。头维穴为足阳明胃经在头角部的腧穴，是足阳明胃经与足少阳胆经、阳维脉之交会穴。该穴位于头侧部的发际中，在发际点向上一指宽处，嘴动时该处肌肉也会动（当额角发际上 0.35 寸，头正中线旁开 3.3 寸处）。

中医认为，父母经常给孩子按摩头维穴，可以治疗寒热头痛、目痛多泪、呕吐流汗、迎风泪出、目视不明等症。此外，长期帮孩子按摩此穴位，还可以治疗偏头痛、前额神经痛、血管性头痛、精神分裂症、面部神经麻痹、高血压病、视力减退等症。

所以，当孩子头痛时，你可以适当为其按摩头维穴。具体的按摩方法如下：

（1）先让孩子正坐、仰靠或仰卧，父（母）将食指与中指并拢，中指指腹位于孩子头侧部发际里发际点处。

（2）父（母）用食指指腹按压所在之处，直到孩子感觉酸胀为止。

（3）孩子在瞬间吐尽空气的同时，父母用双手拇指指腹强压，每秒钟按压 1

次，如此重复十至二十次即可。

滑肉门是治疗孩子肥胖症的法宝

滑肉门：经穴名，出自《针灸甲乙经》。“滑”，滑行的意思；“肉”，脾之属，土的意思；“门”，出入的门户。此穴名意指胃经中的脾土微粒在风气的运化下，输至人体各部位。此处穴位的物质是从太乙穴传来的强劲风气，而本穴所处的位置是脾所主的腹部，土性燥热，在风气的作用下脾土微粒吹刮四方。脾土微粒的运行如同滑行之状，所以叫作“滑肉门”。滑肉门别名滑肉、滑幽门。该穴属足胃经经脉的穴道，位于人体上腹部，在肚脐上方0.7寸处，距前正中线1.5寸。

中医认为，每天坚持按摩滑肉门穴，对调理人体脂肪，健美减肥都具有非常明显的效果。此外，如果配合按摩足三里穴，还可以治疗胃痛等疾病。

所以，现在不必为你的孩子过于肥胖而烦恼了，只要坚持为孩子按摩滑肉门穴，就能令孩子轻松瘦下来。具体的按摩方法如下：

(1) 先让孩子仰卧或正坐，父母举起双手，掌心向下，放置在孩子肚脐上1寸，旁开2寸的部位。

(2) 父（母）用食指、中指、无名指的指腹垂直下按，因为此处肉厚，所以要稍微用些力，再向外拉，用力揉按，直到孩子感觉酸胀为止。

(3) 坚持每天早晚为孩子各按摩1次，每次按摩2~3分钟。

值得注意的是，当你给生病的孩子按摩此穴位时，孩子很可能有打嗝、放屁，甚至出现肠胃蠕动或轻泻等现象，不必慌张，这些都属于正常反应。

天枢帮忙，孩子便秘不用愁

天枢：天星名，即天枢星。该穴之名意指本穴气血的运行有两条路径，一是穴内气血外出大肠经所在的天部层次，二是穴内气血循胃经运行。本穴气血物质来自两个方面，一是太乙穴、滑肉门穴二穴传来的风之余气，二是由气冲穴与外陵穴间各穴传来的水湿之气，胃经上、下两部经脉的气血相交本穴后，因其气血饱满，除胃经外无其他出路，因此上走与胃经处于相近层次的大肠经，也就是向更高的天部输送，所以叫作天枢。天枢别名有很多，如长溪、谷门、长谷、循际、谷明、补元、循元等。天枢属足胃经经脉的穴道，位于中腹部，肚脐左右两侧三指宽处。

中医认为，天枢穴正好在大肠通过的地方，父母经常给孩子按摩，不仅能够治疗便秘、腹泻、肠鸣等症，还对腹痛、虚损劳弱、伤寒等病有很好的抑制作用。此外，长期按压此处穴位，对中暑呕吐有很好的调理和保健作用。

所以，当你的孩子便秘时，你可以适当为其按摩天枢穴。具体的按摩方法如下：

（1）先让孩子仰卧或正坐，父（母）手掌心向下，用食指、中指、无名指的指腹垂直下按并向外揉压，施力点在中指的指腹。

（2）每天早晚各为孩子按摩一次，每次按摩两三分钟即可。

孩子疝气找气冲

气冲：经穴名，出自《针灸甲乙经》。“气”，指穴内气血物质为气；“冲”，突。该穴名意指本穴的气血物质为气，其运行状况是冲突而行。本穴物质来源有二，一为归来穴下行的细少经水，二为体内冲脉外传体表之气。由于冲脉外传体表之气强劲有力，运行如冲突之状，所以叫作气冲。气冲别名气街、羊屎。气街名意指冲脉外传之气循胃经传递长远距离。本穴物质有体内冲脉外传之气，因其气强劲有力，循胃经通道运行较远，如长街一般，所以叫气街，羊屎名意指本穴外传之气坚实饱满。气冲穴属足阳明胃经穴，位于人体的腹股沟上方一点，即大腿根里侧，当脐中下约3.5寸处，距前正中线1.5寸，穴位下边有一根跳动的动脉，即腹股沟动脉。

中医认为，长期按压这个穴位，能够治疗孩子腹痛、疝气等病症。如果配合按摩气海穴，还可以治疗肠鸣、腹痛等疾病。

所以，当孩子患上疝气时，你无须再担心。只要适当为其按摩气冲穴，就能使其病症好转。具体的按摩方法如下：

（1）先让孩子仰卧，父（母）一手五指并拢，指尖朝左，把大拇指放在孩子肚脐处，找出肚脐的正下方，小指边缘的边位，再以此为基点，右手中间三指并拢，指尖朝下，把食指放在这个基点上，此时，用无名指按压所在部位，直到孩子感觉酸胀为止。

（2）父（母）用食指的指腹按揉这个穴位，每天早晚各按摩两三分钟即可。

孩子膝关节痛找犊鼻

犊鼻：“犊”的意思是指小牛；“鼻”的意思是指牵牛而行的上扪之处，此穴名意指此处穴位的地部脾土微粒被流过的胃经经水带走。因为此处穴位的物质是从梁丘穴传来的地部经水，从梁丘穴的高位直接流落到本穴的低位，经水的运行方式就如同瀑布垂直跌落一样，而本穴的地部脾土微粒又被经水承运而行，就如同牛被牵引着顺从行走一样。犊鼻穴也称外膝眼穴，“外膝眼”就是指此处穴位为膝外凹陷处，看上去如同小牛的鼻孔，这也是这个名称的由来。犊鼻属足胃经经脉的穴道，位于膝部，髌骨和髌韧带外侧的凹陷中。

中医认为，该处穴位具有通经活络、疏风散寒、理气消肿止痛的作用，长期按摩此处穴位，能够治疗膝关节痛、下肢麻痹、脚气水肿、膝脚无力，不能久站等病症。

所以，当你的孩子出现膝关节疼痛的现象时，身为父母的你就可以适当为其按摩犊鼻穴。具体的按摩方法如下：

（1）患儿正坐或仰卧、膝盖关节弯曲成90°。

（2）父（母）双手掌心向里，轻轻放在膝盖上，用食指的指腹用力伸入孩子的犊鼻穴，垂直揉按，直到孩子感觉酸胀为止。

（3）每天早晚各为孩子按摩一次，每次按摩两三分钟即可。

按摩足三里，强壮孩子身体

足三里是足阳明胃经的主要穴位之一，是胃脏精气功能的聚集点，因为主治腹部上、中、下三部之症，所以叫作“三里”。又因为此穴位于人体下肢，为了和手三里相区别，所以叫作“足三里”。该穴位具体位于小腿前外侧，当犊鼻穴下2.2寸，距胫骨前嵴一横指（中指）处。

中医认为，经常给孩子按摩足三里穴能够理脾胃、调气血、补虚弱，防治肠胃疾病，对胃肠虚弱、胃肠功能低下、食欲不振、羸瘦、腹膜炎、肠雷鸣、腹泻、便秘、消化吸收不良、肝脏疾患、胃痉挛、急慢性胃炎、口腔及消化道溃疡、急慢性肠炎、胰腺炎、腹水膨胀、肠梗阻、痢疾、胃下垂等，都具有很好的疗效。此外，父母如果能够长期坚持为孩子按摩此穴，对于胸中瘀血、心腹胀满、脚气、眼疾等病症，也具有很好的治疗效果。

所以，如果你希望孩子更强壮，不受上述疾病的侵袭，就要适当为其按摩足三里穴。具体的按摩方法如下：

（1）先让孩子正坐着，膝盖弯曲成90°。

（2）父（母）手部除大拇指外，其余四指并拢，放在孩子外膝眼直下四横指处。

（3）父（母）用中指的指腹垂直用力按压，直到孩子感觉酸痛为止。

（4）坚持每天早晚各为孩子按摩一次，每次按摩两三分钟即可。

按摩丰隆，孩子咳痰不用愁

丰隆，为轰隆之假借词。本穴物质主要为条口穴、上巨虚穴、下巨虚穴传来的水湿云气，至本穴后，水湿云气化雨而降，且降雨量大，如雷雨之轰隆有声，所以叫作丰隆。丰隆也叫足阳明络穴，本穴位处胃经下部，气血物质为汇聚而成的天之下部水湿云气，为云化雨降之处，气压低下，胃经及脾经天部水湿浊气汇合于此，所降之雨又分走胃经及脾经各部，有联络脾胃二经各部气血物质的作用，所以叫作足阳明络穴。该穴属足胃经经脉的穴道，位于足外踝上6寸（大约在外膝眼与外踝尖的连线中点）处。

中医认为，丰隆穴是中医针灸中最好的化痰穴，父母长期给孩子按压此处穴位，不仅可以化痰湿、宁神志，主治痰多、咳嗽等疾患，还能够治疗头痛、眩晕、下肢神经痉挛、便秘、尿闭等病症。

所以，当孩子经常胸闷有痰，整天都在咳嗽，而且经常感到喉咙里有浊痰时，你不妨适当为孩子按摩丰隆穴，这样有助于帮孩子止咳祛痰。具体的按摩方法如下：

（1）先让孩子正坐、屈膝、垂足，父（母）按取孩子外膝眼到外踝尖连线中点。

（2）父（母）用食指、中指、无名指的指腹按压（中指用力）孩子的丰隆穴，直到孩子感觉酸痛为止。

（3）坚持每天早晚各为孩子按摩一次，每次按摩两三分钟即可。

孩子手脚冰冷找内庭

内庭：“内”，指深处；“庭”，指居处。因为此处穴位对喜静卧、恶闻声等的病症具有疗效，患了这样的病症之后，就好似要深居在内室之中，闭门独处，不闻人声，所以名叫内庭。其次，因为这个穴位治疗的病症，几乎不在穴位近处，而是多在头、脑、腹、心这样的部位，它的主要作用与人体内部组织有关，门内称“庭”，此穴之下为厉兑穴，“兑”在《易经》中指的是口，口为门，此处穴位在门之内，所以叫作内庭穴。该穴属足阳明胃经经脉的穴道，在足的次趾与中趾之间，脚叉缝尽处的陷凹中。

中医认为，按摩内庭穴，可以缓解孩子四肢冰冷的症状。而且长期坚持按摩此穴，也可以治疗牙齿痛、风疹块、急性肠胃炎、流鼻血、口歪、咽喉肿痛、胃痛吐酸、腹胀、泄泻、痢疾、便秘、足背肿痛、跖趾关节痛等病症。

所以，如果你的孩子经常感到自己双手双脚冰凉的话，你也可以适当为其按摩内庭穴，这样可以使其气血更顺畅，四肢冰冷症状也会有所好转。具体的按摩方法如下：

（1）先让孩子正坐屈膝，把一只脚抬起，放在另一条腿上。

（2）父（母）把对侧手的四指放在孩子脚掌底部，托着脚，手的大拇指放在孩子脚背，弯曲大拇指，用指尖下压揉按内庭穴，直到孩子感觉胀痛为止。

（3）坚持每天早晚各为孩子按摩一次，每次按摩两三分钟即可。

常按厉兑睡眠好

厉兑："厉"的意思是危、病；"兑"的意思是"口"。在中医里面，把胃称为水谷之海，我们的身体接受食物必须要使用口。而此处穴位主要治疗口噤不能食、口歪，以及胃肠等方面的疾病，所以叫作"厉兑"。厉兑穴有三个，分别叫厉兑穴、第二厉兑穴、第三厉兑穴。厉兑穴属于胃经经脉的穴道，位于食指外侧，指甲生长处的边角向中指靠近 2 毫米的地方；第二厉兑穴在第二足趾甲根、边缘中央下方的 2 毫米处；第三厉兑穴在脚（右脚）的第三根趾头的第一关节和第二关节之间。

中医认为，长期给孩子按摩厉兑穴，能够改善睡眠多梦、睡不安稳等症状。

所以，如果你希望你的孩子睡得更好的话，可以适当为其按摩厉兑穴。具体的按摩方法如下：

（1）先让孩子正坐屈膝，把一只脚抬起放在另一条腿上。

（2）父（母）将四指放在孩子的脚底，托着脚，拇指放在脚背，大拇指弯曲，用指甲垂直按摩孩子的厉兑穴，直到孩子感觉刺痛为止。

（3）坚持每天早晚各为孩子按摩一次，每次按摩两三分钟即可。

第 7 节

足太阴脾经是孩子的养血大脉

太白，让孩子不再虚的法宝

太白，经穴名，出自《灵枢·本输》。"太"，大的意思；"白"，肺的颜色。太白的意思就是脾经的水湿云气在此吸热蒸升，化为肺金之气。此处穴位的物质是从大都穴传来的天部水湿云气，到达此处穴位后，受长夏热燥气化蒸升，在更高的天部层次化为金性之气，所以叫作太白穴。此穴属足太阴脾经穴，位于足内侧缘，当第一跖骨小头后下方凹陷处，即脚的内侧缘靠近足大趾处。

中医认为，经常按摩、捶打此处穴位，能够治疗各种脾虚，如先天脾虚、肝旺脾虚、心脾两虚、脾肺气虚、病后脾虚等。除此之外，按摩此穴位对胃痛、腹胀、吐泻、痢疾、肠鸣、便秘、脚气、痔疮等，具有良好的治疗效果。

小孩子调皮好动，原本是好事，但运动过量往往导致肌肉酸痛的不适症状。此外，如果孩子突然运动或者搬提了过重的物品，也可能会导致脾气耗损太多，使得肌肉内部气亏。这时，父母就应该适当为其按摩太白穴，从而帮其调理疏通经气，迅速消除肌肉酸痛等症状，让孩子不再“虚”弱无力。具体的按摩方法如下：

（1）先让孩子仰卧，父（母）用大拇指按压孩子脚的内侧缘，靠近足大趾的凹陷处，直到孩子感觉到酸胀为止。

（2）每天早晚各为孩子按摩一次，每次按摩两三分钟即可。

公孙是婴幼儿脾胃的保健师

公孙，就是指公之辈与孙之辈，这里是说此处穴位内的气血物质与脾土之间的关系。在五行中，脾经物质属土，其父为火，其公为木，其子为金，其孙为水。此穴内物质来自两个方面，一是太白穴传来的天部之气，二是地部孔隙传来的冲脉高温经水。脾经与冲脉的气血在此穴相会后化成了天部的水湿风气，因为此穴位于人的足部，在地球重力下，冲脉流至公孙穴的物质为下行的水液，流行的通道是冲脉的体内经脉，所以，冲脉气血出公孙穴后就会快速气化。此穴位位于人体足内侧缘，当第一跖骨基底部的前下方。

中医认为，按揉此穴，能有效调理脾胃、冲脉，可以治疗胃痛、腹痛、呕吐、腹泻、痢疾等疾病，而且对婴幼儿因食物引起的便秘、腹泻、肚胀等症状具有良好的疗效。此外，如果长期按摩此穴位，可以对胸闷、腹胀产生不错的保健和调理效果。

所以，当初为父母的你遇到新生儿胎毒未尽，或者在换乳的时候，孩子脾胃没法适应新的食物，有大绿便或者腹泻、便秘等现象时，除了将孩子尽快送医院检查，还可以同时为孩子按摩公孙穴，能够使其症状得到一定程度的缓解。具体的按摩方法如下：

（1）先让孩子正坐，将脚抬起放在另一腿上。

（2）父（母）用手轻握孩子的脚背，大拇指弯曲，指尖垂直揉按穴位，直到孩子感觉到酸麻为止。

（3）每天早晚各为孩子按摩一次，每次按摩两三分钟即可。

孩子夜晚遗尿的克星——三阴交

三阴交："三阴"，足三阴经；"交"，交会。三阴交穴名意指足部的三条阴经中气血物质在本穴交会。本穴物质有脾经提供的湿热之气，有肝经提供的水湿风气，有肾经提供的寒冷之气，三条阴经气血交会于此，所以称为三阴交穴。此穴为十总穴之一，属足太阴脾经经脉的穴道，在人体小腿内侧，足内踝上缘三指宽，踝尖正上方胫骨边缘凹陷中。

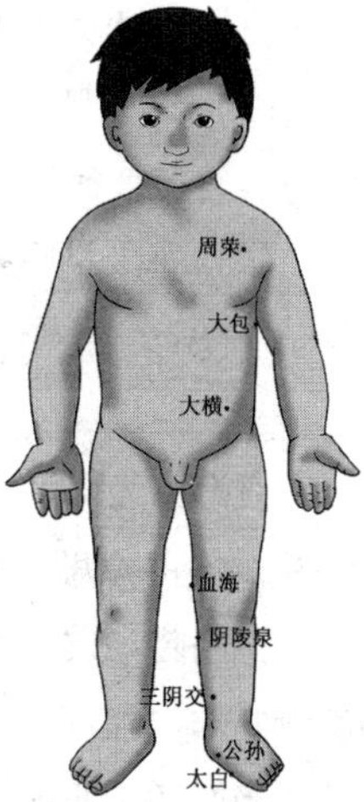

小儿脾经上的主要穴位

中医认为，按压此穴不仅可以使腹胀、消化不良、食欲不振、肠绞痛、腹泻、失眠、神经衰弱、全身无力、下肢麻痹、神经痛、脚气病等得到缓解，还能有效排除瘀血，产生新血。此外，经常按摩此穴，还能有效去除头皮屑。

现实生活中，小孩子"尿床"不是稀罕事，但如果你的孩子过了3岁还是常常尿床，就要注意了，适当的时候可以为其按摩三阴交穴改善这种情况。具体的按摩方法如下：

（1）先让孩子正坐，抬起一只脚，放在另一条腿上。

（2）父（母）一只手除大拇指外，其余四指轻轻握住内踝尖，大拇指弯曲，用指尖垂直按压胫骨后缘，直到孩子有强烈的酸痛感为止。

（3）每天早晚各为孩子按摩一次，每次按摩两三分钟即可。

阴陵泉让孩子排便更畅通

阴陵泉："阴"，水；"陵"，土丘；"泉"，水泉穴。阴陵泉穴名意指脾经地部流行的经水及脾土物质混合物在本穴聚合堆积。本穴物质为地机穴流来的泥水混合物，因本穴位处肉之陷处，泥水混合物在本穴沉积，水液溢出，脾土物质沉积为地之下部翻扣的土丘之状，所以叫作阴陵泉穴。该穴属足太阴脾经经脉的穴道，在人体的小腿内侧，膝下胫骨内侧凹陷处，与阳陵泉相对。

中医认为，这个穴位不仅可以清脾理热、宣泄水液、化湿通阳，对通利小便，治疗脐下水肿具有特效，还可以使腹胀、腹绞痛、肠炎痢疾、膝痛等得到缓解。如果长期坚持按摩此穴位，对尿失禁、尿路感染、膝关节及周围软组织疾患等，都有很好的调理和保健效果。

所以，当你的孩子遇到小便不通，或者有尿却又尿不出来、小腹鼓胀的情况时，你可以适当为其按摩阴陵泉穴，会起到很好的治疗效果。具体的按摩方法如下：

（1）先让孩子正坐，将一只脚抬起，放在另外一只脚的膝腿上。

（2）父（母）一只手轻轻握住膝下，大拇指弯曲，用拇指的指尖从下往上用力揉按，直到孩子感觉刺痛为止。

（3）每天早晚各为孩子按摩一次，每次按摩两三分钟即可。

治疗小儿湿疹找血海

血海：经穴名，出自《针灸甲乙经》。“血”，指受热后变成的红色液体；“海”，大的意思。血海名意指此处穴位是脾经所生之血的聚集之处。因为本穴物质是阴陵泉穴外流水液汽化上行的水湿之气，气血物质充斥的范围巨大如海，所以叫作“血海”。该穴属足脾经经脉穴道，位于大腿内侧，髌底内侧端上2寸处，当股四头肌内侧头的隆起处。

中医认为，该穴位对荨麻疹、丹毒、小儿湿疹、膝痛等，具有很好的保健调理功效，按摩敲打此穴，可以缓解治疗湿痒疮毒。

所以，当你的孩子患有湿疹时，你可以适当为其按摩血海穴。具体的按摩方法如下：

（1）先让孩子正坐，抬起左足，放在右脚的膝腿上。

（2）父（母）用手掌按住膝盖，食指、中指等四指放在膝上，大拇指弯曲，用食指的指尖按揉穴位，直到孩子感觉酸胀为止。

（3）每天早晚各为孩子按摩一次，每次按摩四五分钟即可。

大横帮孩子去除肠道寄生虫

大横：“大”，穴内气血作用的区域范围大；“横”，穴内气血运动的方式为横向传输，该穴名意指本穴物质为天部横向传输的水湿风气。本穴物质为腹结穴传来的水湿云气，至本穴后因受脾部外散之热，水湿云气胀散而形成风气，其运行方式为天部的横向传输，所以叫作大横。该穴属足脾经经脉的穴道，在人体的腹中部，距脐中3寸。

中医认为，按摩大横穴，能够治疗多种肠道疾病，尤其对习惯性便秘、腹胀、腹泻、小腹寒痛、肠寄生虫等疾患，具有很好的治疗、调理和改善作用。

所以，当你的孩子患上肠道寄生虫病时，除了每天让他多饮水、多摄取富含纤维质的蔬菜外，还要每天坚持帮其按摩大横穴。具体的按摩方法如下：

（1）先让孩子正坐或仰卧。

（2）父（母）用两手中指的指尖垂直下压穴位，此时吸气、缩腹效果更好。

（3）父（母）轻轻帮孩子按摩此穴位，直到孩子感觉胀痛为止。

（4）每天早晚各为孩子按摩一次，每次按摩两三分钟。

周荣让孩子心平气顺

周荣："周"，遍布、环绕的意思；"荣"，指草类开花或者谷类结穗时的茂盛状态。该穴名意指脾经的地部水湿大量蒸发，并化为天部之气。此处穴位虽然属于脾经穴位，但是脾经气血因为胸乡穴的流散，无物传至本穴。因此，本穴的物质来源于从上部区域散流至此的地部水液，到达本穴的地部水液受心室外传之热的作用，又大量气化上行天部，于是，气化之气如同遍地开花之状，脾土还原为本来的燥热之性，所以名叫周荣穴。这个穴位也被称为周营穴、周管穴，"周营"和"周管"都是指此穴内的气化之气遍及穴周的整个区域。该穴位位于人体的胸外侧部，当第二肋间隙，距前正中线 4 寸。

中医认为，此穴位具有止咳平喘、生发脾气的作用。按揉此穴，对咳嗽、气逆等具有显著疗效。

所以，在日常生活中，如果孩子常常遭受咳嗽的困扰，或者一些患有肝胆疾病的孩子常常感觉胸胁胀满，父母都可以通过按摩周荣穴帮其缓解症状，从而达到心平气顺的效果。具体的按摩方法如下：

（1）先让孩子仰卧或正坐，父母把右手食指、中指、无名指伸直并拢，指尖朝左，将食指放在患儿左胸窝上，锁骨外端下，此时无名指所在的位置就是周荣穴。

（2）父母食指、中指、无名指并拢，用无名指指腹适度用力按摩此穴位。

（3）每天早晚各为孩子按摩一次，每次按摩两三分钟即可。

按一按大包，孩子睡觉更安稳

大包，经穴名，出自《灵枢·经脉》。该穴位又叫作"脾之大络"，意思就是联络其他经脉的重要穴道。它总统阴阳各经脉穴位，使得经气能够灌溉于五脏、四肢。它无所不包，无所不容，所以名为"大包穴"。该穴属足脾经经脉的穴道，位于人体的腋窝下、腋中线直下4.5寸的地方，相当于自己的中指尖到手腕横纹的长度。它是脾经中的主要穴位之一。

中医认为，这个穴位有利于改善全身疲乏，四肢无力的症状，经常按压这个穴位，对于肺炎、气喘、胸膜炎、胸胁疼痛、膀胱麻痹、消化不良等疾患，都具有很好的改善、调理和保健作用。

所以，如果你的孩子晚上睡觉总是睡不安稳，总是在似睡非睡之间，而白天的时候却全身疲软，四肢乏力，提不起任何精神，那么，你可以尝试着帮其按摩大包穴，这能使其症状得到缓解和改善。具体的按摩方法如下：

(1) 让孩子正坐或者仰卧，双手互相抱于胸前，父（母）把双手的中指放置在孩子对侧腋窝中线下6寸处，大约一个手掌长度的地方。

(2) 父（母）用中指的指尖揉按，直到孩子感到胀痛为止。

(3) 每天早晚各为孩子按揉一次，每次按揉两三分钟即可。

第8节

手少阴心经通调孩子神智

极泉是强健儿童心脏的源泉

极泉，经穴名，出自《针灸甲乙经》。“极”，高、极致的意思；“泉”，心主血脉，如水之流，故名泉；该穴名意指最高处的水源，也就是说这处穴位在心经的最高点上，所以名叫“极泉穴”。该穴位属手少阴心经，位于人体的两腋窝正中，在腋窝下的两条筋脉之间，腋动脉的搏动之处。

中医认为，按摩此穴位，可以有效治疗各种心脏疾病，如心肌炎、心悸、心痛等。另外，长期按揉此处穴位，对肩臂疼痛、臂丛神经损伤、臂肘冷寒、肩关节炎、肋间神经痛、黄疸、腋臭等疾患，也有很好的调理和保健功效。

所以，如果你的孩子经常心情不好，他的腋窝下，即极泉穴上，就可能会长出一个包，这是心气被瘀滞的现象。如果把极泉穴弹拨开了，就能把包块化解掉，就能够缓解心经瘀滞的现象。除此之外，你还可能会发现，一些突发性的事件，或者别人偶然间的一个动作都可能令你的孩子心跳加快，并且感到胸闷、头晕、头疼、出汗、浑身无力，甚至不想吃饭，这种情况的出现说明你的孩子患上了心悸的毛病，这是过度疲劳及情绪不稳定的一种表现。此时，只要适当帮孩子按摩腋窝下面的极泉穴，就可以很快地让孩子的心脏得到一定程度的放松。

当然，帮孩子按摩极泉穴不是随随便便的，具体的按摩方法如下：

（1）先让孩子正坐，手平伸，举掌向上，屈肘，掌心向着自己的头部。

（2）父（母）用一只手的中指指尖按压孩子腋窝正中的陷凹处，直到孩子感觉到酸痛为止。

（3）用同样的方法帮孩子按压其另一侧的极泉穴。

（4）为了巩固效果，最好坚持一段时间，每天早晚各帮孩子按摩一次，先左后右，每次两三分钟即可。

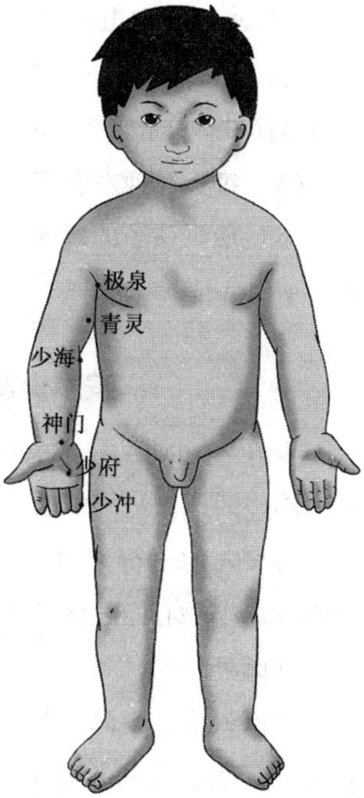

小儿心经上的主要穴位

祛除孩子疼痛靠青灵

青灵：“青”，是指肝脏的颜色，此处穴内气血的运行为风的横行；“灵”，灵巧的意思。该穴名意指此穴内的气血运行为风木的横向运行方式。因为此穴内的物质是极泉穴下传血液的气化之气，在本穴的运行过程中，因散热而缩合成水湿云气，并以云气的方式向下传输，表现出了风木的灵巧特征，所以叫作“青灵”。“青灵穴”也称“青灵泉”，意思与青灵穴是一样的，指天部运行的云气中富含水湿。该穴属于手少阴心经穴，位于人体手臂内侧，当极泉穴与少海穴的连线上，肘横纹上 2.2 寸处，肱二头肌的内侧沟中。

中医认为，此穴位具有理气止痛、宽胸宁心的作用，经常拍打、按揉此处穴位，能够有效治疗头痛、肋痛、肩臂疼痛、肩胛及前臂肌肉痉挛等疾患。

身为父母，当你孩子告诉你他感到头痛、肋痛时，需要先问清楚孩子是经常疼痛还是偶尔疼痛，如果是偶尔的，可适当为其按摩青灵穴。具体的按摩方法如下：

（1）先让孩子正坐，抬起右臂与肩平，肘弯曲，小臂向上，父（母）五指并拢，将小指放在患儿手臂内侧肘横纹处，用拇指按压。

(2) 除拇指以外，父（母）的其余四指放于臂下，轻托手臂，用拇指的指腹轻轻揉按该穴位。

(3) 每天早晚左右穴位各按揉一次，每次按揉两三分钟即可。

(4) 如果孩子的疼痛丝毫没有好转就要考虑将孩子送去医院就医，不可贻误孩子的病情。

按摩少海，孩子牙不疼了，吃饭也香了

少海：“少”，阴、水的意思；“海”，大，即百川所归之处的意思。该穴名意指心经的地部经水汇合于少海穴本穴。本穴物质为青灵穴水湿云气的冷降之雨和极泉穴的下行之血汇合而成，汇合的地部水液宽深如海，所以叫作少海。少海穴属于手心经经脉的穴道，位于人体肘横纹内侧端与肱骨内上髁连线的中点的凹陷处。

中医认为，少海穴具有宁神通络的作用，主要治疗神经衰弱、头痛目眩、心痛、牙痛、肋间神经痛等；长期按压此处穴位，对于前臂麻木、肘关节痛、肘关节周围软组织疾患、臂麻手颤、肘臂挛痛等症状，具有良好的调理和保健作用。此外，现代中医临床证明，利用此穴位还可以治疗癔症、精神分裂症、尺神经麻痹、肋间神经痛等。

日常生活中，很多小孩子都有过牙疼的经历，“牙疼不是病，疼起来要人命”。不论是由于冷热症状，还是由于蛀牙引起的各种牙齿疼痛，甚至有时候还会由于牙痛引起手肘、手臂、肋部、腋下等部位也发生痉挛、疼痛的现象。其实，在这个时候，父母只要给孩子按压少海穴，就能够很好地起到止痛和保健的作用。具体的按摩方法如下：

(1) 先让孩子正坐、抬手，手肘略弯曲，手掌向上。

(2) 父（母）用一只手轻握孩子的手肘尖，四指在外，用大拇指的指腹按压内肘尖的内下侧、横纹内侧端的凹陷处，直到孩子感到酸痛为止。

(3) 接着，用相同的办法找到另一侧的穴位。

(4) 每天分早晚两次为孩子按摩此穴位，每次两三分钟即可。

小儿惊厥找神门

神门：“神”，神魂、魂魄、精神的意思；“门”，指出入之处为门。此处穴位属于心经，心藏神，因此能够治疗神志方面的疾病。治疗此处穴位，能够打

开心气的郁结，使抑郁的神志得以舒畅，使心神能够有所依附，所以叫作“神门穴”。神门穴属于手心经经脉的穴道，位于手腕关节的手掌一侧，尺侧腕屈肌腱的桡侧凹陷处。

中医认为，此处穴位具有安神、宁心、通络的功效，主要治疗心烦失眠，对神经衰弱也具有一定的疗效。因为神门穴是人体精气神的进入之处，所以它也是治疗心脏疾病的重要穴位。此外，长期按揉此穴位能够有效治疗小儿惊厥、心绞痛、多梦、失眠、惊悸、怔忡、心烦、便秘、食欲不振等疾病。

一般来说，小儿高热惊厥的发生是由于感受外邪，入里化热，热极土风所致。所以，父母在平时应经常给孩子按摩神门穴，这样可以起到舒缓孩子精神的作用。具体的按摩方法如下：

（1）父（母）先让孩子正坐，伸手、仰掌，屈肘向上约45°。

（2）父（母）用手的四指握住孩子的左右手腕，先左后右，大拇指弯曲，用指甲尖垂直掐按豆骨下、尺骨端的穴位凹陷处三四分钟，直到孩子感到酸胀为止。

少府治疗孩子心胸痛最有效

少府：“少”，阴；“府”，府宅。该穴名意指本心经气血在此聚集。本穴物质为少冲穴传来的高温水湿之气，至本穴后为聚集之状，如云集府宅，所以叫作少府。少府穴也称兑骨穴，“兑”在八卦中指“口”，“骨”的意思是“水”，“兑骨”的意思是说此穴内的气血物质中富含水湿。该穴位属于手心经经脉的穴道，位于第四、第五掌骨之间，屈指握拳时，小指尖处。

中医认为，此处穴位具有宁神志、调心气的功能，主要治疗各种各样的心脏疾患，如风湿性心脏病、心悸、心律不齐、心绞痛、胸痛等。长期按压此处穴位，对前臂神经麻痛、掌中热、小指挛痛等病症，具有很好的调理和保健作用，如果再配合按摩内关穴，还可以治疗心悸。

所以，当孩子患上心胸痛的毛病时，父母可以适当为其按摩少府穴，从而缓解甚至消除其症状。具体的按摩方法如下：

（1）先让孩子正坐着，伸出双手，手掌向上，并屈肘向上约45°。

（2）父（母）用四指轻握孩子的手背，大拇指弯曲，用指尖按压少府穴三四分钟，直到孩子有酸胀的感觉为止。

（3）为了进一步加深效果，父（母）可以长期分早晚两次为孩子按摩此穴位，相信一定可以有效治疗孩子的心胸痛毛病。

紧急救治孩子中风找少冲

少冲："少"，阴；"冲"，突。该穴名意指此穴中的气血物质从体内冲出。此穴为心经体表经脉与体内经脉的交接之处，体内经脉的高温水气以冲射之状外出体表，所以叫作"少冲"。少冲穴也名"经始"，意思是此穴是少阴心经的起始之处。少冲穴属于手心经经脉的穴道，在小指桡侧、指甲角旁约0.1寸。

中医认为，掐按少冲穴，可以紧急救治中风猝倒和心脏病发作的病人，并且对各种各样的心脏疾患、热病、昏迷、心悸、心痛等病症，都有良好的缓解作用。如果在此基础上配合按摩太冲穴、中冲穴、大椎穴，还可以治疗热病、昏迷等症。

所以，如果孩子突然中风，父母要第一时间反应过来，适当帮孩子按揉少冲穴，按摩方法如下：

(1) 让孩子正坐，手平伸，掌心向下，屈肘向内收。

(2) 父（母）用手轻握患儿手的小指，大拇指弯曲，用指甲尖垂直掐按穴位，先左后右，每日早晚掐按左右穴位各一次，每次掐按三四分钟。

有一点需要注意，那就是不管孩子的中风情况是否严重，都应该将孩子送至医院进行检查治疗，治疗期间依旧可以配合按摩此穴位，相信一定可以起到事半功倍的效果。

第9节

手太阳小肠经是孩子的护肩大脉

少泽让孩子走出昏迷之障

少泽："少"，阴、浊；"泽"，沼泽。该穴名意指穴内的气血物质为天部的湿热水气。本穴因有地部孔隙连通小肠经体内经脉，穴内物质为小肠经体内经脉外输的经水，经水出体表后气化为天部的水湿之气，如热带沼泽气化之气一般，所以叫作少泽。少泽别名小吉、少吉，小吉、少吉名意指本穴中的气化之气为无火的炎上特性的水湿之气。本穴物质虽为小肠经体内经脉的外输湿热水气，但因其从体内出体表后水液气化散去了较多热量，成为天部的水湿之气后其温度并不算高，无火的炎上特性，因而对于天部中的金性之气来说是吉祥之事，所以叫作小吉、少吉。该穴位属于小肠经脉的穴道，位于人体小指末节尺侧，距指甲角0.1寸。

中医认为，用指甲掐按此处穴位，可以立即消除喉痛，而且对于初期中风、暴卒、昏沉、不省人事的患儿，可以使气血流通，有起死回生的作用。除此之外，在现代中医临床上，常利用此穴治疗神经性头痛、中风昏迷、精神分裂等症状。

现实生活中，如果孩子出现轻微的昏迷状况，父母可以适当为其按摩此穴位。具体的按摩方法如下：

（1）将孩子一只手的掌背向上、掌面向下。

（2）父（母）用手轻握患儿手，大拇指弯曲，用指甲尖端垂直朝下轻轻掐按，每次掐按两三分钟即可。

此外，如果孩子的昏迷状况很严重，建议父母赶紧送孩子去医院就医，千万不可贻误最佳治病时机。

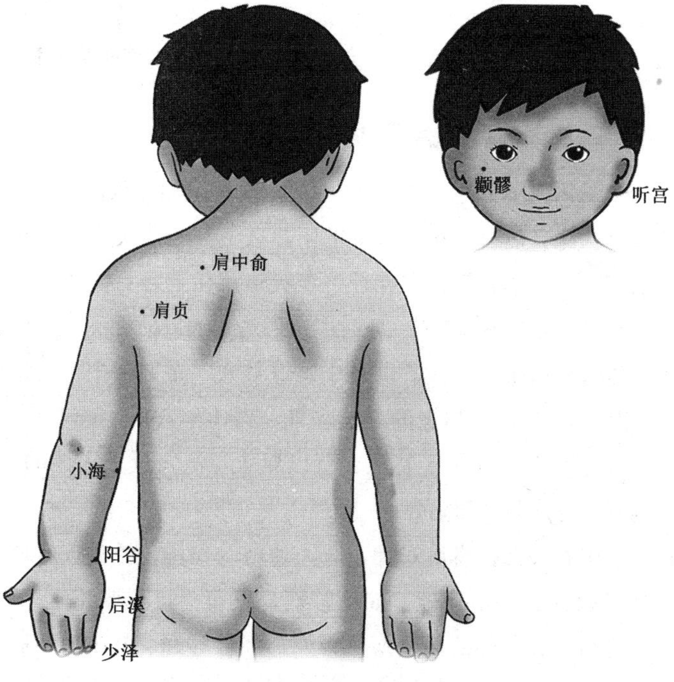

小儿小肠经上的主要穴位

后溪是预防孩子驼背的好帮手

后溪，经穴名，最早见于《灵枢·本输》。“后”与“前”相对，指穴内气血运行的人体部位为后背督脉之部；“溪”，穴内气血运行的道路。“后溪”的意思是穴内气血外行于腰背的督脉之部。本穴物质为前谷穴传来的天部湿热之气，至本穴后，其外的清阳之气上行督脉，运行的部位为督脉所属之部。因为本穴有清阳之气上行督脉，所以为督脉手太阳之会。在五行中，此处穴位属木。该穴为手太阳小肠经的输穴，又为八脉交会之一，通于督脉小肠经，位于人体的手掌尺侧，微微握拳，当第五指掌关节后远侧，掌横纹头赤白肉际。

中医认为，该穴有舒经利窍、宁神之功，适合发育中的孩子，可预防驼背、颈椎、腰部、腿部疼痛，也有保护视力、缓解疲劳、补精益气的功效。经常按摩此穴位，还能有效治疗闪腰、腰痛、腰部急性扭伤、慢性劳损等。

所以，当父母担心孩子由于经常伏案学习而驼背时，不妨适当为孩子按摩此穴位，具体的按摩方法如下：

（1）先让孩子伸臂曲肘向头，上臂与下臂约45°角。

（2）让孩子轻轻握拳，手掌感情线之尾端在小指下侧边凸起如一火山口状处就是该穴位。

（3）父（母）用指甲掐按穴位两三分钟，直到孩子感觉胀酸为止。

按摩阳谷，孩子打针不再疼

阳谷：“阳”，阳气的意思；“谷”，指两山所夹空虚之处。“阳谷”的意思是指小肠经气血在此吸热后，化为天部的阳热之气。此处穴位的物质是腕骨穴传来的湿热水气，到达本穴后，水气进一步吸热汽化上行更高的天部层次。本穴如同阳气的生发之谷，所以叫作“阳谷”。因为气血物质在此处穴位的变化是吸热胀散循经传输，动而不居，所以是小肠经经穴。在五行中，此穴属火。因为本穴的气血物质为腕骨穴传来的湿热水气，到达本穴后，进一步吸热胀散，胀散之气上炎天部，有火的炎上特征，所以属火。该穴位于人体的手腕尺侧，当尺骨茎突与三角骨之间的凹陷处。

中医认为，阳谷穴具有明目安神、通经活络的作用，经常按压此穴，对精神神经系统的疾病具有一定疗效，如精神病、癫痫、肋间神经痛、尺神经痛，除此之外，还可治疗五官科的一些疾病，如神经性耳聋、耳鸣、口腔炎、齿龈炎、腮腺炎等。

另外，值得一提的是，按摩阳谷穴，可以疏通经络，调和营卫，使气血得以顺畅运行，能够促进孩子整个身体的新陈代谢，舒缓孩子的疼痛。所以，孩子打针时就不会那么疼了，这对于害怕打针的孩子来说实在算得上是一种福音。

所以，当孩子打完针依旧感到疼痛的时候，父母可以适当为其按摩阳谷穴。具体的按摩方法如下：

（1）先让孩子屈肘，手背朝上。

（2）父（母）手的四指轻托手臂，拇指放在小指侧手腕附近，骨头凸出处的前方凹陷处，此时，用拇指按压所在之处，直到孩子觉得酸胀为止。

（3）让孩子屈肘侧腕，父（母）用拇指的指腹按压穴位，成圈状按摩，持续两三分钟左右，孩子的疼痛感自然会有所缓解。

按摩小海，强健孩子心脏

小海，经穴名，出自《灵枢·本输》。“海”，指穴内气血场覆盖的范围广阔如海。因为小肠与胃相连，胃为水谷之海，又以六经为川，肠胃为海，此处穴位是小肠经脉气汇合之处，比喻小肠之海，气血场的范围极大，所以叫作小海。本穴物质为支正穴传来的天部之气，至本穴后为聚集之状，而后以云气的方式存在，覆盖的范围巨大如海，也含有一定的水湿。因为此穴是小肠经经气的会合之处，气血物质的运行缓慢，所以在五行中属土。该穴位属于小肠经经脉的穴道，位于人体的肘内侧，当尺骨鹰嘴与肱引内上髁之间的凹陷处。

中医认为，如果小肠吸收营养不良，具有造血功能障碍以及贫血等疾病，就可以通过按摩小海穴来得到缓解。长期按摩小海穴，对于肘臂痛，肩、肱、肘、臂等部位的肌肉痉挛，以及头痛、眼睑充血，听觉麻痹，寒热齿龈肿、下腹痛、四肢无力等病症，都有很好的调理和保健功能。如果再配合按摩手三里穴，能够活血舒筋，治疗肘臂疼痛等。

除此之外，日常生活中，父母经常给孩子按摩小海穴，可以增强孩子的心脏功能，强健孩子身体。此外，经常面部气色不佳，贫血，下蹲后站立时容易感到眼前昏黑、有眩晕感的孩子，父母长期按压孩子此处穴位，对于小肠吸收营养，让气血循环到脸部，也具有很好的改善作用。

按摩小海穴的方法很简单，具体的按摩方法如下：

（1）让患儿伸臂屈肘向头，上臂与前臂约成90°。

（2）父（母）用手轻握孩子肘尖，用大拇指的指腹垂直向孩子两骨间触压揉按，直到孩子感觉酸胀为止。

（3）为孩子按摩小海穴时间不必过长，每次按摩两三分钟即可。

消炎止痛，肩贞常用

肩贞，经穴名，出自《素问·气穴论》。“肩”的意思是指穴位所在的部位是肩部，“贞”在中国古代是指贞卜、问卦的意思，该穴名意指小肠经气血由此上行阳气所在的天部层次。此处穴位的物质为小海穴蒸散上行的天部之气，上行到此处穴位后，此气冷缩、量少势弱，于是，气血物质的火热之性对天部层次的气血的影响作用就不确定，如同需要问卜求卦一样，所以叫作“肩贞穴”。此穴属于手太阳小肠经穴。在肩关节后下方，臂内收时，腋后纹头上 0.7 寸（指寸）处。

中医认为，按压此处穴位，不仅可以醒脑聪耳、通经活络，而且对肩胛疼痛、手臂不举、上肢麻木、耳鸣、耳聋、齿疼、瘰疬，以及肩关节周围炎等病症，都具有比较好的疗效。如果再配合按摩肩髃穴、肩髎穴，还可以治疗肩周炎等。

日常生活中，学龄后的孩子习惯于坐着学习，久坐不动，久而久之，极有可能导致双肩血脉运行不畅，促使肌肉僵硬，并导致肩膀疼痛难忍。此时，如果不注意运动、休息、调理，或者肩膀疼痛得不到及时治疗，那时间久了，孩子自然就会患上肩周炎等疾病。此时，为了使孩子肩膀疼痛的症状得到缓解，父母应该适当为孩子按摩肩贞穴。具体的按摩方法如下：

（1）先让孩子背对自己站着，双肩自然下垂。

（2）让孩子双臂互抱，双手伸向腋后，中指的指腹所在的腋后纹头之上，此处即为肩贞穴。

（3）父（母）用中指的指腹按压位于左右两侧的肩贞穴，直到孩子感到酸痛为止。

肩中俞让孩子的呼吸系统更健康

肩中俞，经穴名，出自《针灸甲乙经》。“肩”，是指此处穴位所在的部位是肩胛部，“中”指肩脊中穴部，“俞”是输的意思，“肩中俞”的意思是指人体胸内部的高温水湿之气从本穴外输小肠经。而本穴位处肩脊中穴部，内部为胸腔，因为本穴有地部孔隙与胸腔相通，胸腔内的高温水湿之气从本穴外输入小肠经，所以叫作“肩中俞”。该穴位属手太阳小肠经。在背部第七颈椎棘突下，旁开 1.5 寸。

中医认为，长期按压此处穴位，不仅可以解表宣肺，还可以有效治疗一些呼吸系统的疾病，如支气管炎、哮喘、咳嗽、支气管扩张等。此外，按摩此处穴位，对视力减退、目视不明、肩背疼痛等症状，具有明显改善作用。如果在此基础下，再配合按摩肩外俞穴、大椎穴、肩髎穴、外关穴，还可以舒筋止痛，治疗肩背疼痛等。

所以，为了孩子的呼吸系统更健康，父母应该适当为孩子按摩肩中俞穴。具体的按摩方法如下：

（1）先让孩子用双手的手掌心朝向颜面，沿着脖颈处，伸向背部。

（2）父（母）用小指挨着孩子的颈项，用中指指腹按压肩中俞所在部位直到孩子有酸胀感为止。

（3）父（母）对左右两侧穴位分别揉按，时间控制在两三分钟左右。

颧髎让孩子的面部远离疼痛

颧髎，经穴名，出自《针灸甲乙经》，在《千金要方》中为“权髎”。“颧”，颧骨的意思，指穴位所在的部位；“髎”，孔隙的意思。该穴名意指小肠经气血在此冷降归地，并由本穴的地部孔隙内走小肠经体内经脉。本穴物质为天容穴传来的水湿云气，至本穴后水湿云气冷降于地，并由本穴的地部孔隙内走小肠经体内经脉，所以叫作“颧髎”。颧髎别名“兑骨”，兑骨的意思是指此穴的气血物质为天部的凉湿水气。该穴位属手太阳小肠经，位于人体面部，颧骨尖处的下缘凹处，大约与鼻翼下缘平齐，即当目外眦直下，颧骨下缘凹陷处。

中医认为，此穴位对于治疗上颌牙痛，具有非常明显的效果，长期按压这个穴位，对于三叉神经痛、颜面神经麻痹，以及痉挛（口眼歪斜）、眼睑跳动等疾病，具有非常好的调理和保健功能。此外，如果配合按摩地仓穴、颊车穴、合谷穴，还可以治疗口歪和齿痛。

所以，在日常生活中，当你的孩子眼皮和下眼袋偶尔出现不由自主的跳动，或者受了风寒后，引起颜面神经麻痹、痉挛、疼痛，以及三叉神经疼痛，痛不可忍，甚至最轻微的触摸似乎都无法忍受时，身为父母的你应适当为其按摩颧髎穴，可使情况得到改善。具体的按摩方法如下：

（1）首先让孩子正坐，目视前方，口唇稍微张开。

（2）父（母）轻举双手，指尖朝上，掌心朝向孩子面颊。

（3）父（母）用大拇指的指尖垂直按压穴道，按压的时候，力道稍微由下往上轻轻揉按，直到孩子觉得酸胀为止。

（4）左右两侧，每次各按揉两三分钟，也可以两侧穴位同时按揉。

按摩听宫，孩子耳朵聪灵听力好

听宫，经穴名，出自《灵枢·刺节真邪》。“听”，闻声；“宫”，宫殿；该穴名意指小肠经体表经脉的气血由本穴内走体内经脉。本穴物质为颧髎穴传来的冷降水湿云气，到达本穴后，水湿云气化雨降地，雨降强度比颧髎穴大，犹如可闻声，而注入地之地部的经水又如同流入水液所处的地部宫殿，所以名“听宫”。听宫穴也叫作“多闻”“多所闻”，意思是此穴气血流入地之地部为空洞之处，产生的回声既响又长。听宫属于手小肠经经脉的穴道，在耳屏正中前，张口后的凹陷处。

中医认为，经常按摩此穴位，可以治疗耳朵及听觉有关的各种疾病，如耳鸣、耳聋、中耳炎、外耳道炎等，据《针灸铜人》记载“治耳聋如物填塞、无所闻等”。此外，长期坚持按摩这个穴位，对于治疗失声、牙齿疼痛、癫痫、心腹痛、三叉神经疼痛、头痛、目眩头晕等病症，都有良好的效果，如果配合按摩翳风穴、中渚穴，还可以治疗耳鸣、耳聋。

日常生活中，如果孩子有耳鸣、重听、听力障碍等，父母都可以适当为其按摩听宫穴，具体的按摩方法如下：

(1) 让孩子正坐，目视前方，口微微张开。

(2) 父（母）举起双手，手指尖朝上，手掌心向前，用大拇指的指尖垂直，并且轻轻插入孩子耳屏前面的凹陷正中处，直到孩子有刺痛感为止，这时父（母）轻轻用大拇指的指尖揉按穴位。

(3) 父（母）为孩子按摩此穴位时力度要适中，每次按揉两三分钟，当然，也可以同时按揉两侧的穴位。

第10节

足太阳膀胱经护佑孩子全身

睛明穴，还孩子一个明亮的世界

睛明：“睛”，指穴位所在部位及穴内气血的主要作用对象为眼睛；“明”，光明之意，该穴名意指眼睛接受膀胱经的气血而变得光明。此穴为太阳膀胱经之第一穴，其气血来源为体内膀胱经的上行气血，乃体内膀胱经吸热上行的气态物所化之液，亦即是血。膀胱经之血由本穴提供于眼睛，眼睛受血而能视，变得明亮清澈，所以叫作“睛明”。睛明属于足太阳膀胱经，位于目内眼角外一分处，鼻梁旁的凹陷处。

中医认为，适当按摩此穴可以治疗各种眼病，对眼睛具有去眼翳、镇痛、消肿、止泪、止痒的作用，能令眼睛明亮。此外，长期按摩这处穴位，对儿童假性近视、轻度近视、散光、夜盲症、迎风流泪等眼疾，具有非常明显的调理、改善和保障作用。

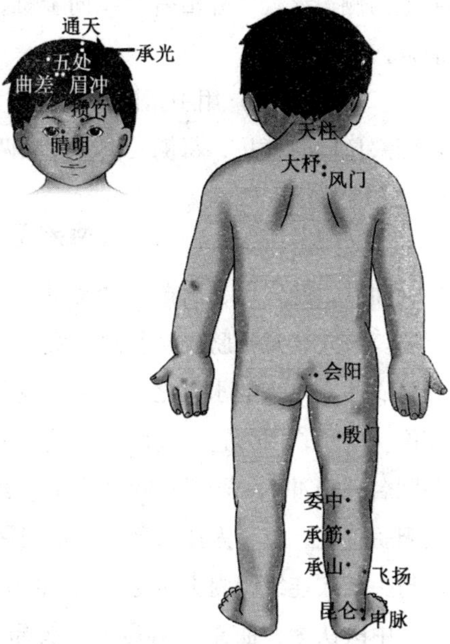

小儿膀胱经上的主要穴位

所以，当你发现孩子的眼睛有视力不佳、眼前如有薄雾、双眼畏光、迎风流泪、眼睛酸涩、双眼红肿等不适症状时，只要经常给孩子按摩这处穴位，就会有所改善。具体的按摩方法如下：

（1）先让孩子正立，轻闭双眼。

（2）父（母）用大拇指的指甲尖轻轻掐按孩子鼻梁旁边与内眼角的中点，在骨上轻轻前后刮揉，直到孩子有酸胀的感觉为止。

（3）为了使孩子的眼睛更明亮，父（母）需要长期坚持为孩子按摩此穴，分别刮揉左右两穴位各两三分钟左右，当然，也可以两侧穴位同时刮揉。

常按眉冲穴，眩晕都退却

眉冲，经穴名，出自《脉经》。“眉”，眼眶上的毛发，其色黑，此指穴内的气血物质为寒冷的水湿之气。“冲”，冲射，该穴名意指膀胱经气血在此吸热向上冲行。本穴气血为攒竹穴传来的水湿之气，上行至本穴后散热冷缩，受外部所传之热寒冷水气复又胀散，胀散之气则循膀胱经向上冲行，所以叫作眉冲。眉冲别名“小竹”，属足太阳膀胱经，位于头部，当攒竹直上入发际0.5寸，神庭与曲差连线之间。

中医认为，按摩眉冲穴，不仅可以宁神通窍、止痛通络，还能有效治疗头痛、眩晕、鼻塞、癫痫等病症，此外，如果配合按摩太阳穴，还可以治疗头痛。

所以，在日常生活中，如果你的孩子偶感风寒，感到头痛、鼻塞等，或者在其感到眩晕的时候，可以轻轻按揉一下孩子的眉冲穴，就能使病情得以缓解。具体的按摩方法如下：

(1) 父（母）将双手的中指伸直，其他手指弯曲，将中指的指腹放在孩子眉毛内侧边缘处，并沿着直线向上推，指腹直入发际，此时指头所指部位就是眉冲穴。

(2) 父（母）用中指的指腹揉按穴位，用力适度，分别揉按左右穴位，或者两穴位同时揉按，每侧穴位各按揉两三分钟即可。

曲差可治孩子鼻疾

曲差，经穴名，出自《针灸甲乙经》。“曲”，隐秘的意思；“差”，派遣的意思。该穴名意指膀胱经气血由此穴位输送到头上的各个部位。此穴位中的物质是眉冲穴传来的水湿之气，到达这里后，进一步吸热胀散，并输送至头上各部位。但是，因为它的气血水湿成分少，呈若有若无之状，所以名“曲差”；曲差别名“鼻冲”，“鼻”，肺之所主，言穴内物质为气。“冲”，冲行。此穴属足太阳膀胱经，位于人体头部，当前发际正中直上 0.35 寸，旁开 1.1 寸，即神庭穴与头维穴连线的内 1/3 与中 1/3 的交点处。

中医认为，曲差穴对鼻塞、头痛、目视不明具有良好的治疗作用。不过，这个穴位主要对治疗鼻疾有一定的特殊疗效，例如鼻塞、流鼻涕、鼻炎等。如果孩子感到自己的鼻子不舒服，或者孩子在不小心感冒之后，感到鼻塞不通，或者不断地流鼻涕，此时，你只需要给孩子按揉曲差穴，就能够让病情得到减轻，感到舒适不少。具体的按摩方法如下：

(1) 父（母）先将一只手的手掌心朝孩子面部，中间三指并拢，其他两指弯曲，将无名指的指腹入孩子前发际，放在发际的正中处，此时食指指尖所在之处就是曲差穴。

(2) 父（母）用食指的指腹，以适当的力度按压穴位，再以同样的方法按压另一侧穴位，左右分别按压两穴位，也可以两处穴位同时按压，每次各按压两三分钟即可。

承光清热止痛，孩子更快乐

承光：“承”，受的意思；“光”，亮、阳、热的意思。该穴名意指膀胱经气血在这个穴位进一步受热胀散。此处穴位物质是从五处穴传来的凉湿水气，到达本穴后，进一步受热胀散，犹如受之以热一样，所以名“承光”。该穴位位于人体头部，当前发际正中直上2寸，旁开1.1寸处。

中医认为，按摩承光穴，不仅可以清热明目、祛风通窍，而且对头痛、目眩、鼻塞、热病具有特殊的疗效，能够使疾患的症状得到改善。此外，只要长期坚持按压这个穴位，就能够对面部神经麻痹、角膜白斑、鼻息肉、鼻炎、内耳眩晕症等疾病有治疗作用。

为了帮助孩子清热止痛，父母可以适当为孩子按摩此穴位，具体的按摩方法如下：

（1）父（母）将手的四指并拢，拇指抬起，将小指放在孩子前发际正中处，找出食指的指腹的位置，并以此为基点。

（2）父（母）把手中指与食指并拢，中指的指腹放在基点处，此时食指指尖所在的位置就是承光穴，接着用同样的方法找出另外一侧的穴位。

（3）父（母）用食指的指腹按压穴位，两侧穴位分别按揉两三分钟即可。

通天令孩子鼻内畅通无阻

通天：“通”，通达；“天”，天部，该穴名意指膀胱经气血由此上行天部。本穴气血来自承光穴的水湿之气，至本穴后此水湿之气所处为天之下部，与头部的阳气不在同一层次，经由本穴吸热后才上行至与头部阳气相同的天部层次，所以叫通天。通天的别名有很多，如“天白”“天伯”“天目”“天白”“天日”“天归” “天旧”。该穴位位于人体的头部，当前发际正中直上3寸，旁开1.1寸。

中医认为，按摩通天穴，不仅可以清热除湿、通窍止痛，而且对头痛、眩晕、鼻塞、鼻衄具有明显的治疗作用。如果配合按摩迎香穴、上星穴，还有清热通利鼻窍，治疗流鼻涕、鼻疮的作用。

所以，当孩子鼻塞不通气时，父母可以适当为其按摩此穴，具体的按摩方法如下：

（1）父（母）应该五指并拢，将小指放在孩子前发际正中处，找出拇指指尖所在的位置，并以此为基点。

（2）父（母）把手的中指和食指并拢，中指的指腹放在基点处，此时食指指尖所在的地方就是通天穴。

（3）用同样的方法找出孩子另外一侧的穴位，并以适当的力度按摩此穴位，每次两三分钟即可。

攒竹消除疲劳，令孩子的眼睛更亮

攒竹：“攒”，聚集；“竹”，山林之竹，该穴名意指膀胱经湿冷水气由此吸热上行。本穴物质为睛明穴上传而来的水湿之气，因其性寒而为吸热上行，与睛明穴内提供的水湿之气相比，由本穴上行的水湿之气量小，如同捆扎聚集的竹竿小头一般（小头为上部、为去部，大头为下部、为来部），所以叫攒竹。攒竹穴有很多别名，如眉本、眉头、始光、夜光、明光、光明穴、眉中。“眉本”的意思是指此处穴位气血的强弱关系到眉发的荣枯，“始光”的意思是说膀胱经气血在此处由寒湿之状变为阳热之状。该穴位于面部，当眉头陷中，眶上切迹处。

中医认为，按摩此穴不仅对急慢性结膜炎、泪液过多、眼睑震颤、眼睛疼痛等症状都有明显的疗效，而且可以缓解视力不清、眼睛红肿等症状。此外，长期按摩此穴位，对风热、痰湿引起的脑昏头痛、眉棱骨痛等具有明显的调理和改善作用。

所以，当孩子感到眼睛疲劳时，父（母）可以适当为其按摩此穴位，具体的按摩方法如下：

（1）先让孩子仰卧，父（母）双手的手指交叉，指尖向前，两个大拇指的指腹相对，由下往上向眉棱骨轻轻按压，直到孩子感觉酸胀为止。

（2）为了更快地达到效果，父（母）也可同时为孩子按揉左右两个攒竹穴。

天柱让孩子的头脑更清楚

天柱：“天”有两个意思，一是指穴位内的物质为天部阳气，二是指穴位内的气血作用于人的头颈；“柱”，支柱的意思，支撑重物的坚实之物，比喻穴位内气血饱满坚实，该穴名意指膀胱经的气血在此穴位呈坚实饱满之状。本穴位内的气血是汇聚膀胱经背部各腧穴上行的阳气所致，其气强劲，充盈头颈交接之处，颈项受其气乃可承受头部重量，如同头上的支柱一样，所以名“天柱”。天柱穴属足膀胱经经脉的穴道，位于后头骨正下方凹陷处，就是脖颈处有一块突起的肌肉（斜方肌），此肌肉外侧凹处，后发际正中旁开约1.5厘米左右。

中医认为，按摩天柱穴不仅对后头痛、颈项僵硬、肩背疼痛、血压亢进、脑出血、鼻塞、嗅觉功能减退等具有疗效，而且能改善视力衰弱、视神经萎缩、眼底出血等症状，时间长了还可以使头脑反应敏锐，增强记忆力，调整并改善内脏机能。

所以，为了让孩子的头脑更清楚，反应更敏锐，父母可以适当为其按摩天柱穴。具体的按摩方法如下：

（1）先让孩子背对自己坐着，父（母）双手举起，抬肘，掌心朝前，向着孩子的后头部。

（2）父（母）指尖朝上，用大拇指的指腹，从下而上按进孩子颈后枕骨下，大筋外两侧凹陷处，轻轻揉按直到孩子有酸痛的感觉为止。

（3）为了更快地达到效果，父（母）可以同时为孩子按揉两侧的天柱穴，但是一定要掌握好力度，另外，每次按揉的时间以两三分钟为宜。

风门是治疗孩子感冒的必走之“门”

风门：“风”，言穴内的气血物质主要为风气；“门”，出入的门户，该穴名意指膀胱经气血在此化风上行。本穴物质为膀胱经背俞各穴上行的水湿之气，至本穴后吸热胀散化风上行，所以叫风门。风门穴也叫作“热府”“背俞”，本穴物质为背俞各穴传来，性湿热，与小肠经气血同性，故为手足太阳之会。风门穴属足太阳膀胱经穴，位于人体背部，当第二胸椎棘突下，旁开1.5寸。

中医认为，按摩这个穴位，不仅可以宣通肺气、调理气机，而且能够有效治疗各种风寒感冒发热、恶寒、咳嗽、支气管炎等疾病。此外，按摩此穴位对预防感冒、头颈痛、胸背痛、荨麻疹、呕逆上气等病症，都具有很好的保健和调理作用。

所以，当孩子不小心感冒时，父母可以适当为其按摩此穴，具体的按摩方法如下：

（1）先让孩子正坐，头微微向前俯，父（母）举起双手，掌心向后。

（2）父（母）将食指和中指并拢，其他手指弯曲，越过孩子肩部伸向背部，将中指的指腹放置在大椎下第二个凹陷的中心，此时父（母）食指指尖所在的位置就是风门穴。

（3）父（母）用中指的指腹按揉穴位，每次左右两侧穴位各按揉两三分钟，或者两侧穴位同时按揉。

但是，如果孩子的感冒十分严重，父母除了该给孩子按摩风门穴外，还应该及时带孩子就医，以免贻误病情。

飞扬可帮孩子除头痛

飞扬："飞"，指穴内物质为天部之气；"扬"，指穴内物质扬而上行，该穴名意指膀胱经气血在此处吸热上行。"飞扬穴"也叫"厥阳穴""厥阴穴""厥扬穴"，"厥阳"的意思是指膀胱经气血在此处上扬；"厥阴"的意思是指本穴上扬的气血物质为膀胱经的湿寒水气，而不是真正的阳热之气。这个穴位是膀胱经络穴，此穴位气血为吸热上行的水湿之气，它不仅在膀胱经上行，同时也向外扩散于与膀胱经相表里的少阴肾经，所以名为膀胱经络穴。飞扬位于小腿后面，外踝后，昆仑直上5寸，承山穴外下方0.7寸处。

中医认为，按摩飞扬穴具有很好的治疗作用，比如按摩此穴可以清热安神、舒筋活络，可以治疗头痛、目眩、腰腿疼痛、痔疾等疾患，可以治疗风湿性关节炎、癫痫；配合按摩委中穴，还可治疗腿痛；此外，体内上火、流鼻水、鼻塞时，轻轻敲打此穴位，也可起到缓解症状的作用。

所以，当孩子头痛时，父母不必急着为其找止疼药，可以适当为其按摩飞扬穴，具体的按摩方法如下：

（1）让孩子仰卧，膝盖稍微向内倾斜，父（母）将手的食指和中指并拢，其他手指弯曲。

（2）父（母）用食指和中指的指腹顺着跟腱外侧的骨头向上摸，在孩子小腿肌肉的边缘即是飞扬穴。

（3）用同样的方法找到孩子另一侧的穴位，再分别用食指和中指的指腹按揉孩子左右两侧穴位，每次按揉两三分钟，这样就能很快帮孩子除头痛，恢复健康。

昆仑让孩子睡得更安稳

昆仑：广漠无垠的意思，该穴名意指膀胱经的水湿之气在这里吸热上行。本穴物质是膀胱经经水的汽化之气，性寒湿，由于足少阳、足阳明二经外散之热的作用，寒湿水气吸热后也上行并充斥于天之天部，穴中各个层次都有气血物质存在，就像广漠无垠的状态一样，所以名"昆仑"，也称"上昆仑穴"。此穴位于脚踝外侧，在外踝顶点与脚跟相连线的中央点，即或足外踝后方，当外踝尖与跟腱之间的凹陷处。

中医认为，按摩昆仑穴，不仅可以消肿止痛、散热化气，而且对于腿足红肿、脚腕疼痛、脚踝疼痛、踝关节及周围软组织疾病等都具有很好的疗效。除此之外，按摩此穴位还能够缓解头痛、目眩、肩痛、腰背痛等症状，更有利于小儿睡眠。

父母在帮孩子按摩昆仑穴时，具体的按摩方法如下：

（1）先让孩子仰卧，双腿趋向自己的身体。

（2）父（母）用手，四指在下、掌心朝上扶住孩子脚跟底部，大拇指弯曲，用指节从上往下轻轻刮按，直到孩子有疼痛的感觉为止。

（3）在整个按摩过程中，父（母）不要太过用力，并且每次刮按的时间都掌握在两三分钟左右，可两侧同时刮按。

申脉帮孩子宁神止痛不眩晕

申脉："申"，八卦中属金，此指穴内物质为肺金特性的凉湿之气；"脉"，脉气，该穴名意指膀胱经的气血在此变为凉湿之性。本穴物质为来自膀胱经金门穴以下各穴上行的天部之气，其性偏热（相对于膀胱经而言），与肺经气血同性，所以叫申脉。申脉也叫"鬼路"，"鬼"，与天相对，指穴内的气血物质为地部经水；"路"，道路。该穴名意指穴内气血为地部经水。本穴物质一是金门穴以下各穴上行的水湿之气，二是昆仑穴下行而至的地部经水，鬼路名意指在强调穴内气血的经水部分，所以叫鬼路。申脉穴位于人体足外侧部，外踝直下方凹陷中。

中医认为，按摩申脉穴，不仅可以活血通络、宁神止痛，还能增强人体耐受性，治疗怯寒症。此外，长期按摩此穴位，对头痛、眩晕、癫痫、腰腿酸痛、目赤肿痛、失眠等症状，也有较好的治疗、调理与保健作用，并且中医临床证明，经常按摩此穴位可以治疗踝关节扭伤、内耳眩晕、精神分裂症等疾病。

所以，当孩子头痛、眩晕时，身为父母的你应该适当为其按摩申脉穴，具体的按摩方法如下：

（1）先让孩子仰卧，其中一只腿靠近自己的身体，然后扶住孩子的脚跟底部，四指在下，掌心朝上，大拇指弯曲，指腹放在孩子外脚踝直下方的凹陷中，垂直按压直到孩子有酸痛感为止。

（2）每天早晚两次帮孩子按摩此穴，每次一两分钟，很快就能令孩子宁神止痛，并且不眩晕。

第11节

足少阴肾经滋养孩子脏腑

涌泉缓解孩子腰酸背痛

涌泉：经穴名，属足少阴肾经，位于足跖屈卷足时，在足心前三分之一的凹陷中。《灵枢经·本输》记载："肾出于涌泉，涌泉者，足心也。"涌泉穴是人体长寿大穴，经常按摩此穴，则肾精充足，耳聪目明，发育正常，精力充沛，性功能强盛，腰膝壮实不软，行走有力，并能治疗多种疾病，如头痛、休克、中暑、偏瘫、耳鸣、肾炎等。

中医认为"寒从足入""温从足入"，经常按摩涌泉穴能增强人体的免疫功能，提高抵抗传染病的能力，起到散热生气的作用。此外，长期按摩这个穴位，能够清热、开郁，治疗腰酸背痛等疾病。

所以，当孩子告诉你他腰酸背疼时，身为父母的你一定不能毫不理会，而要根据中医穴位治疗原理，适当帮孩子按摩涌泉穴，具体的按摩方法如下：

（1）先让孩子俯卧，脚掌尽量朝外，用手轻握住孩子的脚，四指放在孩子的脚背上，大拇指弯曲并放在孩子的涌泉穴上，用大拇指的指腹从下往上推按此穴位，直到孩子感觉到胀痛为止。

（2）坚持每天早晚各帮孩子按摩一次此穴，一定可以帮助孩子缓解腰酸背痛的症状。

筑宾解除孩子身上的"三分毒"

筑宾："筑"，通"祝"，为庆祝之意；"宾"，宾客，该穴名意指足三阴经气血混合重组后的凉湿水气由此交于肾经。本穴物质为三阴交穴传来的凉湿水气（足三阴经气血在三阴交穴混合后既无热燥之性亦无寒冷之性），性同肺金之气，由此传入肾经后为肾经所喜，本穴受此气血如待宾客，所以叫筑宾。筑宾属足肾经经脉的穴道，位于人体的小腿内侧，当太溪穴和阴谷穴的连线上，太溪穴上 3.5 寸处，腓肠肌肌腹的内下方。

中医认为，按摩此穴位不仅有散热降温的作用，还可以排毒，如药物中毒及其他毒素等。此外，如果配合按摩肾俞穴、关元穴、大敦穴、归来穴，还可以治疗水肿和疝气。

所以，在日常生活中，如果孩子生病了，父母不要随便给孩子吃西药。毕竟“是药三分毒”，即便暂时治愈了孩子的病情，也可能会在其体内埋下潜伏的毒性。所以，父母此时不妨适当帮孩子按摩一下筑宾穴，这样不仅可以化解孩子体内的化学毒素，而且对孩子可能患有的疾病有一定的缓解和调理作用。按摩的方法很简单，具体的按摩方法如下：

（1）让孩子仰卧。

（2）父（母）用一只手轻握孩子的脚，四指放在孩子脚背上，用大拇指的指腹从下往上推揉此穴位，直到孩子产生酸痛的感觉为止。

肓俞让孩子告别便秘痛苦

肓俞：“肓”，心下膈膜，此指穴内物质为膏脂之类；“俞”，输。该穴名意指胞宫中的膏脂之物由此外输体表。本穴物质为来自胞宫中的膏脂之物，膏脂之物由本穴的地部孔隙外输体表，故而得名。“肓俞”的意思是穴内外输气血物质为膏脂，混浊不清，有别于肾经经水应有的清。本穴物质既有肾经气血又有冲脉气血，所以为冲脉足少阴之会。肓俞属足肾经经脉的穴道，在人体腹中部，当脐中旁开 0.5 寸处。

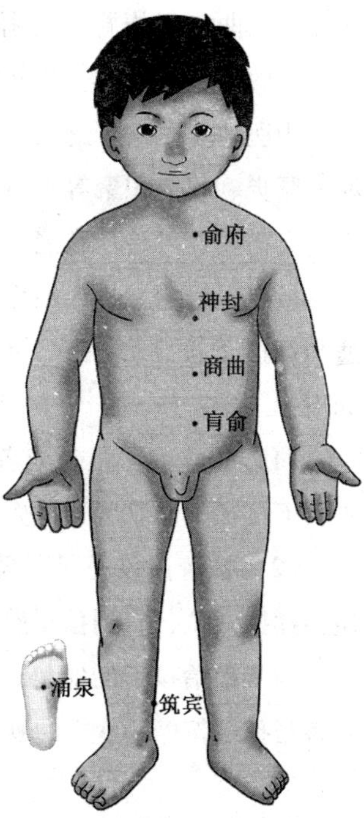

小儿肾经上的主要穴位

中医古籍《针灸铜人》中记载，肓俞穴治疗大腹寒疝、大便干燥，腹中切痛等病症。当孩子的腹部受凉之后，腹痛如刀绞，而此时费力也拉不出大便来，即使将大便勉强挤出来，也是像羊屎一样的干硬颗粒。如果你的孩子遇到这种情况，只需要让他深深地吸气，同时帮其按摩肓俞穴位，就能够使情况得到改善。

中医认为，按摩肓俞穴不仅有积脂散热的作用，而且对胃痉挛、习惯性便秘、肠炎、腹痛绕脐、腹胀、痢疾、泄泻、疝气、腰脊疼痛，都具有良好的疗效。此外，如果配合按摩天枢穴、足三里穴、大肠俞穴，还可治疗便秘、泄泻、痢疾等病。

当你的孩子腹部受凉出现一些不良的症状之后，你可以适当为其按摩肓俞穴位，相信很快能够使其病情得到好转。具体的按摩方法如下：

（1）先让孩子仰卧，父母举起两手，掌心向下，用中指的指尖垂直下按患儿肚脐旁的穴位。

（2）让孩子深深吸气，使得腹部下陷，父母用中指的指尖稍稍用力揉按穴位，直到孩子有热痛感为止。

有商曲帮忙，孩子便秘不用愁

商曲，经穴名，出自《针灸甲乙经》。“商”，漏刻；“曲”，隐秘。该穴名意指肾经冲脉气血在此吸热后缓慢上行。本穴物质为肓俞以下各穴上行的水湿之气，至本穴后散热冷缩，少部分水气吸热后循经上行，如从漏刻中传出不易被人觉察，所以叫商曲。商曲别名“高曲”，“高”，高处，天部之气；“曲”，隐秘。高曲名意指肾经冲脉的水气在此吸热后缓慢上行。该穴属足少阴肾经，位于上腹部，当脐中上 2 寸，前正中线旁开 0.5 寸。

中医认为，按摩此穴位不仅具有清热降温的功效，而且对腹痛、泄泻、便秘、肠炎、腹中积聚等不适症状，具有显著的疗效。此外，如果配合按摩中脘穴、大横穴，可治疗腹痛、腹胀等。

所以，身为父母，当你发现孩子患有便秘时，只要根据中医穴位治疗原理，适当帮孩子按摩商曲穴，就能令孩子的便秘症状有所好转。具体的按摩方法如下：

（1）先让孩子正坐或者仰卧，父（母）举起手，掌心向下，用食指的指尖垂直下按孩子肚脐旁边的穴位。

（2）接着让孩子深深吸气，使得腹部下陷，父（母）再用食指的指尖稍微用力揉按穴位，直到孩子感觉热痛为止。

为了根治孩子的便秘，父母必须长期坚持帮孩子按摩此穴位，可以每天早晚各帮孩子按摩一次，每次一两分钟即可。

孩子咳嗽气喘就找神封

神封，经穴名，出自《针灸甲乙经》。“神”，与鬼相对，指穴内物质为天部之气；“封”，封堵的意思，神封”的意思是指肾经吸热上行的经气在这里散热冷缩。本穴物质为步廊穴传来的水湿风气，到达本穴后，水湿风气势弱缓行，并散热冷缩，大部分冷缩之气不能循经上行，就像被封堵了一样，所以名“神封”。此穴属足少阴肾经，位于胸部，当第四肋间隙，前正中线旁开2寸。

中医认为，按摩神封穴位具有降浊升清的作用，长期坚持，对儿童咳嗽、气喘、胸胁支满、呕吐、不嗜饮食等疾患，也会有很好的治疗效果。此外，如果配合按摩阳陵泉穴、支沟穴、肺俞穴、太渊穴等，还可宣肺理气、止咳平喘、治疗胸胁胀痛等。

年轻的父母大多认为孩子咳嗽是小问题，吃点药就好了，因此并不在意。其实，像咳嗽这种不起眼的小病更可能诱发隐藏在人体中的大病。学龄后的孩子大部分时间都在学校里，人员众多，空气中夹杂着很多灰尘、细菌、病毒。当孩子咳嗽时，很容易将空气中的尘埃、细菌、病毒吸入肺部，从而引发肺部炎症，或者导致其他疾病。由此可见，即使咳嗽，父母也不应该将其忽视。在孩子咳嗽的时候，父母可以适当为其按摩神封穴，这样就能起到比较好的止咳效果。具体的按摩方法如下：

（1）先让孩子正坐着，父（母）将两只手的四指并拢，手掌心朝内，分别放在孩子的胸部边沿位置，此时，父（母）中指所在的部位就是神封穴。

（2）父（母）将两只手的四指并拢，轻轻按揉孩子胸部边沿的神封穴，一按一放，持续一至三分钟即可。

帮孩子快速止咳找俞府

俞府：“俞”，输；“府”，体内脏腑，该穴名意指肾经气血由此回归体内。本穴是肾经体内经脉与体表经脉在人体上部的交会点，或中穴传来的湿热水气在本穴散热冷凝归降地部后由本穴的地部孔隙注入肾经的体内经脉，气血的流注方向是体内脏腑，所以叫俞府。俞中者，其意与俞府同，中指内部。所以名“俞府”，也称“俞中穴”。这里需要注意的是，肾经气血物质运行变化是体内气血由外出体表；自外出体表后，经水气化上行；自大钟穴后，寒湿水气吸热上行；自大赫穴开始，受冲脉外传之热而水湿之气散热上行；自幽门穴开始，受胸部外传之热而上行；在灵虚穴，肾经气血达到了温度的最高点；从灵虚到俞府的经脉气血是降温吸湿而下行。俞府属足肾经经脉的穴道，位于人体的上胸部位，人体正面正中左右三指宽处，锁骨正下方。

中医认为，长期按压俞府穴，对于肺充血、支气管炎、肋间神经痛、胸膜炎、咳嗽、胸中痛、久喘、呕吐、不嗜食、呼吸困难等病症，具有很好的调理和保健作用；如果配合按摩天突穴、肺俞穴、鱼际穴，还可治疗咳嗽、咽喉疼痛等。

所以，当发现孩子咳嗽不止时，父母一定要试着帮孩子按摩此穴，具体的按摩方法如下：

(1) 先让孩子正坐或仰卧。

(2) 父（母）举起双手，用大拇指的指尖垂直揉按胸前两侧、锁骨下穴位，直到孩子感觉到酸痛为止。

为了更好地帮助孩子止咳，父母最好坚持一段时间，例如每天早晚各帮孩子按摩三四分钟，相信孩子很快就不会再咳嗽了。

第12节

手厥阴心包经是保护孩子心主的安心大脉

天池让孩子全身焕发活力

天池："天"，天部的意思；"池"，储液之池，该穴名意指心包外输的高温水气在此处穴位冷凝为地部经水。这个穴位在乳头外侧，乳头为人体体表的高地势处，因此，这个穴位也位于高地势处，即天部。穴内物质又是心包经募穴膻中穴传来的高温水气，到达本穴后散热冷降为地部经水。本穴气血既处高位又为经水，所以名"天池"，也称"天会穴"，"天会"的意思是指心包经外输的高温水气在此会合。天池属手厥阴心包经经脉的穴道，位于人体的胸部，腋下2.2寸，乳中穴0.7寸处。

中医认为，长期按压天池穴对心脏外膜炎、脑充血、腋腺炎、肋间神经痛、目视不明、咳嗽、热病汗不出等病症，有很好的调理和保健作用。除此之外，按摩该穴位，还能有效缓解胸闷、心烦、气喘、胸痛、腋下肿痛、疟疾等症状。

所以，当父母发现孩子很容易疲乏倦怠，就要注意了，要防止其心脏出现问题，千万别误把这种症状归咎为孩子睡眠不足。只要孩子有如上不适症状，父母就可以试着给孩子按压天池穴看看效果，或许能够使情况得到好转。具体的按摩方法如下：

（1）先让孩子正坐或仰卧，父（母）举起双手，掌心朝向孩子的胸前，四指相对，用大拇指的指腹向下垂直按压孩子乳头外一寸的穴位处，直到孩子感觉到酸痛为止。

（2）为了使孩子更快焕发活力，父（母）可以早晚各为孩子按摩此穴位一次，长期坚持一定可以取得不错的效果。

曲泽让孩子不再心神昏乱

曲泽："曲"，隐秘的意思；"泽"，沼泽的意思，该穴名意指心包经气血在此会合。这个穴位是心包经的穴位，虽然心包经上、下二部经脉的经气在这里汇合并散热冷降，表现出水的润下特征，但从天泉穴下传本穴位的经水仍然大量气化水湿，这个穴位就像热带沼泽一样生发气血，所以名"曲泽"。本穴物质一为天泉穴下传的地部经水和天部的冷湿水气，二为心包经肘以下各穴上行而至的水湿之气，上、下二部经脉的气血在本穴为会合之状，是心包经合穴。曲泽属手厥阴心包经经脉的穴道，位于人体的时横纹中，当肱二头肌腱的尺侧缘。

中医认为，按摩曲泽穴具有扩肝的功效，对于痉挛性肌肉收缩、手足抽搐、心胸烦热、头晕脑涨等病状非常有效。此外，曲泽穴还能治疗呕吐，清烦热，对心神昏乱、心悸、心肌炎、中暑等症状均有疗效。

日常生活中，如果孩子心神昏乱，父母可以适当为其按摩此穴，具体的按摩方法如下：

（1）先让孩子正坐伸肘，掌心向上，微曲约45°。

（2）父（母）用一只手轻轻握住孩子的肘尖，四指在外，大拇指弯曲，用指尖垂直按压孩子的曲泽穴，直到孩子感到酸胀为止。

内关帮你安抚孩子的胃

内关："内"，内部；"关"，关卡，该穴名意指心包经的体表经水由此穴位注入体内。本穴物质是间使穴传来的地部经水，流至本穴后，由本穴的地部孔隙从地之表部注入心包经的体内经脉，心包经体内经脉经水的气化之气无法从本穴的地部孔隙外出体表，如同被关卡阻挡住了一样，所以名"内关"，也称阴维穴。内关属手厥阴心包经经脉的穴道，在人体的前臂掌侧，从近手腕的横皱纹的中央，往上大约三指宽的中央部位。

《针灸甲乙经》中说："心澹澹而善惊恐，心悲，内关主之。"《千金方》中说："凡心实者，则心中暴痛，虚则心烦，惕然不能动，失智，内关主之。"内关穴也是心包经上的重要穴位之一。中医认为，这个穴位，对于由于饮食不洁、呕吐不止或者想吐又吐不出来等各种原因导致的身体不适，具有良好的疗效。所以，在中医古籍中，还有"吐，可不吐；不吐，可吐"的记载。经常按摩内关穴，可以有效预防和治疗婴儿呃逆现象的发生。除此之外，这个穴位对于因晕车、手臂疼痛、头痛、眼睛充血、恶心想吐、胸肋痛、上腹痛、腹泻、胃痛、哮喘、偏头痛具有明显的改善和调理作用。

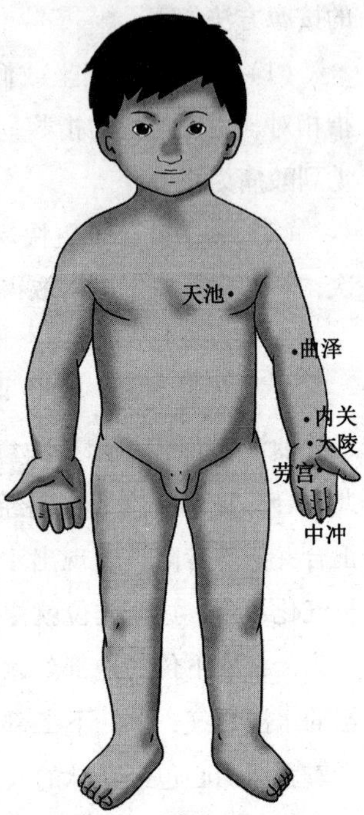

小儿心包经上的主要穴位

因此，当孩子的胃不舒服时，父母应该适当为其按摩此穴，具体的按摩方法如下：

（1）先让孩子正坐、手平伸、掌心向上。

（2）接着让孩子轻轻握拳，此时手腕后隐约可见两条筋。

（3）父（母）用一只手轻轻握住孩子手腕后，大拇指弯曲，用指尖或指甲尖垂直掐按孩子的内关穴，直到孩子感觉酸胀为止。

大陵让孩子口气清新每一天

大陵，经络穴位名，出自《灵枢·本输》，在《针灸甲乙经》名为太陵，别名鬼心。大，与小相对；陵，丘陵、土堆的意思，"大陵"的意思是指随心包经经水冲刷下行的脾土物质在这里堆积。本穴物质为内关穴下传的经水与脾土的混合物，到达本穴后，脾土物质堆积如山，如同丘陵一样，所以名"大陵"，也叫"心主穴""鬼心穴"。"心主"的意思是穴内气血以气为主，"鬼心"的意思是指脾土中的水湿在这个穴位气化为天部之气。本穴向外输出的是脾土中的气化之气，为心包经经气的重要输出之地，所以是心包经俞穴。此外，本穴脾土中生发的干热之气性同心包经气血，为心包经气血的重要输出之源，所以也是心包经原穴。在五行中，这个穴位属土。该穴位位于人体的腕掌横纹的中点处，当掌长肌腱与桡侧腕屈肌腱之间。

中医认为，按摩大陵穴具有清心降火、清除口臭的特效；经常按摩此穴，能治失眠、心胸痛、心悸、精神病等；长期按压这个穴位，对呕吐、胃痛、胃炎、扁桃腺炎、头痛、肋间神经痛、腕关节及周围软组织疾患等，具有很好的调理和保健作用。所以，当你的孩子被口臭烦恼时，不妨每天坚持按按大陵穴，那么，不用多久，口臭的症状就能得到改善，并还给孩子清新的口气。具体的按摩方法如下：

（1）先让孩子正坐，双手平伸，手掌心向上。

（2）让孩子轻轻握拳，父（母）用一只手握住孩子的手腕处，四指在外，大拇指弯曲，用指尖或者指甲尖垂直掐按孩子的大陵穴直到孩子感到刺痛为止。

按摩中冲可帮孩子治愈热病

中冲，出自《灵枢·本输》。“中”，与外相对，指穴内物质来自体内心包经；“冲”，冲射之状，该穴名意指体内心包经的高热之气从这个穴位冲出体表。本穴物质为体内心包经的高热之气，由体内外出体表时呈冲射之状，所以名“中冲”。因为本穴物质是来自体内心包经的高热之气，并且由本穴的地部孔隙而出，所以是心包经井穴。在五行中，此穴属木。因为本穴物质为体内心包经外出体表的高热之气，此气外出体表后急速散热降温，所行为天之中下部而不能上行天之天部，表现出木的生发特性。该穴属手厥阴心包经，位于手中指末节尖端中央一寸处。

中医认为，中冲穴是一个很有用的穴位。孩子如果患了小儿惊风，在这种情况下，父母可以给孩子经常按摩中指甲角左下方的中冲穴。因为这个穴位对热病、烦闷、汗不出、掌中热、身如火痛、烦满舌强具有明显的疗效；长期坚持按压这个穴位，能够有效治疗中风、舌强肿痛等病症，对身体及肝肾功能具有很好的调理作用。

如果孩子患上热病，为了帮孩子降低体温，父母可以适当为孩子按摩此穴，具体的按摩方法如下：

（1）先让孩子正坐，手平伸，掌心向上，微曲 45°。

（2）父（母）用手轻握孩子的手，四指轻扶着指背，大拇指弯曲，用指甲尖垂直掐按中指端的正中穴位，直到孩子有刺痛的感觉为止。

（3）为了加强效果，父（母）可以每天早晚帮孩子各掐按一次，先左后右，每次两三分钟即可。

第13节

手少阳三焦经：环绕孩子耳周的视听大脉

液门是清火散热的好帮手

液门："液"，液体，指经水；"门"，出入的门户。该穴名意指人体三焦经经气在这个穴位散热冷降，化为地部经水。本穴物质为关冲穴传来的凉湿水气，凉湿水气到达此穴位后，快速散热冷却，冷却后的水湿归降地部，因此名"液门"。本穴物质为关冲穴传来的凉湿水气，到本穴后散热冷降为地部经水，所生之水的量很少，所以这个穴位是三焦经荥穴。此穴位属水。因为本穴物质为关冲穴传来的凉湿水气，在本穴的变化为散热冷降，表现出水的润下特征。液门穴属手少阳三焦经经脉的穴道，位于人体的手背部，当第四、五指间，指蹼缘后方赤白肉际的部位。

中医认为，按摩液门穴具有清火散热的特殊功能，对于头痛、目眩、咽喉肿痛、眼睛赤涩、龋齿等病症，均有明显的疗效。

相对于成人来说，孩子的免疫力、环境适应能力、对病毒的抵抗能力等都要弱一些，他们很容易就会感冒发烧。当孩子感冒发烧时，尤其是当孩子鼻塞、不停地流清鼻涕、咳嗽、食欲不振、甚至高烧40℃以上，还出现了咽喉红肿、扁桃体红肿等症状时，你只要根据中医穴位的治疗原理，轻轻掐按孩子的液门穴，就可以使其病情迅速得到好转。具体的按摩方法如下：

（1）先让孩子正坐，伸出双手，手掌心向下；接着父（母）轻轻扶住孩子小指侧的掌心处，大拇指弯曲，用指尖或者指甲尖垂直掐按穴位，直到孩子有酸胀的感觉为止。

（2）为了加深效果，父（母）可以每天早晚各帮孩子掐按一次，先左后右，每次掐按两三分钟即可。

中渚帮孩子解决头疼问题

中渚，此穴位名出自《灵枢·本输》，别名下都，是手少阳三焦经的经穴。"中"，与外相对，指本穴内部；"渚"，水中小块陆地或水边，该穴名意指随三焦经气血扬散的脾土尘埃在此穴中囤积。本穴物质为液门穴传来的水湿之气，到达本穴后，随水湿风气扬散的脾土尘埃在此冷降归地，并形成经脉水道穴旁边的小块陆地，因此名“中渚”。因为三焦经气血温度不高，所行之地无外界提供的充足热能使其水液气化上升，气血物质在此穴位的变化主要是散热冷降，只有少部分水气吸热上行才保证了三焦经经脉的气血畅通，此穴位也就如三焦经经脉气血的输出之地，所以是三焦经俞穴，在五行中属木。中渚位于人体手背部位，小指与无名指的指根间下 2 厘米的手背凹陷处。

孩子若出现头晕、目眩、焦虑、耳鸣、失眠等症状，父母帮孩子按压中渚穴，能够对这些病症进行有效调理，保证孩子的身心健康。具体的按摩方法如下：

（1）先让孩子正坐，手平伸，掌心向内，手背向外。

（2）父（母）四指放在手掌背部，食指弯曲，用指头旁侧边缘垂直揉孩子的中渚穴，直到孩子感到酸胀为止。

支沟帮孩子摆脱便秘痛苦

支沟：“支”，指树枝的分叉；“沟”，沟渠，该穴名意指三焦经气血在这个穴位吸热扩散。本穴物质为外关穴传来的阳热之气，水湿较少，到本穴后，又进一步吸热胀散为高压之气，此气按其自身的阳热特性，循三焦经经脉渠道向上、向外而行，扩散之气像树的分叉一样，所以名“支沟”。支沟属手少阳三焦经经脉的穴道，位于人体的前臂背侧，当阴池穴与肘尖的连线上，腕背横纹上 2. 2 寸，尺骨与桡骨之间。

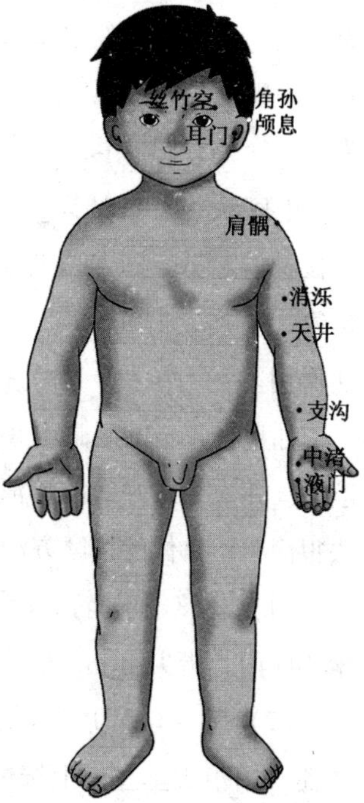

小儿三焦经上的主要穴位

中医认为经常按摩这个穴位，可以有效治疗便秘。如果能够坚持长期按压这个穴位，对耳鸣、耳聋、肩臂痛、心绞痛、肋间神经痛等病症，也会有很好的调理和保健作用。

日常生活中，很多孩子喜欢吃大鱼大肉，并且没有很好的生活习惯，父母由于对其宠溺大多听之任之，时间长了，孩子容易患上便秘。怎样才能帮助孩子摆脱便秘的痛苦呢？首先要督促孩子养成良好的生活习惯，注意饮食调理；其次，还要经常帮助孩子按摩支沟穴和大肠俞穴，这样可以刺激肠胃蠕动，孩子也就不会再便秘了。具体的按摩方法如下：

（1）先让孩子正坐，手平伸，屈肘，掌心向着自己，指尖向上，肘臂大约弯曲成90°。

（2）父（母）用一只手轻握孩子的手腕下，大拇指在内侧，其余四指在手的外侧，四指弯曲，中指的指尖垂直下压，揉按此穴位，直到孩子感觉到酸痛为止。

按摩天井清热凉血，让孩子远离睑腺炎

天井，经穴名，出自《灵枢·本输》。“天”，天部的意思；“井”，孔隙通道的意思，该穴名意指三焦经吸热上行的水浊之气在这个穴位处聚集。本穴物质为四渎穴传来的水湿之气，到达本穴后呈聚集之状，然后散热冷缩，并从天之上部降至天之下部，气血的运行变化就如同从天井的上部落到底部一样，所以名“天井”。本穴为三焦经天部之气的会合之处，所以是三焦经合穴。因为本穴物质为天部的水湿云气，在本穴为聚集之状，有土的不动之义，所以在五行中属土。此穴属手少阳三焦经，位于臂外侧，屈肘时，当肘尖直上一寸凹陷处。

中医认为，按摩天井穴可以起到清热凉血的作用，对治疗睑腺炎、淋巴结核具有特效，长期按摩这个穴位，对肘关节及周围软组织疾患，偏头痛、颈痛、项痛、肩痛、背痛，扁桃腺炎、荨麻疹等病症，具有很好的调理和保健作用。

如果你孩子的眼睛不小心出现了睑腺炎，可以通过按压天井穴解决这个问题。天井穴是最好的能够清热凉血、治疗睑腺炎的人体穴位。按摩天井穴的方法很简单，具体的按摩方法如下：

（1）让孩子正坐，双手平伸，屈肘，前臂垂直于地面，与肘部大约成90°，掌心向内，指尖向上，举臂，上臂的底部与肩平。

（2）父（母）用手轻握孩子肘下，四指在下，大拇指在上，中指或食指弯曲，用指尖垂直向上按摩孩子肘尖下凹陷的穴位处，直到孩子感觉到酸胀为止。

消泺让孩子更快减肥

消泺：“消”，溶解、消耗的意思；“泺”，水名，湖泊之意。该穴名意指三焦经经气在此冷降为地部经水。本穴物质为清冷渊穴传来的滞重水湿云气，至本穴后，水湿云气消解并化雨降地，降地之雨在地之表部形成湖泊，所以叫消泺。此穴位位于人体臂外侧，当清冷渊与臑会连线中点处。

中医普遍认为，按摩这个穴位能够除湿降浊、清热安神、活络止痛；经常按摩这个穴位，能有效治疗头痛、颈项强痛、臂痛、齿痛、癫疾等疾患；每天坚持按压这个穴位，具有减肥美容的效果；配肩髎穴、肩髃穴、臑会穴、清冷渊穴，可治疗肩臂痛、上肢不遂、肩周炎等。

此外，父母经常给孩子按摩这个穴位，既可以治疗气郁胸闷，还能达到给孩子减肥的效果。方法很简单，具体的按摩方法如下：

（1）先让孩子正立，父（母）把左手的手掌放在孩子右手臂中间位置，再将右手掌放在孩子左手臂中间位置。

（2）父（母）用手指向孩子的手臂施加压力，父（母）食指所在的部位就是消泺，此时，父母双手的掌心放在孩子的手臂上，四指并拢，向穴位施加压力，一压一松，坚持三四分钟即可达到效果。

（3）当然，帮孩子减肥不是一蹴而就的，需要长期坚持，所以父（母）可以早晚各为孩子按摩一次。

肩髎是孩子上课的好帮手

肩髎，经穴位名，出自《针灸甲乙经》。“肩”，指穴在肩部；“髎”，孔隙的意思，该穴名意指三焦经经气在此穴位化雨冷降归于地部。本穴物质为臑会穴传来的天部阳气，到本穴后，因散热吸湿化为寒湿的水湿云气，水湿云气冷降后归于地部，冷降的雨滴就像从孔隙中漏落一样，所以名“肩髎”。肩髎穴位于人体的肩部，肩髃穴后方，当臂外展时，于肩峰后下方呈现凹陷处。

中医认为，按摩肩髎穴，具有祛风湿、通经络的作用。而且按摩这个穴位对臂痛不能举、胁肋疼痛等症状，具有明显的缓解和治疗作用。此外，中医临床证明，经常按摩肩髎穴，对肩关节周围炎、中风偏瘫、荨麻疹、脑血管后遗症、胸膜炎、肋间神经痛等，也具有明显疗效。

上学的孩子长时间坐在教室里，往往没有足够的运动和休息，很容易患上不同程度的肩关节炎、肩周炎等，甚至有的孩子还患有骨质增生症，此时，帮助孩子按摩肩髎穴，就可以使孩子的病情得到舒缓和改善。

具体的按摩方法如下：

(1) 先让孩子站立，两手臂伸直，此时，在其两侧肩峰后下方有一个凹陷，即为肩髎穴。

(2) 父（母）用左手触摸孩子右臂肩峰，用右手触摸孩子左臂肩峰，用拇指、食指和中指轻轻按揉此穴位。

为了让孩子更好地学习而不受病痛干扰，父（母）可每天早晚各为孩子按摩一次，每次三四分钟，一定可以起到不错的效果。

孩子耳鸣耳痛揉颅息

颅息，经穴名，出自《针灸甲乙经》。“颅”，头盖骨的意思、肾主之水，这里指天部的冷降水气，“息”，停息的意思，该穴名意指三焦经的天部之气在穴位这里收引冷降。本穴物质为角孙穴传来的天部水湿之气，到达本穴后，其变化为进一步地散热冷降，就像风停气止之状一样，所以名“颅息”。此穴属手少阳三焦经，位于头部，当角孙与翳风之间，沿耳轮连线的上、中三分之一的交点处。

中医认为，按摩颅息穴对治疗耳鸣具有非常明显的效果。如果孩子遇到耳鸣耳痛的情况，父母不妨为其按摩此穴。具体的按摩方法如下：

(1) 先让孩子站立，父（母）将食指和中指并拢，平贴在孩子耳后根处，食指的指尖所在部位就是孩子的颅息穴。

(2) 父（母）将食指和中指并拢，轻轻贴于孩子耳后根处，顺时针按摩一至三分钟，每天早晚各一次。

只要父母可以长期坚持帮孩子按摩颅息穴，相信一定可以帮助孩子通窍聪耳、泄热镇惊。

角孙让孩子眼睛不再受“伤害”

角孙，出自《灵枢·寒热病》。“角”，耳朵、肾的意思，这里指穴位内的物质为天部的收引之气；“孙”，火的意思，角为之水，孙为之火（根据中医的理论，肾之子为肝，肝之子为火），这里指穴位内的物质为天之天部的气态物，该穴名意指天之天部的收引冷降之气从此处穴位汇入三焦经。这个穴位是三焦经经脉中的最高点，三焦经没有气血传到这个穴位，于是，这个穴位的气血为空虚之状，足太阳膀胱经外散的寒湿水气夹带着足少阳胆经的外散水湿风气汇入穴内，穴内气血既处火所在的天之天部，又表现出肾水的润下特征。此穴属手少阳三焦经，位于人体的头部，从耳廓向前，当耳尖直上入发际处。

中医认为，按摩这个穴位具有吸湿、降浊、明目的作用，若长期坚持，对于白内障、目生翳膜等疾病，具有非常明显的疗效。孩子身体自我调节能力较弱，容易上火，出现齿龈肿痛的症状。此时，只要按摩这个穴位，就具有很好的调理、改善和治疗的功效。具体的按摩方法如下：

（1）先让孩子正坐，双手自然下垂，父（母）举起双手，用大拇指的指腹由后向前将耳翼摺屈，并顺势向上滑到耳翼尖的部位，两个中指的指尖恰好相连于患儿头顶正中线上。

（2）父（母）用大拇指的指腹按摩孩子的这个穴位，直到孩子感觉胀痛为止。

（3）左右两侧的穴位，父（母）可以早晚各为孩子按摩一次，长此以往就能使孩子的眼睛不再受伤害了。

孩子头痛、头晕就点丝竹空

丝竹空，经穴名，出自《针灸甲乙经》。“丝竹”，古指弦乐器，八音之一，此指气血的运行有如声音飘然而至，“空”，空虚，该穴名意指穴外天部的寒湿水气由此汇入三焦经后冷降归地。本穴为三焦经终点之穴，由于禾髎穴传至本穴的气血极为虚少，穴内气血为空虚之状，穴外天部的寒湿水气因而汇入穴内，穴外的寒水水气如同天空中的声音飘然而至，所以叫丝竹空。此穴属手少阳三焦经，位于面部，当眉梢凹陷处。

中医认为，丝竹空穴是医治眼部疾病的一个重要穴位，而且不论高血压、低血压、脑充血、脑贫血，还是受风寒等各种原因造成的头痛、头晕、目眩等，只要按压这个穴位，很快就能够止痛、止晕。平时多按一按这个穴位，具有很好的保健和调理功效。此外，按摩此穴位，对眼球充血、睫毛倒长、视物不明、眼睑跳动、面部神经麻痹、牙齿疼痛、癫痫等病症，有很好的调理和改善作用。

因此，如果孩子觉得头痛或头晕，父母就可以为其按摩此穴位。具体的按摩方法如下：

（1）先让孩子正坐着，双手自然下垂。

（2）父（母）举起双手，四指的指尖朝上，手掌心向内，大拇指的指腹向内，揉按孩子两边眉毛外端凹陷处的穴位，直到孩子有酸胀的感觉为止。

第14节

足少阳胆经是输送孩子气血的固体大脉

太阳为孩子擦亮“心灵的窗户”

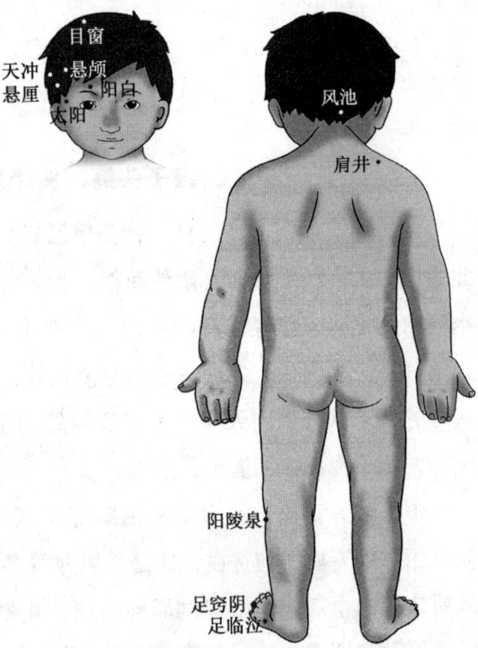

小儿胆经上的主要穴位

太阳，经穴名，出自《针灸甲乙经》中“手太阳，手、足少阳之会”。《针灸铜人》中记载：“治青盲目无所见，远视疏疏，目中肤翳，白膜，目外眦赤痛。”太阳穴在中医经络学上被称为“经外奇穴”，也是最早被各家武术拳谱列为要害部位的“死穴”之一。少林拳中记载，太阳穴一经点中，“轻则昏厥，重则殒命”。现代医学证明，打击太阳穴，可使人致死或造成脑震荡，使人意识丧失。太阳穴别名后曲、鱼尾、太阳、前关，属足少阳胆经，位于人体面部，眼睛外侧约0.7厘米处。

中医认为，经常为孩子按摩太阳穴，可以防治很多眼部疾病，如目赤肿痛、角膜炎等，而且长期按压这个穴位，对头痛、三叉神经痛、面部神经痉挛，以及麻痹等病症，都具有很好的调理和保健作用。

当孩子学习一段时间，眼睛疲劳时，父母应该适当为他们按摩太阳穴，这样可以帮助孩子缓解疲劳。具体的按摩方法如下：

（1）先让孩子正坐或者仰卧，双手自然下垂。父（母）两只手五指朝天，掌心向着患儿头部。

（2）父（母）把自己的两只大拇指放在孩子的头部两侧，彼此相对用力，垂直揉按此穴，直到孩子有酸胀感为止。

（3）为了让孩子的眼睛不再疲劳，守护好孩子“心灵的窗户”，父（母）最好每天早晚各给孩子按摩一次太阳穴。

除此之外，由于太阳穴位于头部颅骨最薄弱的部位，且此处的颅内分布有丰富的血管，一旦太阳穴受到损伤，将会直接危及生命。因此，家长一定要叮嘱孩子，在日常生活中，要保护自己的太阳穴。

悬颅帮孩子集中注意力

悬颅，经穴名，出于《灵枢·寒热病》。“悬”，吊挂的意思；“颅”，在古代指人的头盖骨，这里指穴位内气血为寒湿水气，该穴名意指胆经的天部之气在这里散热后吸附水湿。本穴物质为额厌穴传来的温热风气，至本穴后散热冷缩，并吸附天部中的寒湿水气，穴内气血就如同天部中的水湿云层一样，所以叫作“悬颅”，也称髓孔穴、髓中穴、米啮穴。“髓孔”的意思是说穴内气血为寒湿水气，“米啮”的意思是指穴内气血为天部中聚集的水滴。悬颅属足少阳胆经，位于头部鬓发上，当头维与曲鬓弧形连线的中点处。

《针灸甲乙经》中记载：“热病头痛，身重，悬颅主之。”《针灸铜人》云：“治热病，烦满汗不出，头偏痛，引目外眦赤，身热齿痛，面肤赤痛。”《图翼》中也说：“主治头痛齿痛，偏头痛引目，热病汗不出。”由此可见，悬颅穴是一个很有用处的穴位。

父母平常适当帮孩子轻轻按摩悬颅穴，可改善孩子老走神的毛病。具体的按摩方法如下：

（1）先让孩子正对着你坐下，双手自然下垂，接着将你的食指和中指并拢，掌心朝内，食指的指尖放在孩子的额角发际处，父母中指所在的部位就是悬颅穴。

（2）父（母）轻轻按摩此穴，每天早晚各按摩一次，每次按摩两三分钟。

此外，父（母）还可长期帮孩子按摩这个穴位，这样就能够有效防治偏头痛、面肿、目外眦痛、齿痛等疾患。

孩子落枕找悬厘帮忙

悬厘，出自《针灸甲乙经》。“悬”，吊挂的意思；“厘”，治理的意思，该穴名意指胆经气血在此穴位降浊分清。本穴物质为悬颅穴冷降下传的水湿之气，到达本穴后，滞重的寒湿水气进一步下行，小部分清气由本穴外输头的各部位。本穴对天部的水湿风气有治理的作用，所以名“悬厘”。因为在本穴汇集的气血当中，既有手少阳的上行之气，又有足阳明的下行之气，所以本穴为手足少阳阳明之会。悬厘位于头部鬓发上，当头维与曲鬓弧形连线的上 3/4 与下 1/4 交点处，布有耳颞神经颞支和颞浅动、静脉顶支，此穴主治偏头痛、耳鸣、癫痫、目外眦痛、齿痛及三叉神经痛等。

孩子不比大人，白天如果玩得太厉害了，晚上睡觉就会“不老实”，这样一来，睡觉姿势就有可能不正确，早上醒来的时候很容易出现脖子酸痛，不能转动的情况，这是因为他落枕了。当然，也有可能孩子晚上睡得很好，但早上起来还是落枕了。这可能是因为他在睡觉的时候，头部位置不当，或者枕头过高，或者肩部受风，从而引起了落枕。

落枕虽然不是什么大病，但是脖子转动不便利，一定会影响孩子的日常生活和学习。父母这时只要给孩子轻轻按压悬厘穴，就能够使症状迅速得到缓解。具体的按摩方法如下：

（1）先让孩子正对着你坐下，双手自然下垂。然后你将食指、中指和无名指并拢，手掌心朝内，食指的指尖放在孩子的额角发际处，此时，你的无名指所在的部位就是悬厘穴。

（2）将食指和中指放在孩子的悬厘穴上轻轻按摩。

（3）左右两侧分别揉按，每天早晚各一次，每次两三分钟。

需要注意的是，当你给孩子按摩悬厘穴时，力度要小一点，不要太过用力，否则反而会令孩子受伤。

保护孩子的眼睛从阳白开始

阳白，经穴名，出自《针灸甲乙经》“足少阳、阳维之会”。“阳”，天部的意思，这里指气；“白”，明亮清白的意思，该穴名意指胆经的湿冷水气在这个穴位处吸热后胀散。本穴物质是本神穴传来的天部湿冷水气，由于在下行的过程中不断吸热，水湿之气还未进入这个穴位就已受热胀散，并化为阳热风气，传输于头之各部，穴内的天部层次变得明亮清白，所以名“阳白”。因为本穴吸热胀散的阳热风气不光上传足少阳胆经的头临泣穴，同时还外走阳维脉，所以这个穴位是足少阳阳维的交会点。阳白穴属足少阳胆经经脉的穴道，在人体面部，瞳孔的直上方，距离眉毛上缘约 0.7 寸处。

中医认为，这个穴位能够治疗头痛、头风、目眩、目赤肿痛、眉目间痛、夜盲、近视、远视、眼睑动等病症。所以，父母经常帮孩子按摩此穴位，对孩子的眼部保健有很好的帮助。如果再配合按摩太阳穴、睛明穴、鱼腰穴等，还可以治疗孩子目赤肿痛、视物昏花、上睑下垂等症状。具体的按摩方法如下：

（1）先让孩子正坐、仰靠或者仰卧。

（2）父（母）两只手举起来，轻轻握拳，掌心朝着孩子的面部，用大拇指弯曲时的指节处，从内往外轻轻刮按此穴位处，直到孩子感觉酸痛为止。

（3）每天早晚各刮按一次，每次刮按两三分钟，或者左右两侧穴位同时刮按。

目窗可缓解孩子眼睛疲劳

目窗，经穴名，出自《针灸甲乙经》，别名至营，属足少阳胆经。“目”，肝之所主，此指穴内物质为肝木之性的风气；“窗”，气体交换的通道，该穴名意指胆经气血在此吸热后化为阳热风气。本穴物质为头临泣穴传至的弱小水湿之气，至本穴后，因受穴外所传之热，弱小的水湿之气吸热胀散并化为阳热风气传于穴外，所以叫目窗。此穴位是足少阳、阳维之会，在头部当前发际上 1.5 寸，头正中线旁开 2.25 寸，《针灸大成》中说它在“临泣后一寸半”。

中医认为，此穴位可以治疗目眩、目赤肿痛、远视、近视、上齿龋肿，小儿惊痫等。后经现代医学证明，经常按摩此穴位可以缓解眼睛疲劳、酸涩，使眼睛变得炯炯有神。如果再配合按摩关冲穴、风池穴、陷谷穴，还能治疗孩子头疼和面目水肿。

所以，如果你的孩子患有近视，或者因为学习辛苦常常感到眼睛很疲劳，你不妨帮他适当按摩此穴位，对其视力的保健极有好处。具体的按摩方法如下：

（1）先让孩子做好，稍微低下头，你的手掌朝内，小指平贴在孩子的发际处，中指所在的部位就是这个穴位。

（2）用食指和中指轻轻按揉孩子左右两侧穴位。

（3）坚持每天早晚各帮孩子按摩一次，相信一定可以对孩子的眼睛起到保健的作用。

风池帮孩子治感冒

风池穴最早见于《灵枢·热病》：“风为阳邪，其性轻扬，头顶之上，惟风可到，风池穴在颞颥后发际陷者中，手少阳、阳维之会，主中风偏枯，少阳头痛，乃风邪蓄积之所，故名风池。”风池属足少阳胆经经脉的穴道，当枕骨之下，与风府相平，胸锁乳突肌与斜方肌上端之间的凹陷处。

中医认为，按摩风池穴，具有醒脑明目、快速止痛、保健调理的功效。如果能够坚持长期按摩这个穴位，对感冒、头痛、头晕、中风、热病、颈项强痛、眼病、鼻炎、耳鸣、耳聋、咽喉疾患、腰痛等疾患，具有很好的调理保健作用。

所以，如果你的孩子感冒头痛，身为父母的你就可以为其适当按摩此穴。具体的按摩方法如下：

（1）先让孩子背对你坐着，双手自然下垂。

（2）你举臂抬肘，手肘的高度与孩子的肩同高；接着双手放到孩子的耳朵后面，掌心向下，手指尖朝上，四指轻轻扶住孩子耳朵的两侧，并用大拇指的指腹从下往上按摩此穴位，直到孩子有酸胀感为止。

（3）每日早晚为孩子按摩一次，每次两三分钟，很快能令孩子的感冒症状好转乃至痊愈。

按揉肩井帮孩子放松

肩井，经穴名，出自《针灸甲乙经》，别名膊井、肩解。“肩”，指穴位在肩部；“井”，指地部孔隙，“肩井”是指胆经的地部水液从这个穴位流入地之地部。本穴物质为胆经上部经脉下行而至的地部经水，到达本穴后，经水由本穴的地部孔隙流入地之地部，所以叫作“肩井”，也称“肩解穴”“膊井穴”，属足少阳胆经。肩井位于肩上，前直乳中，当大椎与肩峰端连线的中点上。

说起来，肩井穴算得上是一个比较特殊的穴位。按摩肩井穴可以令人放松肩颈，缓解压力，疏通经络。但是，按摩这个穴位时，如果用力太重，就可能会导致人体半身麻痹，甚至令人昏晕。所以，父母在帮孩子按摩此穴位时，动作一定要轻柔。具体的按摩方法如下：

（1）先让孩子背对自己坐下，双手自然垂下。

（2）父（母）把手中间三指放在孩子的肩颈交会处，用中指的指腹向下轻轻按摩左右两穴，每日早晚各一次，每次两三分钟，直到孩子有酸麻、胀痛的感觉即可。

孩子抽筋找阳陵泉

阳陵泉是筋之会穴，为筋气聚会之外，该穴名意指胆经的地部经水在此穴位大量气化。膝阳关穴飞落下传的经水和胆经膝下部经脉上行而至的阳热之气交会后，随胆经上扬的脾土尘埃吸湿沉降于地，胆经上部经脉落下的经水也渗入脾土中，脾土固化于穴周，脾土中的水湿大量气化，如同脾土尘埃的堆积之场和脾气的生发之地，所以名“阳陵泉”，也叫作“筋会穴” “阳陵穴”。《难经·四十五难》云：“筋会阳陵泉。”此穴位于小腿外侧，当腓骨头前下方凹陷处，属于足少阳胆经的合穴。

中医认为，本穴治疗气滞、血瘀以及肝胆疾患引起的胁肋痛效果均佳。此外，按摩此穴位还对口苦、呕宿汁、胁下痛胀、吐逆、喉鸣、头面肿、头痛、眩晕、遗尿、痉挛急、筋软、筋疼、膝伸不得屈、冷痹、半身不遂等病都具有良好的医治效果。

所以当孩子抽筋的时候，父母可以帮其按摩此穴。具体的按摩方法如下：

（1）先让孩子仰卧。

（2）父（母）用手掌轻握膝盖的前下方，四指向内，大拇指向外并弯曲，用指腹垂直按摩此穴位，先左后右，两侧穴位各按两三分钟，直到孩子有酸胀感即可。

揉揉足临泣，治儿童头痛

足临泣：“足”，指穴在足部；“临”，居高临下之意；“泣”，泪的意思。它是人体足少阳胆经上的主要穴道之一。该穴位于足背的外侧，第四趾和小趾跖骨的夹缝中。该穴名意指胆经的水湿风气在此化雨冷降。本穴物质为丘墟穴传来的水湿风气，至本穴后水湿风气化雨冷降，气血的运行变化如泪滴从上滴落一般，故而得名。

中医认为，此穴位可治疗头痛、头眩、目涩、身痹、寒热、胸胁支满、喘气、心痛不得、腋下肿、眼肿赤疼、齿痛、耳聋、咽肿、项肿连腮等疾患。此外，该穴位配丘墟穴、解溪穴、昆仑穴，具有通经活络、消肿止痛的作用，能够治疗足跗肿痛；配风池穴、太阳穴、外关穴，有祛风、活络、止痛的作用，能够治疗偏头痛。

所以，如果你的孩子觉得头痛，可以先不着急给他吃止疼药。毕竟是药三分毒，你可以给孩子稍微按摩一下足临泣穴，看看能不能缓解其疼痛。具体的按摩方法如下：

（1）先让孩子正对着你坐着，双腿垂下。

（2）抬起孩子的左脚放在座椅上，轻轻地握住孩子的脚趾，四指在下，大拇指弯曲，用指甲垂直轻轻按摩足临泣穴，直到孩子感到酸胀为止。

需要注意的是，如果孩子依旧喊着疼痛难忍，你就得赶紧带孩子去医院，千万不要随便给孩子吃止疼药，那样容易让孩子产生依赖性，还可能贻误病情。

点足窍阴帮孩子止痛定咳顺气

足窍阴："足"，指穴位在足部；"窍"，空窍的意思；"阴"，指穴内物质为阴性水液，该穴名意指胆经经水由此穴回流体内的空窍之处。它是胆经体内与体表经脉的交会点，由于胆经体表经脉的气血物质为地部经水，位于高位，因此循本穴的地部孔隙回流体内，所以名"足窍阴"。因为本穴有地部孔隙连通体内，所以是胆经井穴。此穴位在足第四趾末节外侧，距趾甲角0.1寸。

中医认为，按摩此穴位对于偏头痛、目眩、目赤肿痛、耳聋、耳鸣、喉痹、胸胁痛、足跗肿痛、多梦、热病等具有很好的疗效。除此之外，中医认为，当按摩此穴位时，配合按摩太冲穴、太溪穴、内关穴、太阳穴、风池穴、百会穴，还可治疗神经性头痛、肋间神经痛、胸膜炎、急性传染性结膜炎、神经性耳聋等。

不知道你有没有注意到，你的孩子常常在生气过后，或者很累的时候，会觉得下肋部位疼痛，严重的会不断咳嗽，甚至有气都接上不来的感觉。此时的孩子，手足烦热，却又出不了汗，并且头痛心烦。在这种情况下，身为父母的你可帮孩子按摩足窍阴穴，这样有助于帮他止痛、定咳、顺气。具体的按摩方法如下：

(1) 先让孩子正坐、垂足，抬起左脚放在座椅上，父（母）伸出手，轻轻握住患儿脚的脚趾，四指在下，大拇指弯曲，用指甲垂直轻轻掐按穴位。

(2) 父（母）用大拇指的指腹按揉穴位，直到孩子感觉有酸胀感为止。

(3) 先左后右，两侧穴位每次各按揉两三分钟即可。

第15节

足厥阴肝经帮孩子疏肝理气

孩子小腹疼痛找大敦

大敦，出自《灵枢·本输》，别名水泉、大顺。大敦，大树敦的意思，这里指穴内气血的生发特性。本穴物质为体内肝经外输的温热水液，本穴又是肝经之穴，水液由本穴的地部孔隙外出体表后蒸升扩散，表现出春天般的生发特性，就犹如大树敦在春天生发新枝一样，所以名“大敦”。该穴位于足大趾末节外侧，距趾甲角0.1寸（指寸），为足厥阴肝经的井穴。

据中国医典古籍记载，大敦穴配太冲穴、气海穴、地机穴，有疏肝行气止痛的作用；配隐白穴，直接艾炷灸，有补益肝脾，调理冲任的作用；配百会穴、三阴交穴、照海穴，有调补肝肾，益气固脱的作用，并且此穴位还可治疗昏厥、卒疝暴痛、脐腹痛、腹胀，小腹中热、石淋、尿血、小便难、遗尿、眩冒、善寐、目不欲视、卒心痛、太息、哕噫、大便秘结、癫狂、小儿惊风、手足拘急、足肿等疾患。

由于此穴位具有疏肝治疝、理血清神的作用，所以当孩子小腹疼痛时，身为父母的你可以适当为其按摩此穴。具体的按摩方法如下：

（1）先让孩子正坐垂足，把一只脚抬起放在座椅上。

（2）父（母）用手轻轻握住孩子的脚趾，四指在下，大拇指在上，用指甲尖垂直掐按孩子的大敦，直到孩子觉得有刺痛的感觉为止。

（3）先左后右，分别在孩子两侧穴位各按摩三四分钟，坚持下去，孩子就不会动不动就喊小腹疼痛了。

太冲让孩子不再“气冲冲”

太冲：“太”，大；“冲”，冲射之意，该穴名意指肝经的水湿风气在此向上冲行。本穴物质为行间穴传来的水湿风气，至本穴后因受热而胀散化为急风冲散穴外，所以叫太冲。该穴位主治头痛、眩晕、疝气、月经不调、癃闭、遗尿、小儿惊风、癫狂、痫证、胁痛、腹胀、黄疸、呕逆、咽痛嗌干、目赤肿痛、膝股内侧痛、足跗肿等，配大敦穴治七疝；泻太冲、补太溪、复溜穴治肝阳上亢之眩晕；配合谷为开四关又治四肢抽搐；配肝俞、膈俞、太溪、血海穴治贫血；配间使、鸠尾、心俞、肝俞治癫狂痫。该穴位位于人体足背侧，当第一跖骨间隙的后方凹陷处。

生活中，有的孩子常常在遇到稍稍不顺心的小事后，就大发脾气，大动肝火。有的父母认为孩子这样是因为平日里过于宠爱，所以才任性，因此常不加理会。其实，孩子这样并不完全是因为性格方面的原因，还有可能是生病了。中医认为，肝为“将军之官”，主怒。人在生气发怒的时候，体内能量往往走的是肝经的路线。所以，孩子在生气发怒时，肝也会多多少少受到影响，作为肝经上的穴位，太冲穴也会因此而出现异常现象。比如，有的孩子生气时或者温度或者色泽会发生变化，对外界更加敏感。当你的孩子动不动就发脾气、动怒时，你不妨适当给他按摩一下太冲穴，这个穴位可以有效帮助孩子化解心中的怒气，疏解情绪，还可消除其心胸的不适感。具体的按摩方法如下：

（1）先让孩子正坐垂足，曲起左膝，把脚举起放在座椅上，父（母）双掌向下放在孩子的脚背上，中指弯曲，中指的指尖所在的部位就是太冲穴。

（2）父（母）用食指和中指的指尖从下往上垂直按揉，直到孩子感到胀酸为止。

（3）在两侧穴位上各按摩三四分钟，即可缓解孩子动不动就动怒的情况。

章门是孩子五脏病变的“门户”

章门，又名长平、季胁，出自《针灸甲乙经》。“章”，大木材的意思；“门”，出入的门户。该穴名意指肝经的强劲风气在此穴位风停气息。本穴物质为急脉穴传来的强劲风气，到达本穴后，此强劲风气风停气息，就如同由此进入了门户一样，所以名“章门”。该穴属足厥阴肝经。本穴位位于腹侧，腋中线第十一肋骨端稍下处，屈肘合腋时，当肘尖尽处。

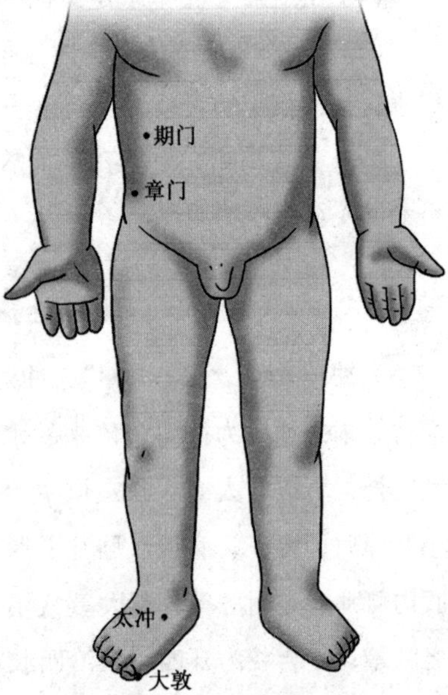

小儿肝经上的主要穴位

中医认为，经常帮孩子按摩此穴位可以改善并治疗孩子肝气郁结、胃痉挛、肝脾肿大、肝炎、肠炎、泄泻等症状。如果在按摩此穴位时，配合按摩足三里穴，还可治疗荨麻疹、组织胺过敏症；配合按摩天枢穴、脾俞穴、中脘穴、足三里穴，还可治疗由于肝脾不和引起的腹胀、胁痛、泄泻、消瘦等症状；配合按摩肾俞穴、肝俞穴、阳谷穴、气海穴等，可治疗小儿肾炎。

所以，如果你的孩子遇到心胸郁闷、胸胁疼痛、胀满、肠鸣、泄泻、呕吐、面黄肌瘦、身体虚弱、全身无力的情况，就可以适当按摩此穴位，令孩子的情况得到改善。

为了防止孩子的五脏出现问题，父母一定要经常帮孩子按摩此穴位。具体的按摩方法如下：

（1）先让孩子坐着或者仰躺，父（母）双手朝下，指尖放在孩子的双乳下，肋骨上。

（2）父（母）用大拇指、食指直下掌根处像鱼一样的肉厚部位，进行按摩，直到孩子有胀痛感觉为止。

（3）左右两侧穴位同时按揉一两分钟，这样可保证孩子的五脏健康。

帮孩子疏肝理气找期门

期门，经穴名，出自《伤寒杂病论》，属足厥阴肝经，是肝之募穴。“期”，期望、约会之意；“门”，出入的门户，该穴名意指天之中部的水湿之气由此输入肝经。本穴为肝经的最上一穴，由于下部的章门穴无物外传而使本穴处于气血物质的空虚状态。但是，本穴又因其处于人体前正中线及侧正中线的中间位置，既不阴又不阳、既不高亦不低，因而既无热气在此冷降也无经水在此停住，所以，本穴作为肝经募穴，尽管其穴内气血空虚，但却募集不到气血物质，唯有期望等待，所以叫期门。该穴是足太阴、厥阴、阴维之会。在胸部，当乳头直下，第六肋间隙，前正中线旁开4寸。

中医认为，此穴位主要能健脾疏肝，理气活血。按摩此穴位有疏肝、利气、化积通瘀的作用，能治疗肋间神经痛、肝炎、肝肿大、胆囊炎、胸胁胀满等疾患；长期按摩此穴位，对腹胀、呕吐等症状，具有很好的缓解、改善作用；配大敦穴治疝气；配肝俞穴、公孙穴、中脘穴、太冲穴治肝胆疾患、胆囊炎、胆结石及肝气郁结之胁痛、食少、乳少、胃痛、呕吐、呃逆、食不化、泄泻等；配内关穴、足三里穴，有和胃降逆的作用，能治疗呃逆；配阳陵泉穴、中封穴，有舒肝利胆的作用，能治疗黄疸。

如果孩子需要疏肝理气，父母可以适当选取此穴位，用按摩的方式帮孩子缓解。具体的按摩方法如下：

（1）先让孩子正坐或仰卧，双手下垂，父（母）举双手，手掌心向下，指尖相对，放在孩子双乳下、肋骨上。

（2）父（母）用大拇指和食指直下掌根处像一条鱼的部位，进行按摩，直到孩子有胀痛的感觉为止。

（3）分别在左右两个期门穴上，按摩两三分钟即可。

第16节

足疗让孩子身心充满喜悦

安全的足部反射区疗法

足部反射区疗法是通过各种按摩手法对足部各个反射区的刺激按摩，使人体的生理机能得到调整，提高自身免疫系统的功能，从而防病、治病，起到保健强身目的的按摩方法。其具体操作方法与穴位按摩既有相似之外，但也有很大的不同。由于孩子的脚很小，我们除了用手直接按摩之外，还可以借助按摩棒之类的一些辅助工具。在按摩棒的选择上，要注意在使用时既方便又省力，适合按压脚部各个部位，用力时力度、方向能轻松自如。另外，质地要细密，以免刮伤孩子的皮肤，但也不要太过光滑，以免打滑、使不上力。

下面，我们就具体来为各位父母介绍一些关于孩子足部反射区常用的按摩手法：

1. 推法

常用的推法是指推法。操作时用拇指指端或指腹着力于足部一定的反射区上进行单方向的直线推动，紧贴体表，用力要稳，速度要缓慢均匀。当觉得患部有病理反应物，气血瘀滞，一般要用推法，推几次后皮下组织受到刺激，可能会肿起来，只要继续多推几次，就能把肿胀、有病理反应物的地方推散。

如患部在斜方肌、肺等反射区，宜使用按摩棒来推，四指扣住脚侧当支点，拇指抵住棒颈，另一手扶住棒体，方向与中足骨平行，沿着骨缝斜倾20度左右，拇指用力向上推。

2. 揉法

用拇指腹在一定的部位上，以打圆圈的方式环状旋转移动，这种手法与按摩法相比，力道要强而深一些，操作时压力要轻柔，动作协调而有节律，刺激量小。本手法常用于消肿止痛、活血化瘀、消积导滞等。

另外，也可以拇指扣住脚底固定做支点，弯曲食指侧面贴近平坦而面积较大的某些部位，作打圆圈式的环状旋转移动，如脚踝周围的淋巴反射区、脚跟内外侧的反射区。

3. 滚法（使用按摩棒）

这种手法主要适用于脚大趾头部反射区。左手四指握住孩子脚拇指背，按摩棒的圆头放在脑部反射区上，拇指尖抵住棒颈，用力下压纵向往前推；右手握棒，保持方向旋转棒体。这一区域的痛觉特别敏感，滚动时宜重而慢，要注意孩子的表情，孩子难以忍受的时候宜轻一些。

4. 抠法

将拇指固定作为支点，然后用食指的指尖在骨缝中抠挖。通常，病理反应物大多沉积在骨头跟肌肉中间的骨缝，用食指的指尖在骨缝中抠，拇指固定做支点然后使力，就能将沉积物疏散。

另外，也可以将食指弯曲，用食指的第一、第二关节及中间节侧面，以拇指固定做支点，食指侧面向上抠拉。

5. 挟拉法

挟拉法可以有两种方式，一种是像梳头一样，手指深入脚趾趾缝中向外挟拉；另一种则是拇指在下，食指、中指在上，挟住脚趾，从基节向末端做大面积的挟拉。

6. 扣拉法

将四指扣住孩子的脚背做支点，拇指关节弯曲，抵住反射区为力点，拉过反射区，使反应物扩散，可以单手操作。

7. 拿捏法

用大拇指、食指、中指把肌肉多的部位捉拿起来，可用于坐骨神经痛、肌肉麻痹或手臂酸痛的患者。捏松后能促进血液循环，但在用捏法时力度要轻些，因为通常需要捏的孩子，都是循环不好、肌肉僵硬、身体已经很不舒服了。

8. 扣压法

扣压法可分为单扣法和双扣法两种：

（1）单扣法

用食指、中指指关节，直接抵住反射区，另一手握住脚背向定点扣压略带推或拉的力量连续运作。与按法不同的是，它用骨节背面的尖端，而按法则是用指腹或指端。

单扣法也可使用按摩棒：右手持按摩棒，尖端的小圆头轻压反射区，左手其他四个手指放在脚背上做支点，大拇指扣紧棒的尖端当力点，手指使力挟紧，右手只是扶着棒体，用力及滑动都用左手的大拇指（左手持棒时，要领相同）。

（2）双扣法

左手握住脚掌，拇指平伸，右手食指钩住左手拇指基节，以左手拇指为轴心，右手食指可定点扣拉。本法适用于反射区较深或容易滑脱的部位，如肾上腺、肾、脾、乙状结肠、直肠等。

孩子足疗的常规操作方法

足部反射区按摩疗法简称足疗。父母在给孩子做足疗之前，必须先要掌握一点足部反射区的常规操作方法，否则盲目地给孩子进行足部按摩，不仅不会起到保健的效果，稍有不慎还会对孩子的健康带来危害。

一般来说，父母给孩子做足疗必须注意以下几个方面：

首先是治疗的时间。在进行按摩治疗时，要根据孩子的病情及体质，掌握好按摩的时间。一般来说，对单一反射区的按摩时间为2~3分钟，但对肾、输尿管、膀胱反射区必须按摩到3分钟，以加强泌尿功能，从而把体内的有毒物质排出体外。而总体按摩时间应控制在20分钟，对重病患者，可减为10分钟，按摩时间过长或过短都不利于孩子恢复健康。另外，重症、急症病人，每日按摩1次，慢性病或康复期间可隔日1次或每周2次，一般以7~10次为1个疗程，休息几日，再进行第2个疗程，直至痊愈为止。

其次是按摩的顺序。如果进行全足按摩，一般先从左脚开始，按摩3遍肾、输尿管、膀胱三个反射区，然后再按脚底、脚内侧、脚外侧、脚背。由脚趾端向下依次按摩，即总体按摩方向是向心性按摩，沿着静脉、淋巴回流的方向按摩。如记忆不清，可将足反射区图放在旁边，按图索骥进行按摩，一般情况下每个反射区按摩3次，必要时可增至6次。重点按摩时，大致上可按照基本反射区→病变反射区→相关反射区→基本反射区的顺序进行。按摩结束后，无论是全足按摩还是重点按摩，都应将按摩完毕的脚踝先按顺时针方向再按逆时针方向分别摇转4~6次，才可结束。

当然，在按摩时，关键是要找准敏感点，这样不需要用多大力量，被按摩处就会有酸痛感觉，这样才会有疗效；如果找不到敏感点，只会全无效果而白费力气。

再次是按摩的力度。在进行足部反射区按摩时，按摩力度的大小是取得疗效的重要因素，力度过小无效果，反之则孩子无法忍受，治病不成反增病。所以，按摩一定要适度、均匀。所谓适度，是指以按摩处有酸痛感，即以“得气”为原则，儿童一般不宜太重，尤其是身体虚弱的儿童。而所谓均匀，是指按摩力量要渐渐渗入，缓缓抬起，并有一定的节奏，不可忽快忽慢，时轻时重。快节奏的按摩一般适用于急、重症和疼痛严重的疾病，慢节奏的按摩主要适用于慢性疾病。

育儿小贴士

经络疗法有补和泻的说法，反射区也有，但跟经络疗法的补泻不同，反射区的补泻很简单，手法轻、柔即是补，手法重、硬即是泻，一般对于儿童来说，宜补不宜泻，但在特殊情况下，也可适当泻一泻。

孩子常见病足部反射区处方

通过对前几节内容的学习，相信各位家长已经对孩子足部反射区疗法的一般常识有了一定的了解，下面，我们将为各位家长着重介绍几种儿童常见病的足部反射区的按摩方法。事实上，足疗并不困难，相信各位父母很快便能顺利掌握，并通过这种方法给孩子带来健康。

【小儿流鼻血处方】

主治反射区：额窦、鼻、肺、脾、肝。

【小儿气喘处方】

主治反射区：气管、肺、胸管淋巴、右淋巴干、肾上腺、肾。

【小儿腹泻处方】

主治反射区：大脑、脾、肾、腹部淋巴、小肠。

【小儿健脑处方】

主治反射区：大脑、脾、肾、肝、小肠。

【儿童近视的处方】

主治反射区：脑垂体外侧的深部反射区、额窦、眼、肾、肝。

【小儿减肥处方】

主治反射区：脑垂体、甲状腺、胃、脾。

【提高小儿免疫力处方】

主治反射区：上身淋巴、胸管淋巴、右淋巴干、腋下淋巴、脾、肾。

为了方便父母们学习应用，除了反射区处方之外，我们再为大家介绍一些常见反射区的按摩手法：

1. **大脑反射区**

反射区位置：脚拇趾末节趾腹全部表层。

按摩手法：如果是徒手按摩，可将手上蘸油，将脚拇趾末节分五等分，由下往上推或反方向拉，反应物较硬时用拇指扣拉法或定点扣压。如果使用按摩棒，则不需要蘸油，从下往上用滚法，右手拿棒不使力，只旋转，左手拇指腹用力向上推（回到原处不使力，只是单向滚动）。

2. **脑垂体反射区**

反射区位置：脚拇趾末节趾腹中心偏内侧垂直深处。

按摩手法：徒手按摩可用推法或反方向扣拉法，反应物较硬时用拇指节扣拉法或定点扣压。如果使用按摩棒，由定点的下方向上，不蘸油用滚法，蘸油用推法。

3. **脑垂体外侧的深部反射区**

反射区位置：脚拇趾末节趾腹中心偏外侧垂直深处。

按摩手法：徒手按摩可用推法或反方向扣拉法，反应物较硬时用拇指节扣拉法或定点扣压。如果使用按摩棒，由定点的下方向上，不蘸油时用滚法，蘸油时用推法。先按左脚，再按右脚。

4. **眼反射区**

反射区位置：脚第二、第三趾趾腹下方，中间节加基节上端位置及趾腹下半。

按摩手法：此反射区只可用徒手按摩，用推法从基节用拇指指腹向上推，或用食指抠法。先按左脚，然后再按右脚。

5. **甲状腺反射区**

反射区位置：脚拇趾基节下端与第一跖骨上端一部分所围成的反射区。

按摩手法：徒手按摩可先将反射区分四条纵线用指腹推法从下而上推，反应物较硬时用定点扣压法。使用按摩棒，蘸油用推法或抠法。

6. **气管反射区**

反射区位置：脚背一、二趾间至第一、第二楔状骨前的隙缝中心一小管状（较深处）。

按摩手法：如果是徒手按摩，可用推法或食指侧抠法，顺着骨缝推拉，一般先按左脚，然后再按右脚。如果使用按摩棒，则需棒头蘸油用推法。

7. **胸管淋巴、右淋巴干反射区**

反射区位置：脚背第一、第二跖骨间的缝隙。

按摩手法：如果是徒手按摩，可用推法或食指侧扣法，顺着骨缝从下往上推拉，可与斜方肌反射区一同操作。如果使用按摩棒，可蘸油后用推法。

8. **上身淋巴反射区**

反射区位置：脚背跖骨上半至各趾基节位置。

按摩手法：一般只用徒手按摩，可用挟拉法（往远心端）或推法（用指腹由下往上推并往近心端），一般先按左脚，再按右脚。注意不要太用力。

9. **肾反射区**

反射区位置：脚第三跖骨下端向内侧延伸如蚕豆状的反射区，大约有一拇指指腹大。

按摩手法：如果是徒手按摩，可用推法或双手扣压法，注意不可压得太深，更不可以将脚板向后扳直按摩，以免伤到肌腱。如果使用按摩棒，则蘸油后用推法或扣拉法。

10. **肾上腺反射区**

反射区位置：脚底第二、第三跖骨下端1/4的缝隙中，偏向第二趾，有如盖在肾脏反射区上的小帽子。

按摩手法：如果是徒手按摩，可用双手扣压法从上往下扣压，一般先按左脚，然后再按右脚，可与肾脏反射区一同操作。如果使用按摩棒，则需要蘸油后用推法或扣拉法。

11. **肺反射区**

反射区位置：脚底第二、第三、第四、第五跖骨（中足骨）上半段围成的反射区。

按摩手法：如果是徒手按摩，可用推法或拇指节扣拉法，顺着骨缝推拉，使反应物逐渐软化消散。如果使用按摩棒，可蘸油后用推法。

12. **脾反射区**

反射区位置：左脚底第四跖骨，接近基座，紧邻肾脏反射区的外侧。

按摩手法：徒手按摩可用推法或双手扣压法，使用按摩棒则需蘸油后用推法。值得注意的是，此反射区只按左脚即可，右脚没有。

13. **肝反射区**

反射区位置：右脚脚底第二、三、四跖骨基座至1/2高向右延伸至第一跖骨外侧下方约 1/3 处，斜向左下延伸至第四跖骨基座。

按摩手法：徒手按摩可用推法或扣压法，使用按摩棒蘸油后用从下往上推法。此反射区只按右脚即可，左脚没有。

14. 胃反射区

左脚反射区位置：左脚脚底第一、第二跖骨下端与楔状骨相交关节处以上约一大拇指大小的区域。

右脚反射区位置：右脚脚底第一跖骨与楔状骨相交关节处以上约一大拇指大小，向第二跖骨基部延伸。

按摩手法：徒手按摩可用推法或食指侧抠法，反应物较硬时用扣拉法或定点扣压法。如使用按摩棒，棒颈蘸油用推法或抠法。

15. 小肠反射区

反射区位置：由上行结肠、横行结肠、下行结肠及乙状结肠反射区所围成的中间区域。

按摩手法：徒手按摩可用推法或扣法（四指指节旋转扣压），要顺着肌肉纹理往上或往下推，不要同时来回推。如果使用按摩棒，可用纵向推法或扣拉法。

16. 额窦反射区

反射区位置：脚拇指末节指腹上端约 1/4 半圆处。

按摩手法：徒手按摩可用推法或用拇指节扣拉法，反应物较硬时可用定点扣压。如果使用按摩棒，不蘸油可左手四指在外，大拇指在内握住孩子的左脚，左手食指扣住脚趾，保护住孩子的趾甲，拇指扣压棒体，以扇形用滚法从左向右滚动；蘸油时用推法。一般先按左脚、后按右脚。

17. 腋下淋巴反射区

反射区位置：脚背四、五趾基节下端关节间至跖骨 1/2 处的缝隙，肩关节反射区下方。

按摩手法：一般只用徒手按摩，可用推法，顺骨缝从下向上推。

育儿小贴士

孩子扁桃体经常发炎，也可以用反射区疗法彻底治愈。一般扁桃体发炎需要重点按摩的反射区有：扁桃体、淋巴结、脑垂体、肾上腺、脾、肺、大肠等，每天一次或隔天一次，每次做 20 分钟，坚持下来，直到症状消除。另外，也可以让孩子多揪揪耳垂，因为耳垂是耳部的扁桃腺反射区。

孩子足部反射区的选用原则

父母在为孩子选用足部反射区疗法时要遵循一定的原则，具体来说是要根据孩子病变所在的部位，即受累的脏腑器官，而不是根据其具体的病症。所以，同一器官、同一系统的各种病症，应选取大致相同的反射区。反过来说，同一反射区可以用来治疗不同的病症。

值得注意的是，肾、输尿管和膀胱这三个反射区，是足部按摩中极其重要的区域，也叫作“基本反射区”。它们的作用是增强排泄功能，将“毒素”或有害物质排出体外，因此，父母每次为孩子按摩前以及结束时都要连续帮孩子按摩这三个反射区各4~5遍。

父母们在为孩子选取好基本反射区时，要接着选取与病变器官相对应的反射区，例如：

各种眼病——眼反射区。

各种耳病——耳、内耳迷路反射区。

各种鼻病——鼻、额窦、扁桃体、肺及支气管等反射区。

颈部疾病——颈椎、颈项等反射区。

肾脏疾病——肾反射区。

肾上腺病症——肾上腺、垂体反射区。

胆病——肝、胆囊反射区。

肝病——肝、脾、胃、肠等反射区。

肺病——肺及支气管、喉与气管、心等反射区。

胃及十二指肠疾病——胃、十二指肠、腹腔神经丛、甲状旁腺等反射区。

食管疾病——食管、胃、胸等反射区。

支气管疾病——肺及支气管、鼻、扁桃体等反射区。

小肠疾病——小肠、腹腔神经丛、甲状旁腺等反射区。

大肠疾病——小肠、回盲瓣、盲肠、升结肠、横结肠、降结肠、乙状结肠及直肠、肛门、腹腔神经丛等反射区。

前列腺症——前列腺、尿道、垂体、甲状旁腺、生殖腺、肾上腺等反射区。

垂体病症——脑垂体（垂体）、头部（大脑）等反射区。

甲状腺病症——甲状腺、垂体、肾上腺、小脑及脑干等反射区。

甲状旁腺病症——甲状腺、甲状旁腺反射区。

睾丸疾病——睾丸、垂体、头部（大脑）、肾上腺、甲状腺等反射区。

皮肤病——脾、肾上腺、甲状旁腺、淋巴结（依患病部位而选取不同部位的淋巴结）、胃肠等反射区。

除此之外，由于人体的结构和功能是统一的，所以除选取病变器官相对应的反射区外，还应根据不同性质的病症，和脏腑器官的相关性质去选取同一系统的相关反射区，疗效会更显著，例如：

肺部：除已选取的反射区外，还应增加鼻、咽喉、扁桃体、胸部淋巴结等反射区。

各种炎症：应选取脾、淋巴结（依患病部位而选取）、肾上腺、甲状旁腺、扁桃体等反射区来配合。

脑血管病：除选取头部（大脑）、小脑及脑干、额窦等反射区外，还应增选心等反射区。

各种癌症：应选取脾、淋巴结（依患病部位而选取）、肾上腺、甲状腺、甲状旁腺等反射区相互配合以增强免疫力。

育儿小贴士

虽然反射区很复杂，但实际上，利用反射区疗法给孩子调病、治病很简单，就是给孩子身体找“别扭”，父母有时间就可给孩子按按脚，只要发现有酸痛，有疙瘩或其他异物的，就肯定是相应的器官出现了问题，只要坚持给孩子按摩这个部位，把毒素消解，孩子就健康了。

足部按摩要根据时间、季节和体质来定

如今，足疗十分流行，大街小巷都有不少足疗店。这是因为足疗确实能够治疗很多疾病，帮助人体恢复健康。我们知道，脚是人的根，在根上疏理、疏通的效果当然是最好的。按摩足部如同生炉子一样，炉子里堆了很多煤块，塞得太实了，火就不容易烧得旺、烧得透。只要在炉子底下捅一捅，让其稍有一些空隙、松动，整个炉子的火就会一下燃起来。但若是炉子已经烧得很旺了，你还在反复地捅炉底，只能是大量消耗煤块，浪费能源，而且时间一长，炉子的火没了底气，燃烧的速度就会慢下来，并且还有可能会熄灭。

其实，足部按摩和捅炉底是一个道理，很多人在刚开始做的时候，感觉效果非常明显，就是因为它的确非常有效地疏通了经络。可时间一长，人反倒容易疲劳了，特别是在冬天，是贮存能量的季节，要是还做足部按摩，还在不断捅炉底，大量消耗自身的能源，可想而知，身体反倒会越来越虚弱。这一点，我们在给孩子按摩的时候一定要多加注意。

虽然足部按摩是一个非常好的治病保健方法，但也只有各位父母正确运用，才能帮孩子除病强身，如果用得太勤、不分季节、不分体质，就可能适得其反，影响孩子的健康状况。冬天，父母们尽量不要或少给孩子做足部按摩。如果非

要做，半个月一次就足够了。另外，给孩子做足部按摩的同时，补血、补肾的食疗也必须跟上。不过，如果你的孩子身体比较虚弱的话最好少做，即便要做，也不要做全足按摩，只要针对其身体的不适之处，选择一两个反射区适当按摩就可以了，并且按摩的时间不要太长，一两分钟也就行了。

赤足行，有效增强孩子体质

近年来，在国外特别是在日本，正兴起幼儿“赤足热”。据有关专家观察，推行幼儿赤足走路一段时间后，百分之八十以上的幼儿体质增强了，既少患伤风感冒等疾病，又可促进身高和体重的增长，还大大减少了扁平足的发生。

在前面几节中我们已经讲过，根据生物全身理论，足底是很多内脏器官的反射区，它可以说是人的“第二心脏”。摩擦刺激足底相应的反射区，便能激发潜能，调整人体失衡状态，达到防治疾病的目的。比如它对神经衰弱、近视眼、遗尿、急性扭伤、胃肠病、偏头痛、肾炎、关节炎等疾病都有较好的疗效。

为什么赤足走路会有这么多增进健康的功效呢？其中的奥秘在于让幼儿稚嫩的足底皮肤，经常直接接受地面摩擦的刺激，从而增强足底肌肉和韧带的力量，促进足弓的形成，避免出现平足，有利于缓冲走跳时引起的震荡。赤着双脚，经常裸露在新鲜空气和阳光中，还有利于足部血液的循环，提高抵抗力和耐寒能力，预防感冒或受凉腹泻等疾病。赤足走路，对刺激末梢神经兴奋、促进幼儿的智力发育，也大有裨益。

另外，经常让孩子双脚裸露在新鲜空气和阳光中，还有利于足部汗液的分泌和蒸发，增进末梢血液循环，提高抵抗力和耐寒能力，预防感冒和腹泻等症。赤足走的另一种功效是释放人体内积存过多的静电。赤足行有利于身体健康，但赤脚走路要注意以下两点：

第一，培养幼儿赤足走路，路面宜平坦、干净，要防止跌伤或足底被异物戳伤。

第二，赤足走路一段时间后，应及时洗干净脚掌。

第三，结束后用热水好好来个足浴。

专家认为夏季是孩子赤足走路的好季节，当然，由于天热，路面也会热，孩子赤足走一定要防灼伤。

此外，随着季节的变换，孩子的抵抗力也会随之下降，尤其是在冬季，孩子患呼吸系统、循环系统疾病的可能性会增加，父母经常帮其按摩足部相应的反射区可以促进其血液循环，提高机体抵抗力，从而有效地帮助孩子强健身体，抗病防病。

第 7 章

做最好的营养师，把孩子养得壮壮的

第1节

合理安排三餐，让孩子营养充足

一日三餐，让孩子的膳食营养科学

“人是铁，饭是钢”，这句俗语道出了最深刻的道理，一日三餐是我们的生命所需，应该吃得营养、吃得健康，但有多少人的一日三餐都是在凑合呢？答案应该为数不少吧。那么，一日三餐的时间与食物选择究竟由什么决定？下面我们就来介绍一下。

（1）生物钟与一日三餐：人体内的消化酶在早、中、晚这三段时间里特别活跃，所以在什么时候吃饭是由生物钟控制的。

（2）大脑与一日三餐：人脑每天占人体耗能的比重很大，而且脑的能源供应只能是葡萄糖，每天大约需要110～145克，而肝脏从每顿饭中最多只能提供50克左右的葡萄糖。经过一日三餐，肝脏才能为人脑提供足够的葡萄糖。

（3）消化器官与一日三餐：固体食物从食道到胃约需30～60秒，在胃中停留4小时才到达小肠。因此，一日三餐间隔4～5小时，从食物的消化时间上看也是比较科学的。

（4）三餐中食物的选择：一日三餐的主食和副食应该荤素搭配，动物食品和植物食品要有一定的比例，最好每天吃些豆类、薯类和新鲜蔬菜。一日三餐的科学分配是根据每个人的生理状况和工作需要来决定的。如按食量分配，早、中、晚三餐的比例为3∶4∶3，如果按照每天吃500克主食来算，那么早晚各应该吃150克，中午吃200克比较适合。

下面有个小测试，你可以将其与生活中孩子的真实情况进行对照，满分120分，看看你的孩子能得多少分，得分越高，表明他的膳食越接近营养科学。

（1）从来没考虑过如何吃饭的问题，有啥吃啥（有，扣5分；无，不加分）。

（2）凭个人口味，爱吃的多吃，不爱吃的少吃，持“适口而吃”的观点

（有，扣10分；无，加10分）。

（3）知道平衡膳食的组织原则及实施方法（有，加10分；无，扣10分）。

（4）不吃早餐，或吃简单早餐（有，扣5分；无，不扣分）。

（5）晚餐很丰盛，吃得特别多（有，扣5分；无，不扣分）。

（6）喜欢并经常食用快餐或方便面（有，扣5分；无，加5分）。

（7）有挑食、偏食等不良饮食习惯。

a. 不爱吃蔬菜（有，扣5分；无，加5分）。

b. 不爱吃豆制品（有，扣5分；无，加5分）。

c. 不爱吃水果（有，扣5分；无，加5分）。

d. 不爱吃荤菜（有，扣5分；无，加5分）。

e. 不爱吃牛奶（有，扣5分；无，加5分）。

f. 不爱吃鸡蛋（有，扣5分；无，加5分）。

（8）喜欢并经常吃油炸食品（有，扣5分；无，加5分）。

（9）喜欢并经常吃冰淇淋、巧克力、糖果等甜食（有，扣5分；无，加5分）。

（10）喜欢并经常吃全麦面包及粗杂粮（有，加5分；无，扣5分）。

（11）喜欢并经常喝软饮料（有，扣5分；无，加5分）。

（12）喜欢并经常吃新鲜的天然食品（有，加5分；无，扣5分）。

（13）喜欢并经常按照食品广告选择食品（有，扣5分；无，加5分）。

（17）喜欢并经常吃得很咸（有，扣5分；无，加5分）。

（18）喜欢并经常吃菜多吃饭少（有，扣5分；无，加5分）。

早餐营养最重要

"一日之计在于晨"，吃好早餐对人的健康也非常重要。俗语"早餐吃得像国王"，就是说早餐应吃一些营养价值高、少而精的食物。因为人经过一夜的睡眠，头一天晚上摄入的营养已基本耗完，早上只有及时补充营养，才能满足上午工作、劳动和学习的需要。但是很多人由于生活忙碌，养成了不吃早餐的习惯，这对身体有百害而无一利。

不吃早餐对身体的危害主要表现在：

（1）不吃早餐精力不集中，情绪低落。经过一晚上的消化，体内血糖指数较低，这时如果不吃早餐补充能量，身体没有充足的养分供应身体各部，人就容易疲倦，精神难以集中，并出现记忆力下降、反应迟钝等症状。

（2）不吃早餐容易衰老。早餐提供的能量和营养在全天的能量摄取中占有重要的地位，不吃早餐或者早餐质量不好是全天营养摄入不足的主要原因之一，人长期营养不足就会导致皮肤干燥、起皱和贫血等。

（3）不吃早餐容易引发肠炎。不吃早餐，肠胃一上午都在空运化，中午突然吃很多东西，消化系统负担过重，容易患肠胃疾病。

（4）不吃早餐罹患心血管疾病的机会加大。经过一夜的空腹，人体血液中的血小板黏度增加，血液黏稠度增高，血流缓慢，明显增加了中风和心脏病的风险。缓慢的血流很容易在血管里形成小血凝块而阻塞血管，如果阻塞的是冠状动脉，就会引起心绞痛或心肌梗死。

（5）不吃早餐容易发胖。不吃早餐，中餐吃的必然多，身体消化吸收不好，最容易形成皮下脂肪，影响身材。

列数了不吃早餐的危害，也就凸现了早餐的重要性，那么早餐应该怎样吃，吃什么，这同样是需要我们关心的问题。

（1）早餐的时间。研究证明，7 点到 8 点吃早餐最合适，因为这时人的食欲最旺盛，早餐与中餐以间隔 4~5 小时左右为好。如果早餐较早，那么数量应该相应增加或者将午餐时间提前。

（2）早餐前应先喝水。人经过一夜睡眠，从尿、皮肤、呼吸中消耗了大量的水分和营养，早餐起床后身体正处于一种缺水状态。因此，早上起来不要急于吃早餐，而应立即饮 500~800 毫升凉开水，既可补充一夜流失后的水分，还可以清理肠道，但不要在吃早餐前喝较多的水。

（3）对于早餐，不同年龄的人群应该有不同的搭配方案。

儿童：儿童正是生长发育的旺盛时期，应注重补充丰富的蛋白质和钙。首先要少吃含糖量较高的食物，以防引起龋齿和肥胖。在条件许可的情况下，儿童的早餐通常以一杯牛奶、一个鸡蛋和一两片面包为最佳，牛奶可与果汁等饮料交替饮用，面包有时也可用饼干或馒头代替。

青少年：青少年时期身体发育较快，特别需要足够的钙、维生素 C、维生素 A 等营养素。因此，合适青少年的早餐是一杯牛奶、一个新鲜水果、一个鸡蛋和二两干点（主要是馒头、面包、饼干等碳水化合物）。

中年人的早餐：人到中年肩负工作、家庭两大重任，身心负担相对较重，为延缓衰老过程，其饮食既要含有丰富的蛋白质、维生素、钙、磷等，又应保持低热量、低脂肪。可以选择脱脂奶、豆浆等饮料，粮食方面一般的馒头、面包都可以，还可以选择吃个水果和鸡蛋，不要吃油条和比较甜的食物。

早餐还可以吃些蔬菜，如葱、青菜、萝卜之类，但是不用太多。早餐吃得过多，会影响中午的进食，也会导致肥胖。

育儿小贴士

现在有很多家长喜欢一早就给孩子喝蔬果汁，理由是帮助孩子摄取蔬果中直接的营养及清理体内废物。但是，他们却忽略了一个非常重要的问题，那就是人的体内永远喜欢温暖的环境。只有当身体温暖的时候，人体的微循环才会正常，氧气、营养及废物等才会得到正常的运送。

从中医角度来看，吃早餐时是不宜先喝蔬果汁、冰咖啡、冰果汁、冰红茶、绿豆沙、冰牛奶的。因为，这样一来，也许在短时间内不会感到身体有什么不舒服，但事实上会使身体日渐衰弱。

所以，父母早上应该给孩子准备热食，以免使孩子伤胃伤身。

午餐搭配更重要

午餐是三餐中最好补充营养的时候，尤其要注重蛋白质的补充。蛋、肉、豆、菜等要搭配好，以保证正常的能量需要。午餐热量分配以占全天总热量的35%~40%为宜，最好多吃一些含有微量营养素的食物，像谷类主食、新鲜水果、蔬菜、动物肝脏、豆制品等。当然，餐后别忘了给孩子准备一个水果。

现在，很多家长都选择让孩子带午饭到学校吃，那么怎样保证孩子自备午饭的营养和卫生呢？

（1）主食要粗细搭配，花样多变。副食应品种多样，营养丰富，供给足够的蛋白质、脂肪、维生素和矿物质。如果只考虑携带方便或怕麻烦，品种单调，长期下去则会营养不足，影响健康。

（2）准备营养素损失少的菜。自备午餐一般都是把米饭放在饭盒里，饭在下，菜在上，中午在微波炉里热一下。因此，应尽量让孩子带一些营养素损失少的荤菜，如排骨、烧鱼、烧肉等。还应给孩子准备一些水果以供饭后食用，也可带点生吃的经过清洗、消毒的蔬菜，如西红柿、黄瓜、小水萝卜等，以补充维生素。

（3）要注意饮食卫生。在选择食物时要选用不易变质，可以保存几个小时的食物。切勿给孩子带头一天剩下的饭菜，这样的饭菜已经不新鲜或者变质，是不卫生的。

晚餐吃得少，孩子才会更健康

现在对于大多数人来说，都已经颠覆了午餐才是正餐的饮食习惯，晚上反而吃得比较正式，这样的习惯容易引发多种疾病，高血压、糖尿病、心脑血管疾病、肝胆疾病等慢性病就与晚餐进食不当有着必然联系。

其实，晚餐才是最需要少吃的一餐，晚餐要吃的像贫民的说法就是这个道理。

首先，晚餐少吃睡得香。具体吃多少依每个人的身体状况和个人的需要而定，以自我感觉不饿为度。晚餐千万不能吃饱，更不能过撑。并且，晚餐后四个小时内不要就寝，这样可使晚上吃的食物充分消化。

其次，晚餐少吃少患结石。有关研究表明，晚餐早吃可大大降低尿路结石病的发病率。人的排钙高峰常在进餐后 4~5 小时，若晚餐过晚，当排钙高峰期到来时，人已上床睡觉，尿液便潴留在输尿管、膀胱、尿道尿路中，不能及时排出体外，致使尿中钙不断增加，久而久之，逐渐扩大形成结石。所以，傍晚 6 点左右进餐较合适。

除此之外，健康的晚餐还有很多地方需要我们注意。

（1）晚餐应选择含纤维和碳水化合物多的食物。晚餐时应有两种以上的蔬菜，如凉拌菠菜，既增加维生素又可以提供纤维。面食可适量减少，适当吃些粗粮。可以少量吃一些鱼类。

（2）晚上尽量不要吃水果、甜点、油炸食物，尽量不要喝酒。不少人有晚餐时喝酒的习惯，这种习惯并不利于健康，过多的酒精在夜间会阻碍新陈代谢，因酒精的刺激胃得不到休息，导致睡眠不好。需要特别注意的是晚餐不要食用含钙高的食物，比如虾皮、带骨小鱼等一定不要吃，以免引发尿道结石。

（3）用脑过多晚餐更要吃好。长期高强度用脑的人需要补充酰胆碱，增强记忆力。这里推荐一个晚餐营养食谱：100 克清蒸鲫鱼或素烧豆腐，200 克凉拌芹菜或菠菜，一个玉米面的窝头，一小碗紫菜汤（不要加虾皮）或一碗紫米粥。

对于不同年龄的孩子来说，晚餐也要有不同的侧重。

（1）学龄前儿童。这个年龄段的孩子消化功能未完善，晚餐不宜吃得太多，主食以米面、粗粮类为宜，菜肴不宜太素，可以多吃些黄色蔬菜如胡萝卜、南瓜和绿色蔬菜如菠菜等，适当食用蛋白质含量较丰富的食物如肉末、豆腐、蒸鸡蛋、鱼虾类及动物内脏等，但不要食用油腻和刺激性食物，睡前 1 小时最好不要进食。

（2）青少年。青少年身体消耗量大，新陈代谢旺盛，晚餐要吃饱、吃好，晚餐提供的热量应占全天总热量的 30%，荤素搭配，少吃油炸食品等高脂类食物或不易消化的食物，而以富含淀粉、蛋白质、粗纤维和维生素的食物为最佳。

这样既能帮助消化，防止便秘，又能供给身体所需的营养物质和微量元素。如果晚上熬夜学习或工作，可以在睡前1小时左右加餐，吃点牛奶、饼干等，夏天可以吃点清热解暑的饮品，如莲子汤、绿豆汤、红枣汤等。

上床萝卜下床姜，不劳医生开药方

民间谚语有云："上床萝卜下床姜，不劳医生开药方。"意思是清早下床时吃点生姜，晚上上床时吃点萝卜，有益于健康。为什么姜和萝卜要在一天之内不同的时间进食呢？这是由它们的性质决定的。姜，味辛辣，性温，清晨时我们的胃中之气有待升发，吃点姜可以健脾温胃，鼓舞阳气升腾。到了晚上人身之气应该是阳气收敛、阴气外盛，这时吃姜就违反了人体的生理规律。与生姜相反，萝卜性凉，败火清热，下气消食，劳累一天，吃点萝卜，润喉消食，清虚燥之热，有利于休息。

姜具有温中止呕、解表散寒的作用，其杀菌作用不亚于葱和蒜。姜还能刺激胃液分泌，可促进消化；姜中还含有较多的挥发油，能抑制人体对胆固醇的吸收，防止肝脏和血清胆固醇的蓄积。尤其在炎热时节有排汗降温和兴奋提神等作用，可以缓解腹胀腹痛、疲劳乏力、厌食失眠等症。所以可以给孩子吃点姜，但要注意1周岁以下的宝宝不要吃，而且给孩子吃姜也要适量。

姜的吃法很多，但都不要去皮，不要吃变质的生姜，可以喝姜汤，吃姜粥，或者吃姜汁奶等甜品。炒菜时放姜丝，炖肉、煎鱼加姜片，拌饺子馅时加点姜末，有醒胃开脾、提神、助消化等作用。

生姜红糖水只适用于风寒感冒或淋雨后有胃寒、发热的孩子，不能用于暑热感冒或风热感冒，也不能用于治疗中暑。

虽然生姜的好处这么多，但吃生姜是要分时间的，早上吃对身体有好处，晚上吃就变成了毒药。

另外，萝卜的营养价值很高。它含有构成脑细胞和骨髓细胞的磷质，每500克萝卜中含磷质140克，含有助于骨骼和牙齿生长的钙质305毫克，含糖35克。萝卜还含有多种维生素和矿物质。同时，萝卜含有一种帮助消化淀粉的酵素，能帮助消化，又有润肺化痰、清热止咳、解毒、利尿等功能，吃萝卜对孩子十分有益。

但是注意千万不要直接把萝卜块给孩子生吃，最好炒熟或者炖熟再喂给孩子。

第2节

调整饮食，用五谷鲜果汤粥茶给孩子补充营养

五谷杂粮是孩子生命力的源泉

中国有个象征幸福的成语叫“五谷丰登”，千百年来，我们的祖先就是吃着这些谷物一代一代繁衍生息，即使现在很多长寿之人，也是靠着这些看似平凡的食物活到天年的。这些不起眼的谷物承载了无数人的生命，有着非凡的养生保健价值，我们的身体就是靠着这些最常见的五谷杂粮来保养的。

先说作为五谷之首的小米，抗日战争时期，红军就是靠着小米加步枪打跑了侵略者，现在很多地方的妇女“坐月子”的时候还要喝小米粥，在民间，小米有“代参汤”之称，有滋阴养血的功效。此外，小米可防治消化不良，也是老人和病人的绝佳补品。民间常将小米同桂圆煮粥，再加入红糖，空腹食用，可补血养心、安神益智。对心脾虚弱，气血不足、失眠健忘、惊悸等症有治疗作用。

我们用小米熬粥时，千万不要扔掉上面的那层“粥油”，这是小米粥最精华的部分，主要作用是益气健脾。小孩脾胃生发力最弱，常常会腹泻，喝了粥油以后，很快就可以康复。

再说大米，我们生活中经常吃的就是大米，大米粥可补脾、益胃、清肺，米汤可以养气、养阳、润燥，有助于消化和促进脂肪的吸收，用米汤给婴儿冲米粉是不错的育儿方法。

粳米具有调和五脏等作用。取粳米熬粥成乳汁状，喂养初生婴儿，可开胃助食，此粥也适用于脾胃不好的老年人。

小麦是北方人的主食，具有安心、养神、去烦躁的作用。可将小麦洗净，加水煮熟后将麦粒捞出取汁，再加入粳米、大枣等量同煮，此粥有健脾养胃的作用。

玉米是全世界公认的“黄金作物”，常吃玉米可加速致癌物质和其他毒物的

排出，还能延缓衰老，降低血清胆固醇、抗眼睛老化，增强记忆力等。

荞麦是自然的“消炎粮食”，用荞麦粉反复涂敷可以治疗痘疮溃烂。将苦荞麦皮、黑豆皮、绿豆皮做枕芯，可以健脑明目，有促进睡眠的作用。

大豆是人们不可缺少的长寿食品。除了平时多吃豆制品，还可将大豆研碎涂在疮肿处，有一定疗效。将其煮成汁喝，能除邪毒并能治水肿。把大豆炒黑再放入酒中饮用，可治疗瘫痪、口吃。大豆皮可治疗痘疮和眼睛昏暗视物不清。

绿豆可谓“济世神谷”。用绿豆粉蒸成糕取皮食用可解酒。将绿豆粉炒成黑色，用醋调和敷在肿块上，可治疗肿毒初发。绿豆荚可有效治愈血痢，绿豆芽可解酒毒和热毒，绿豆叶绞出的汁与醋隔水顿热可治上吐下泻。

芝麻更是强身健体的必备食物。取半汤匙黑芝麻，细嚼后吞下，每日 3~5 次，连用 7 天，对鼻出血有奇效。将黑芝麻晒干后炒熟研碎，和粳米同煮成粥，可补肝肾，润五脏，还可治疗身体虚弱、头晕目眩、大便干燥、贫血等症。

所以，父母应该给孩子适当吃五谷杂粮。

掌握菜中“健康经”

蔬菜是我们每天都离不开的食物，菜市场中各色各样令人眼花缭乱的蔬菜，每种都有其自身的营养价值，但对于健康来说，哪些是适合孩子经常吃的呢？

先从“菜中之王”——白菜说起。民间常说鱼生火，肉生痰，白菜豆腐保平安。白菜不仅可润肠排毒，另外，取一个白菜根茎头，30 克绿豆芽，加适量清水煎煮 15 分钟喝汤，每日 2~3 次，可治疗风热头痛、口干身热等症。

韭菜有“春天第一美食”之称，民间有“黄韭试春盘”之说。在半杯牛奶中加放少许韭菜、姜汁，可治疗恶心呕吐。将韭菜和羊肝一起放入铁锅，旺火炒熟食用，可治疗阳痿、盗汗、女子月经不调等。

医生常嘱咐高血压病人要常吃芹菜。用芹菜降血压，最好的方法是将新鲜芹菜捣烂取汁，每日饮用 3 汤匙，每日 3 次。如果将捣烂后的汁液加蜂蜜炖服，可清热解毒，养肝，对治疗肝炎有辅助作用。

俗话说“冬吃萝卜夏吃姜，不用医生开药方”。生吃萝卜，止渴宽中；煮熟再吃，可化痰消胃肠积滞。而且将生萝卜捣烂涂在烫伤、烧伤处，可很快痊愈。

胡萝卜不仅可以增强人体免疫力，在最新的研究中还发现它具有抗癌成分。把胡萝卜切碎后，与粳米一起煮成粥，可以强胃健脾、下气化滞、明目，还对高血压和消化不良等症有一定的治疗作用。

在民间，马齿苋有“长寿菜”之称，它的营养价值非常高。把洗净的马齿苋剪碎，加水煮半小时，再加粳米煮成粥，可治疗肠炎和痢疾，对腹痛腹泻也有很好的疗效。

别看茄子是非常普通的菜，常吃茄子，可散血止痛，消肿宽肠。将茄子切开后擦拭患部，可治疗蜈蚣咬伤和蜂蜇。

黄瓜常食可以减肥。把黄瓜洗干净当水果食用，每天生食250克以上，有明显的减肥作用，也可以利尿消水肿，凉拌吃可以增进食欲、消腹胀，黄瓜还可以解口渴，退干热。黄瓜还有“厨房里的美容剂”之称，将黄瓜皮贴在皮肤上，可有效防止皮肤老化、减少皱纹的产生，对皮肤起到清洁和保护的作用。

菜中也有君子，那就是苦瓜，它虽然味苦，但用它做菜却不用担心它把苦味传给其他配料，将苦瓜制成干粉或炒食可治疗糖尿病。将苦瓜切碎后与绿茶加水煎服，可以预防中暑。

南瓜是不可多得的食疗保健品。南瓜花和猪肝同煮食用，对治疗夜盲症有一定疗效。南瓜仁炒食可治疗前列腺肥大。此外，把南瓜瓢捣烂后，凉抹火烫伤处，很快就能愈合。

冬瓜含有人体必需的多种微量元素，但不含脂肪，它含有丙醇二酸，能抑制糖转化为脂肪，防止人体内脂肪的堆积，有消脂的功效。孩子一旦中暑、发烧、头晕，父母可用冬瓜500克煮汤，一天喝3次，每次1大碗，有明显的疗效。把冬瓜切成小块擦痱子效果甚佳，也是治慢性肾炎水肿的良药，用1000克冬瓜同鲤鱼1条煮汤吃，可收到良好效果。

丝瓜能顺气健脾、化痰止咳、平喘解痉、凉血清热，常食可以治疮疖，解暑热。

以上提到的都是对孩子身体健康有益的蔬菜，适合一年四季经常食用。不过像韭菜、苦瓜等季节性较强的，最好在应季的时候吃，那样不但鲜美可口，营养价值也会更高。

生活中的鲜果更利于孩子健康

大家都记得《西游记》中的“人参果”吧，吃一个就可以长生不老，这当然只是神话，但是在生活中，的确有很多水果不仅美味鲜香，而且对孩子的身体有很好的保健作用，堪称真正的“长生果”。

苹果被称为“水果之王”。饭后吃一个苹果，可治疗反胃、消化不良及慢性胃炎。将苹果煎服或服用苹果汁，对治疗高血压有一定功效。

梨是人见人爱的“天然矿泉水”，具有清肺润燥、生津止渴之功效。民间经常用“冰糖梨水”治咳嗽，疗效显著。

柑色香味俱佳且可解毒。柑核是天然的“洗面奶”，具有美容养颜的效果。柑叶捣烂取汁滴入耳孔，可治耳内流水或流脓血。

橙子可解酒，橙子核浸湿捣碎后，每晚睡前涂擦可治面上各种粉刺和斑。

香蕉具有美容通便的功效，把香蕉皮敷在发炎处，可很快治愈皮肤感染。把剥好的香蕉切碎，放入茶水中，加糖饮用可治疗高血压、冠心病，还可润肺解酒，清热润嗓。

柚子是天然的“口气清新剂”，其果肉可解酒毒，健脾温胃，还能化痰和祛除肠胃恶气。

橘子在我国一些地区被视为吉利果品。把橘子剥皮后用白糖腌一天，再用小火把汁液熬干，把每瓣橘子压成饼状，再拌上白糖，风干后食用，可治疗咳嗽多痰、腹胀等症。

猕猴桃是酸甜可口的“仙果”，可以预防老年骨质疏松症、动脉硬化，可改善心肌功能，防治心脏病，对高血压、心血管病也有明显疗效。经常使用可防止老年斑形成，延缓人体衰老，清热除烦止渴。

山楂含有丰富的营养。取山楂果肉放入锅中，加水煎煮到七成熟，当水快耗干时加适量蜂蜜，再用小火煮透，食之可活血化瘀，开胃消食。

西瓜是盛夏最佳消暑果品，饮用西瓜汁能治口疮。但不能多食用，以免助湿伤脾。将西瓜与西红柿放在一起榨汁饮用，可治疗感冒。

核桃具有健脑的功效，被称为“益智果”。把核桃与薏米、栗子煮粥食用，可治疗尿频、遗精等症。

枇杷是止渴利肺的佳品。取 12 个枇杷，30 克冰糖，将枇杷果肉与冰糖一起煮食，可治疗咳嗽。

虽然水果鲜美可口又对健康有益，但是父母在给孩子吃水果时也要有所注意，否则不仅无法达到保健的目的，反而会给孩子带来多种疾病。具体应注意以下几点：

（1）忌饭后立即吃水果：饭后立即吃水果，不但不会助消化，反而会造成胀气和便秘，因此，吃水果宜在饭后 2 小时或饭前 1 小时。

（2）忌吃水果后不漱口：有些水果含有多种发酵糖类物质，对牙齿有较强的腐蚀性，食用后若不漱口，口腔中的水果残渣易造成龋齿。

（3）忌食水果过多：过量食用水果，会使人体缺铜，从而导致血液中胆固醇增高，引起冠心病，因此不宜在短时间内进食水果过多。

（4）吃水果忌不卫生：食用开始腐烂的水果，以及无防尘、防蝇设备又没彻底洗净消毒的果品，如草莓、桑葚、剖片的西瓜等，容易发生痢疾、伤寒、急性胃肠炎等消化道传染病。

（5）水果忌用酒精消毒：酒精虽能杀死水果表层细菌，但会引起水果色、香、味的改变，酒精和水果中的酸作用，会降低水果的营养价值。

（6）忌用菜刀削水果：因菜刀常接触肉、鱼、蔬菜，会把寄生虫或寄生虫卵带到水果上，使孩子感染寄生虫病。尤其是菜刀上的锈和苹果所含的鞣酸会起化学反应，使苹果的色、香、味变差。

水果营养多，但也要因人而吃

我们都知道，水果营养丰富，对身体的健康有益，因此一些小朋友每天都要吃许多不同的水果，但是这样吃是否科学呢？答案当然是否定的。因为从中医的角度来说，每种水果都有它的属性，水果进入我们体内就会产生寒、热、温、冷的作用。所以，不同体质的孩子吃水果应有所侧重，尤其是身体虚弱的孩子在吃水果时更要慎重。

有些小朋友是虚寒体质，在平时就应该多吃一些温热水果，例如荔枝、桂圆、杏等，这对于虚寒体质的孩子来说是祛寒的上好佳品。而对于那些正在发烧或者身体内某些器官正在发炎的孩子来说，就应该避免食用这些温热水果。

有些小朋友消化系统比较差，所以应该避免吃凉性水果，例如西瓜、芒果、香蕉等，因为这类孩子越吃凉性的水果，越会降低肠胃的蠕动，使肌肉无力，吃多了还会因为消化不良而导致腹胀。

还有一些小朋友容易感冒。他们可以多吃些颜色深的水果，例如黄杏、黄桃等，这些深色水果里富含维生素 C，而维生素 C 可以起到增强身体抵抗力，预防伤风感冒的作用。

常为孩子准备好吃又养身的小零食

说到零食，我们接触的似乎都是关于给孩子吃零食的坏处，比如发胖、影响食欲，妨碍消化系统功能等，但其实只要适量、适时地给孩子巧吃零食，不但有利于孩子身心健康，还能为孩子补充一些身体必需的营养物质。

美国的一项研究结果认为，科学地给孩子吃零食是有益的。在三餐之间加吃零食的儿童，比只吃三餐的同龄儿童更易获得营养平衡，这表明，零食已成为孩子获得生长发育所需养分的重要途径之一。吃零食还有这样的好处，下面我们就来列数一下，哪些是可以经常吃的“好”零食。

（1）花生。花生中富含的维生素 B_2，正是我国居民平日膳食中较为缺乏的维生素之一。因此有意多吃些花生，不仅能补充日常膳食中维生素 B_2 之不足，而且有助于防治唇裂、眼睛发红发痒、脂溢性皮炎等多种疾病。

（2）核桃。核桃中含有丰富的生长素，能使指甲坚固不易开裂，同时，核桃中富含植物蛋白，可促进指甲的生长。核桃的补脑作用，更是众所周知。

（3）奶酪。奶酪是钙的“富矿”，可使牙齿坚固，父母可以适当给孩子吃一些。

（4）无花果。无花果中含有一种类似阿司匹林的化学物质，可稀释血液，增加血液的流动，从而使大脑供血量充分。

（5）南瓜子和开心果。富含不饱和脂肪酸、胡萝卜素、过氧化物以及酶等物质，适当食用能保证大脑血流量，令人精神抖擞、容光焕发。

（6）奶糖。含糖、钙，适当进食能补充大脑能量，令人神爽，皮肤润泽。

（7）芝麻糊。有乌发、润发、养血之功，对症吃可防治白发、脱发，令人头发乌亮秀美。

（8）葡萄干。有益气、补血、悦颜之益，但要注意卫生，吃之前一定要洗干净。

（9）薄荷糖。能润喉咙、除口臭、散火气，令人神清喉爽。

（10）牛肉干、烤鱼片。富含蛋白质、铁、锌等，适量常食令人肌肤红润。

另外，父母在给孩子吃零食时一定要注意以下几点：

（1）不能让孩子以零食代替正餐。有的孩子非常喜欢吃零食，手里的零食总是不断，这可能会影响正餐的摄入量，甚至可能会以零食代替正餐。其实，孩子对营养的摄取，还是应以正餐为主。零食带给孩子的营养毕竟比较单一，所以，不要以零食代替正餐。

（2）不能让孩子滥食零食。中国消费者协会公布的调查结果显示，许多城市的儿童存在食用零食过量的问题，而且其中不少零食是“五高一多”食品，即高碳水化合物、高脂肪、高热量、高盐、高糖、多味精。原料中的维生素、矿物质、纤维素等营养成分，在加工过程中被破坏，含量较低，对儿童的生长发育不利。

（3）让孩子学会巧吃零食。根据每个孩子正餐营养的摄入情况来选择零食。比如，正餐吃得比较素，应选择能补充蛋白质的零食。如果正餐吃得比较饱，则应吃些助消化的零食。平时应注意选择一些有营养价值的零食，尽量少吃高热量、高脂肪的零食。肥胖者应少吃或不吃太甜的零食。坚果类零食对儿童的大脑发育有益。食欲不振、消瘦、营养不良的孩子，应改变以吃零食为主的习惯，让一日三餐成为孩子摄取营养的主要渠道。

另外，还要注意经常变换零食的种类，不要让孩子长期只吃一个品牌的一种零食，这样获取的营养也是很单一的。

粥帮孩子养身又治病

粥被古代医家和养生家称为“世界第一补人之物”，是中国饮食文化中的一绝。李时珍是明代的医药学家，他非常推崇粥养生，说：“每日起食粥一大碗，空腹虚，谷气便作，所补不细，又极柔腻，与肠胃相得，最为饮食之妙也。”由此我们知道，粥是不错的养生佳品，对养护脏腑很有好处。

此外，现代中医也认为，健康的人经常喝粥，可以滋养脾胃，保护元气；而生病的人也可以通过喝粥来健体治病，尤其是身体还没有发育成熟的婴儿、青少年，更应该多喝粥，这样可以加快气血的生成，促进身体的健康。

因此，父母在日常生活中应该多为孩子准备粥类的食品。为了给各位家长提供便利，我们在下面着重介绍两大类粥：

1. 养生类粥

（1）大米粥：选择好大米熬制而成，有健脾益气的作用，对保护胃黏膜、促进胃溃疡的愈合有疗效，脾胃虚弱的孩子可常服用。

（2）小米粥：具有健脾、益气、补血的功效，可保护胃气，对刚恢复健康的孩子最适宜。

（3）玉米糁粥：新产玉米碾成的糁子熬制而成。香甜可口，养脾胃，利大小便，对孩子的健康有益。

（4）绿豆粥：用大米和绿豆熬制而成，有清热解毒的作用，还可以养脾清胆，解暑止渴，润肤消肿，利小便。称得上高营养、多疗效的食粥佳品。父母可适当为孩子准备。

（5）赤豆粥：用红小豆和大米熬制而成，营养价值高，有健脾利水作用，对患有脚气病、心脏病的孩子较为适合，还可治小儿肥胖。

（6）莲子粥：用莲子、大米、江米熬制而成的粥，具有益精气、强智力、聪耳目之功效，也可以清热泻火，孩子适当吃有益。

（7）腊八粥：我国农历腊月初八家家都要喝这种粥，用多种谷类、豆类、果仁、大枣、栗子、莲子搭配熬制而成。营养极为丰富，还可以帮助孩子养胃气，益气血，益健康，是一种食疗佳品。

2. 治病类粥

治病类粥其实就是在粥中有选择地加入相应的药物，但是，可不要小看这种养生方式，它不同于常用药物的祛邪治疗，也不单纯靠米谷饮食来扶正调理，而是一种以食扶正，以药辅疗的简便易行、双重效应的食疗佳法，对孩子的健康大有益处。下面就来具体介绍几种药粥。

（1）补血药粥：桑仁粥、菠菜粥、益母草粥、何首乌粥、海参粥、花生粥等。

（2）清热药粥：无花粉粥、绿豆粥、芹菜粥、决明子粥、生地黄粥、竹叶粥等。

（3）散寒药粥：椒面粥、干姜粥、防风粥、附子粥、吴茱萸粥、荆芥粥等。

（4）止咳药粥：枇杷叶粥、真君粥、百合粥、乌梅粥、珠玉二宝粥等。

（5）健胃药粥：山楂粥、梅花粥、生地粥、山药粥、苡仁粥、豆蔻粥、芋头粥、橘皮粥等。

（6）养心安神粥：枣仁粥、小麦粥、龙眼肉粥、莲实粥等。

（7）益气药粥：人参粥、大枣粥、黄芪粥、鹿尾粥等。

（8）滋阴药粥：木耳粥、沙参粥、枸杞叶粥、银耳粥等。

日常生活中，父母应该经常给孩子煮粥喝，这些粥制作起来非常简单，但对孩子的身体大有益处，而且对孩子来说，喝粥比吃一些补品还要有用。

汤是孩子首选的佳肴

法国著名烹调家路易斯·古斯说：“汤是餐桌上的第一佳肴，汤的气味能使人恢复信心，汤的热气能使人感到宽慰。”在我们国家，很多地方的人非常讲究喝汤，这是因为汤不仅味道可口，还有很多不容忽视的保健功能，下面我们就为各位家长具体介绍一下。

（1）海带汤。海带含有大量的碘元素，有助于甲状腺激素的合成，可以加快组织细胞的氧化过程，提高人体基础代谢，使皮肤血流增加。冬春寒冷季节多喝海带汤可增强抗寒力，特别是有助于提升孩子的体温。

（2）蔬菜汤。各种新鲜蔬菜含有大量碱性成分，溶于汤中可使体内血液呈正常的弱碱状态，防止血液酸化。使沉积于细胞中的污染物或毒性物质重新溶解，排出体外。蔬菜汤有“最佳人体清洁剂”的美称，孩子常饮用有助于保持体内环境的平衡。

（3）鸡汤。鸡汤中的特殊养分，可加快咽喉部及支气管黏膜的血液循环，增强黏液分泌，清除呼吸道病毒，促进咳嗽、咽干、喉痛等症状的缓解，对感冒有特别的疗效。

（4）骨头汤。动物的骨头中含有多种对人体有滋补和保健作用的物质，孩子经常喝些骨头汤就可补充人体必需的骨胶原等物质，达到强健骨骼的目的。

（5）鱼汤。鱼汤中含有大量具有抗炎作用的脂肪酸，可以阻止呼吸道发炎，防止哮喘发作，经常饮用鱼汤，可使上呼吸道感染及由此引起的哮喘发生率减少75%，对儿童哮喘尤为明显。

（6）羊肉汤。羊肉味甘性热，具有助阳、补精血、疗肺虚、益劳损的药用功能，是冬季理想的滋补佳品。中医古籍著名方剂“当归生姜羊肉汤”，药肉同煮，食肉喝汤，具有温阳、补血、祛寒等功效，适用于气血虚弱、营养不良、腰酸腿软、风寒咳嗽等。

（7）面汤。医学研究发现，人的记忆力与一种神经传递介质——乙酰胆碱有关，这种物质可增强人脑的记忆功能。大脑中若乙酰胆碱不足，记忆力就会大大削弱。而补充脑内乙酰胆碱的最好办法是多吃富含卵磷脂的食物。卵磷脂的特点就是极易与水结合，煮面条时大量的卵磷脂会溶于汤内，因此，多喝面汤可达到补脑、增强记忆的效果。

不过，最好让孩子在饭前喝汤，这样对孩子的身体才会更有益。俗话说“饭前先喝汤，胜过良药方”，这是有科学道理的。因为从口腔、咽喉、食道到胃，犹如一条通道，是食物必经之路，吃饭前，先喝几口汤，等于给这段消化道加点“润滑剂”，使食物能顺利下咽，防止干硬食物刺激消化道黏膜，保护消化道，降低消化道肿瘤的发生率。

吃饭的过程中，不时给孩子喝点汤水也是有益的，因为这有助于食物的稀释和搅拌，从而有益于孩子胃肠对食物的消化和吸收。若饭前不喝汤，吃饭时也不进汤水，则饭后会因胃液的大量分泌使体液丧失过多而产生口渴，这时才喝水，反而会冲淡胃液，影响食物的吸收和消化。所以，有营养学家认为，让孩子养成吃饭时不断进点汤水的习惯，有助于减少食道炎、胃炎的发生率。并且，常给孩子喝各种汤、牛奶和豆浆，孩子的消化道也最易保持健康状态。

当然，这里说孩子饭前喝汤有益健康，并不是说喝得多就好，要因人而异，也要掌握进汤时间。一般中晚餐前以半碗汤为宜，而早餐前可适当多些，因一夜睡眠后，人体水分损失较多。进汤时间以饭前20分钟左右为好，吃饭时也可缓慢少量进汤。总之，给孩子喝汤要以胃部舒适为度，千万不可让孩子在饭前饭后“狂饮”。

第3节

水是生命之源，让孩子喝出健康

孩子喝水有讲究

研究数据表明，成人每日每公斤体重需水30~40毫升，婴儿每日每公斤体重则为100~160毫升，是大人的3~4倍。给孩子喝水看似简单，但也很有学问。

（1）新生儿不能喂过甜的水。新生儿的味觉比成人灵敏得多，成人觉得甜时，对他们来说，就甜得过度了。有人做过实验，用高浓度的糖水喂新生儿，最初可加快肠蠕动速度，但不久就转为抑制作用，使孩子腹部胀满。因此给新生儿喂糖开水浓度以5%~10%为好，成人品尝时在似甜非甜之间。给婴儿喂水应采用小勺或滴管喂给，尽可能不要使用容易吸吮的奶瓶和橡皮奶头，这样可以避免造成乳头错觉。婴儿日后不会拒绝吸吮母亲乳头，以免给母乳喂养造成困难。

（2）饮料不能替代白开水。不少家长用各种新奇昂贵的甜果汁、汽水或其他饮料代替白开水给孩子解渴或补充水分，这是不妥当的。饮料里往往含有较多糖分和电解质，口感很好，但是喝下去不能像白开水那样很快离开胃部。饮料长时间滞留胃部会对胃部产生不良刺激，影响消化和食欲，还会加重肾脏负担。孩子口渴了，只要给他们喝些白开水就行，偶尔尝尝饮料之类，也最好用白开水冲淡再喝。

（3）不要给孩子喝冰水。孩子天性好动，活动后往往浑身是汗。有的家长习惯给孩子喝一杯冰水，认为这样既解渴又降温。其实，大量喝冰水容易引起胃黏膜血管收缩，影响消化、刺激胃肠，使胃肠的蠕动加快，甚至可能引起肠痉挛，导致腹痛、腹泻。

（4）饭前不要给孩子喝水。饭前给孩子喝水会稀释胃液，不利于食物消化。而且孩子喝得太多会影响食欲。恰当的方法是在饭前半小时，让孩子喝少量水，以增加口腔内唾液分泌，帮助消化。

（5）睡前不要给孩子喝水。年龄较小的孩子在夜间深睡后，还不能完全控制排尿。若在睡前喝水多了，容易遗尿。即使不遗尿，一夜起床数次小便也会影响睡眠，导致次日精神不佳。

（6）久存的开水不宜给孩子饮用。室温下存放超过三天的饮用水，尤其是保温瓶里的开水，易被细菌污染，并可产生具有毒性的亚硝酸盐，喝多了可使血液里运送氧的红细胞数量减少，造成组织缺氧。亚硝酸盐在体内与有机胺结合，会形成亚硝胺，是一种危险的致癌物质。

（7）教育孩子养成良好的喝水习惯。让他知道喝水不要过快，不要一下子喝得过多，否则不利于吸收，还会造成急性胃扩张，出现上腹部不适症状。另外，要教育孩子不要喝生水，以防感染胃肠道传染病。如果孩子因病出现缺水症状时，除了通过喝水的方式补充水分外，还要根据病情，在医生的指导下，通过口服或静脉输液等途径补充水分。

育儿小贴士

人在剧烈运动后会出很多汗，而这时汗水带走了人体中的一部分盐分。如果运动完后马上喝水，汗水的排出会更多，盐分也就损失得更多。同时，这样还增加了血液的循环，给心脏加重了负担。所以在剧烈运动后不要马上喝水。

喝牛奶能喝出营养来

牛奶是众所周知的营养佳品，父母应该经常给孩子食用。但饮用牛奶也很有讲究，如果饮用不当，非但影响营养吸收，还可能影响健康。

牛奶营养丰富，具有补充钙质、增强免疫力、护目、改善睡眠、镇静安神等保健功效，但是只有科学地喝牛奶，孩子才能喝得更健康，才能发挥牛奶的营养价值。现给家长们提出以下几点注意事项，仅供参考。

1. 早上饮用，切忌空腹

一般晨起后会感到口干，有些人就拿牛奶解渴，一饮而尽，好不酣畅。如此“穿肠而过”，胃来不及消化，小肠来不及吸收，牛奶的营养价值也就无从体现。况且，如果单纯以一杯牛奶作为早餐，则热量也是不够的。为此，早上饮用牛奶时一定要与碳水化合物同吃。具体吃法可以用牛奶加面包、点心、饼干等，搭配起来。可先吃点面包、饼干，再喝点牛奶；也可以在牛奶中加大米、麦片或玉米等做成牛奶粥。牛奶与碳水化合物同吃，一方面牛奶中所含的丰富的赖氨酸可提高谷类蛋白质的营养价值，另一方面也可使牛奶中的优质蛋白质发挥其应有的营养作用。

2. 小口饮用，有利消化

进食牛奶时最好小口慢慢饮用，切忌急饮，对碳水化合物要充分咀嚼，不要狼吞虎咽。这样，可以延长牛奶在胃中停留的时间，让消化酶与牛奶等食物充分混合，以有利于消化吸收。

3. 晚上饮用，安神助眠

按照一般的习惯，以早上或晚上饮用牛奶者居多。一般来说，如果每天饮用 2 杯牛奶，可以早晚各饮 1 杯。如果每天饮用 1 杯牛奶，则早晚皆可。晚上饮用牛奶可在饭后两小时或睡前一小时，这对睡眠较差的人可能会有所帮助，因为牛奶中含有丰富的色氨酸，具有一定的助眠作用。

4. 冷饮热饮，任君自便

牛奶煮沸后，其营养成分会受点影响，如 B 族维生素含量会降低，蛋白质含量会有所减少，但总的损失不会很大。饮用方式要看各人的习惯和肠胃道对冷牛奶的适应能力而定。一般而言，合格的消毒鲜奶只要保存和运输条件符合要求，完全可以直接饮用。如果需要低温保存的消毒鲜奶在常温下放置超过 4 小时后，应该将其煮沸后再饮用，这样比较安全。

5. 食品标志，举足轻重

在食用牛奶之前，要看包装是否完整，并仔细阅读包装上的说明。一要看成分，否则就不知其含奶量，也难以判断其营养价值。二要看生产日期、保质期和保存条件。如果不按条件保存，即使在保质期内也有可能变质。三要看生产厂名、地址和产品批准文号，以防假冒、伪劣产品混迹其中。四要看内在，鲜奶如出现沉淀、结块或怪味现象，说明已经变质，不可食用。

6. 冲牛奶不宜用开水

冲牛奶不宜用 100℃的开水，更不要放在电热杯中蒸煮，水温控制在 40℃ ~ 50℃为宜。牛奶中的蛋白质受到高温作用，会由溶胶状态变成凝胶状态，导致沉积物出现，影响乳品的质量。

7. 不宜采用铜器加热牛奶

铜在食具中使用已不多，但有些中高档食具中还使用，比如铜质火锅、铜质加热杯等。铜能加速对维生素的破坏，尤其是在加热过程中，铜对牛奶中发生的化学反应具有催化作用，会加快营养素的损失。

8. **避免日光照射牛奶**

鲜奶中的B族维生素受到阳光照射会很快被破坏，因此，存放牛奶最好选用有色或不透光的容器，并存放于阴凉处。

9. **不要吃冰冻牛奶**

炎热的夏季，人们喜欢吃冷冻食品，有的人还喜欢吃自己加工的冷冻奶制食品。其实，这是不科学的。因为牛奶冷冻后，牛奶中的脂肪、蛋白质分离，味道明显变淡，营养成分也不易被吸收。

10. **喝牛奶应选最佳时间**

早餐的热能供应占总热能需求的25%~30%，因此，早餐喝一杯牛奶加鸡蛋或加面包比较好，也可以在下午4时左右作为晚饭前的饮料喝。除此之外，晚上睡前喝一杯牛奶有助于睡眠，喝的时候最好配上几块饼干。

育儿小贴士

有的父母图省事，早上将牛奶煮好后，装入保温瓶中存放，待孩子起来时再倒出来给孩子饮用。殊不知，牛奶这种营养丰富的饮品，在温度适宜的环境中，极易滋生细菌，导致腐败变质。

孩子怎么喝酸奶才健康

酸奶一直是那些对牛奶过敏的孩子的保健圣品，很多父母都认为它对孩子的身体有百利而无一害，其实要想百利而无一害还需要科学地喝、健康地喝。

1. **空腹不宜喝酸奶**

为什么空腹时不宜喝酸奶呢？这是因为通常人的胃液酸碱度即pH值为1~3，空腹时的pH值在2以下，而酸奶中活性乳酸菌生长的pH值在5.4以上，如果在空腹时喝酸奶，乳酸菌就会很容易被胃酸杀死，其营养价值和保健作用就会大大降低。如果在饭后喝酸奶，这时胃液被稀释，pH值上升到3~5，这种环境很适合乳酸菌的生长，特别是在饭后2小时内饮用酸奶，效果最佳。

2. **酸奶不能加热喝**

酸奶一经蒸煮加热后，所含的大量活性乳酸菌会被杀死，其物理性状也会发生改变，产生分离沉淀，酸奶特有的口味和口感都会消失。酸奶最有价值的东西就是酸奶里的乳酸菌，它不仅可以分解牛奶中的乳糖，从而产生乳酸，使肠道的酸性增加，且有抑制腐败菌生长和减弱腐败菌在肠道中产生毒素的作用，如果把酸奶进行加热处理，酸奶中的乳酸菌会被杀死，其营养价值和保健功能便会降低，因此饮用酸奶不能加热。夏季饮用宜现买现喝，冬季可在室温条件下放置一段时间后再饮用。

3. 饮后要用白开水漱口

酸奶中的某些菌种及所含的酸性物质对牙齿有一定的危害。对于儿童来说，喝完酸奶后如不进行漱口，特别容易出现龋齿。

4. 不能用酸奶服药

用酸奶代替开水服药是不正确的习惯，应加以改正。特别是不能用酸奶服用氯霉素、红霉素、磺胺等抗生素及服用治疗腹泻的一些药物，因为这些药物同样也会破坏或杀死酸奶中的乳酸菌。

育儿小贴士

酸奶的食用数量应因情况而异，正常饮食的人每天饮用1~2杯酸奶（250~500克）为好。对于青少年来说，早晚各一杯酸奶，或早上一杯牛奶、晚上一杯酸奶是最为理想的。

给孩子喝豆浆的讲究

豆浆是人们喜爱的饮品，也是一种老少皆宜的营养食品，在欧美享有“植物奶”的美誉，但是喝豆浆也是有讲究的，不能随便喝。

作为日常饮品，豆浆中含有大豆皂甙、异黄酮、大豆低聚糖等具有显著保健功能的特殊保健因子。常饮豆浆可维持正常的营养平衡，全面调节内分泌系统，降低血压、血脂，减轻心血管负担，增加心脏活力，优化血液循环，保护心血管，并有平补肝肾、抗癌、增强免疫力等功效，所以有科学家称豆浆为“心血管保健液”。

中医理论认为，豆浆性平味甘、滋阴润燥。“秋冬一碗热豆浆，驱寒暖胃保健康”，孩子常饮豆浆，对身体大有裨益。但是，孩子饮用豆浆一定要注意，否则很容易诱发疾病。那么，给孩子饮用豆浆要注意什么呢？

1. 忌喝未煮熟的豆浆

很多家长喜欢买生豆浆回家自己加热，加热时看到泡沫上涌就误以为已经煮沸，其实这是豆浆的有机物质受热膨胀形成气泡造成的上冒现象，并非沸腾，是未熟的。

未熟的豆浆对人体是有害的，因为豆浆中含有两种有毒物质，会导致蛋白质代谢障碍，并对胃肠道产生刺激，引起中毒症状，孩子喝了很可能中毒。预防豆浆中毒的办法就是将豆浆在100℃的高温下煮沸，这样你就可以安心地让孩子饮用了。如果孩子饮用豆浆后出现头痛、呼吸受阻等症状，父母应立即送其就医，绝不能延误时机，以免导致生命危险。

2. 忌在豆浆里打鸡蛋

很多家长喜欢在给孩子喝的豆浆中打鸡蛋，认为这样更有营养，但这种方法是不科学的。这是因为，鸡蛋中的黏液性蛋白质和豆浆中的胰蛋白酶结合，会产生一种不能被人体吸收的物质，大大降低人体对营养的吸收。

3. 忌冲红糖

在豆浆中加红糖喝起来味道甜香，但红糖里的有机酸和豆浆中的蛋白质结合后，可产生变性沉淀物，大大破坏营养成分。

4. 忌装保温瓶

有些家长喜欢用保温瓶装豆浆给孩子带去学校喝。其实豆浆中有能除掉保温瓶内水垢的物质，在温度适宜的条件下，以豆浆作为养料，瓶内细菌会大量繁殖，经过3~4个小时就能使豆浆酸败变质。如果孩子喝了变质的豆浆，轻者腹泻，重者就得送医院了。

5. 忌喝超量

一次给孩子喝太多豆浆，容易使孩子引起蛋白质消化不良，出现腹胀、腹泻等不适症状。

6. 忌空腹饮豆浆

家长们不能让孩子在空腹时喝豆浆，因为豆浆里的蛋白质大都会在人体内转化为热量而被消耗掉，不能充分起到补益作用。饮豆浆的同时吃些面包、糕点、馒头等淀粉类食品，可使豆浆中蛋白质等在淀粉的作用下，与胃液较充分地发生酶解，使营养物质被充分吸收。

7. 忌与药物同饮

给孩子吃药时，一定不能让孩子用豆浆送药，因为有些药物会破坏豆浆里的营养成分，如红霉素等抗生素药物。

育儿小贴士

当生豆浆加热到80℃~90℃的时候，会出现大量的泡沫，很多父母误以为此时豆浆已经煮熟，但实际上这是一种“假沸”现象，此时的温度不能破坏豆浆中的皂甙物质。正确的煮豆浆方法应该是，在出现“假沸”现象后继续加热3~5分钟，使泡沫完全消失。

让孩子远离碳酸饮料

美国科学家韦什克等人经研究发现，常饮碳酸饮料会影响人体骨骼健康。

碳酸饮料就是我们俗称的汽水，是充入二氧化碳的一种软饮料。专家提醒各位家长，喝碳酸饮料须适量，尤其是青少年更不能上瘾，因为它对人体的副作用会大大超过它带来的刺激。具体来说，碳酸饮料含有三种成分影响健康。

1. 二氧化碳过多影响消化

别看碳酸饮料的口味儿多样，但里面的主要成分都是二氧化碳，所以你喝起来才会觉得很刺激。

有人说，碳酸饮料含二氧化碳，可能对人体不太好。事实上，足量的二氧化碳在饮料中能起到杀菌、抑菌的作用，还能通过蒸发带走体内热量，起到降温作用。不过，如果碳酸饮料喝得太多对肠胃是没有好处的，而且还会影响消化。因为大量的二氧化碳在抑制饮料中细菌的同时，对人体内的有益菌也会产生抑制作用，所以消化系统就会受到破坏。特别是年轻人，喜欢喝汽水、喜欢汽水带来的刺激，但一下喝太多，释放出的二氧化碳很容易引起腹胀，影响食欲，甚至造成肠胃功能紊乱。

2. 大量糖分有损牙齿健康

除了含有让人清爽、刺激的二氧化碳，碳酸饮料的甜香也是吸引人们饮用的重要原因，这种浓浓的甜味儿来自甜味剂，也就是饮料含糖量太多。

饮料中过多的糖分被人体吸收，就会产生大量热量，长期饮用非常容易引起肥胖。最重要的是，它会给肾脏带来很大的负担，这也是引起糖尿病的隐患之一。所以本身就患有糖尿病的人，尽量不要饮用。

另外，很多青少年，尤其是小孩子特别偏爱这种甜味。其实，这种糖分对孩子们的牙齿发育很不利，特别容易使牙齿被腐损。

3. 磷酸导致骨质疏松

如果你仔细注意一下碳酸饮料的成分，尤其是可乐，不难发现，大部分都含有磷酸。通常人们都不会在意，但这种磷酸却会潜移默化地影响你的骨骼，常喝碳酸饮料，骨骼健康就会受到威胁。

人体对各种元素都是有要求的，而大量摄入磷酸就会影响钙的吸收，引起钙、磷比例失调。一旦钙缺失，对于处在生长过程中的青少年身体发育损害非常大。缺钙无疑意味着骨骼发育缓慢、骨质疏松，所以有资料显示，经常大量喝碳酸饮料的青少年发生骨折的危险是其他青少年的3倍。

孩子喝果汁越多越好吗

果汁当中含有丰富的维生素，一直是老少皆宜的饮品，那么果汁好喝是不是多多益善呢？

其实，喝太多的果汁对我们的身体健康是有一些影响的。它会冲淡胃酸，消化与稀释以后，对我们的消化吸收会产生影响。长此以往，特别是婴幼儿会引发营养不良。另一方面，果汁在制配的过程中，损失了一些营养，比如说纤维素，现代医学证明纤维素对人体健康是有很大好处的。

每天大量饮用果汁容易导致水果摄入量的减少，这会使人体内缺乏纤维素。而水果当中富含的纤维素对于预防和减少多种疾病，以及防止胃肠系统病变是很有好处的。还应该注意的是，果汁喝多了不仅会使人没有了食欲，影响正餐的食量，而且也会导致奶的摄入量的减少。而奶类对于我们大家，尤其是孩子们来说，是增进免疫力，促进骨骼发育不可缺少的。另外有人还做过这样一项调查，每天饮用200毫升以上果汁的儿童，他们当中许多人的身高、体重不但没有增加，反而比其他同龄人偏低。

这是因为不少果汁当中含有果糖、山梨酸等难以消化的成分。有的孩子长期摄入过多容易引起慢性腹泻，造成营养的流失，所以身高、体重就会偏低，影响孩子的生长发育。

那每天该喝多少果汁呢？年龄不同，每天果汁的饮用量也是不一样的。举例来说，婴儿每天的饮用量一天在20~40毫升左右，最好是加水稀释。因为婴儿的消化系统发育还没有完全成熟，喝浓的果汁对消化系统刺激性比较强一些。对学龄前儿童来说，一次的饮用量可以控制在150毫升左右。成人一次可以饮用250毫升左右，一天可以饮用1~2次，最好不要超过3次。

饮用果汁还要注意以下两点：饭前半小时饮用果汁可使谷物中铁的吸收率提高3~6倍，果汁不宜加热饮用。

第4节

膳食治病也“致病”，会吃的孩子不生病

给孩子准备膳食要遵循冷热原则

中国人一向讲究“趁热吃”，这是怕吃了寒凉的东西会生病，但是热食也要有限度，不能一味贪热，更不能贪凉，要把握“热无灼灼，寒无沧沧”的原则。古代医学家孙思邈在《千金方》中就指出：“热食伤骨，冷食伤肺，热无灼唇，冷无冰齿。”所以，父母为孩子准备膳食应当注意冷热平衡。

1. “热食”的危害

从冒着热气的面条，到热乎乎的粥，以及滚烫的火锅，中国人的饮食一直离不开“热”这个字。这是因为亚洲人的体质相对较弱，吃热食可以为身体提供更多的能量，帮助人们御寒保持体温。相比之下，欧美等地的人体格更壮，平时吃的食物本身热量就高，因此对食物温度没有特别的要求，所以他们的饮食结构中冷食较多。

但是，现在却有越来越多的研究显示，饮食过热和食道癌等多种消化道疾病息息相关。这是因为人的食道壁是由黏膜组成的，非常娇嫩，只能耐受50℃~60℃的食物，超过这个温度，食道的黏膜就会被烫伤。如果经常吃烫的食物，黏膜损伤尚未修复又受到烫伤，可形成浅表溃疡。反复地烫伤、修复，就会引起黏膜质的变化，进一步发展变成肿瘤。

2. “凉食”更不可取

在炎热的夏天，人们往往会通过吃冷饮的方式来为身体降温，缓解燥热。但总是吃冷饮会伤害“胃气”，降低身体的抵抗力。中医所说的胃气并不单纯指“胃”这个器官，而是包含脾胃的消化（消化食品）、吸收能力，后天的免疫力和肌肉的功能等。

其实，夏天喝点绿豆汤就是很好的清凉解暑方，适当增加白萝卜、莲子、黄瓜、冬瓜、香蕉、橙子等凉性食物的摄入，每天吃点凉拌菜也是不错的习惯，可以调和体内摄入的高热量、高油脂食物。此外，有关学者研究证实，喝凉开

水对人体大有好处，也是最解渴的饮料。冬季若每天都喝点凉开水，还有预防感冒和咽喉炎的作用。

总的说来，最健康最合适的食物温度是“不凉也不热”。许多家长在给小宝宝喂饭时，都会吹至微温后再喂，其实，这个温度对成人来说同样是最合适的。用嘴唇感觉有一点点温，也不烫口，就是最适宜的。

同样，父母给孩子饮水时也应该讲究温度。日常最好饮用温水，水温在18℃~45℃之间。过烫的水不仅会损伤牙齿的珐琅质，还会强烈刺激咽喉、消化道和胃黏膜。即使在冬天，喝的水也不宜超过50℃。如果实在怕冷，可以多吃些姜、胡椒、肉桂、辣椒等有“产热”作用的食物，既不会损伤孩子的食道，还有额外的保健功效。

管不住孩子的嘴，他只会越来越胖

走在街上，我们会发现现在的胖孩子真是越来越多了，这难道只是因为生活水平提高了吗？其实，孩子肥胖的最大原因就是管不住自己的嘴，吃了不该吃的、吃的时间不对、吃得太多……这些不健康的膳食习惯都会让你的孩子越来越胖。

恶习一：三餐不正常，饮食无规律

孩子早晨赖床，11点钟才吃早餐，到了中午当然不饿，两三点再吃午饭，或者一直到晚上才吃一天中的第二顿饭，晚上玩得太晚，又狂吃夜宵……

对策：调整孩子的作息习惯，让其早睡早起，三餐规律进食，睡前3小时不要给他吃东西，实在饿时可以吃个苹果或喝杯牛奶充饥。

恶习二：总是习惯在外面就餐

不喜欢家里的饭，觉得餐馆里做的东西更好吃，所以，几乎一天三顿都要在外面吃，实在不愿出去的时候就叫外卖。

对策：父母学做几个拿手的饭菜，让孩子体会到家里的饭菜也是很美味的。

恶习三：偏爱垃圾食物

孩子特别喜欢鸡排、薯片、汉堡这些垃圾食物，觉得那些食物是无上的美味。

对策：尽量避免给孩子买类似的垃圾食物，并告诉孩子吃这些垃圾食物的危害。

恶习四：把剩下的食物都吃到肚子里

因为老师和家长都提倡节俭，所以好表现的孩子明明已经吃得很饱了，还是会勉强把剩下的吃下去。

对策：父母做饭的时候尽量少做一些，就算是做得多剩下了，也不要任由孩子硬塞到肚子里去。

恶习五：看到别人吃就会想吃

有的孩子常常看到别人吃东西就会想吃，明明不饿但就是嘴馋，无形中身材也就越来越宽。

对策：嘴馋绝对是破坏孩子身材的最大杀手，孩子如果实在想吃东西的时候就给他吃点水果，或者是高纤苏打饼干，千万不要任由孩子吃容易发胖的点心和巧克力等。

恶习六：不论何时何地，对食物来者不拒

不论是看电视的时候，写作业的时候，看书的时候，还是无聊的时候、不开心的时候、感觉有压力的时候……总觉得手上一定要拿点东西吃心里才会踏实和平静。

对策：培养孩子专心做事的习惯很重要，这样就不会总是惦记着吃东西，或者给孩子设定一个目标，让孩子有专心做事的动力，这样时间不知不觉就会过去，想吃东西的感觉也就不那么强烈了。

恶习七：不爱喝水，渴了就想喝饮料

有的孩子觉得白开水难以下咽，渴了就想喝饮料，吃饭的时候也要在旁边放瓶饮料才能吃得有滋味。

对策：给孩子随身准备一个水壶，装上水，让孩子慢慢养成自己喝水的习惯。如果孩子实在想喝饮料的话，就给他喝无糖绿茶、乌龙茶、牛奶或优酪乳，而不是任由其喝可乐、珍珠奶茶等热量高的饮料。茶类饮料解渴之余还可抗癌，除口臭和去油腻，但前提必须是无糖的；喝牛奶可增加钙质摄取；而优酪乳会给身体增加很多好的菌群。

这些膳食的坏习惯，看看你的孩子到底有多少，如果有的话，赶快帮助孩子改正吧，这样你就不用担心他会长胖了。

不同的食物可以呵护孩子身体的不同部位

不同的食物可以呵护孩子身体的不同部位，或许你对这种说法感觉有点陌生，但其实这里面的道理都是你已经熟知的。

（1）菠菜护脑：拥有胡萝卜素以及超氧化物歧化酶等成分的“还原食物”，可以阻止脑血管的病变而保护大脑。而“还原食物”中，菠菜的护脑功能最好，其次为韭菜、葱、豌豆角、西红柿、胡萝卜等蔬菜，核桃、花生等干果，以及糙米饭、猪肝汤等都是补脑的好选择。

（2）红薯护眼：维生素A素有“护眼小卫士”之称，假如人体缺乏它，眼睛感受弱光的能力便会下降，对黑暗环境的适应能力也会减退，严重时易患上夜盲症。维生素A是由胡萝卜素转变而成的。除胡萝卜外，红薯中也含有丰富的胡萝卜素，能提供丰富的维生素A，可以提高视力，而且常食红薯对皮肤有好处。

（3）海带护发：护发的食物有很多，例如黑芝麻、生姜、核桃等。但护发冠军是海带，经常食用海带不但能补充身体的碘元素，而且对头发的生长、滋润、亮泽也都具有非常好的功效。

（4）番茄护肺：每星期吃番茄3次以上可以预防呼吸系统疾病，保护双肺免受细菌的感染。但番茄红素的含量与番茄中可溶性糖的含量是成反比的，也就是说，越是不甜的西红柿，其中番茄红素含量越高。

（5）香蕉护腿：含钾元素丰富的香蕉是食物中排名第一的“美腿高手”，它所含丰富的钾元素能帮助你伸展腿部肌肉和预防腿抽筋。其次是芹菜，它有大量的胶质性碳酸钙，易被人体吸收，可补充双腿所需钙质，还能预防下半身水肿。

（6）深海鱼护心：坚持每天吃鱼50克，可减少40%的心脏病的发生，尤以吃深海鱼为佳。鱼类所含的不饱和脂肪酸，被俗称为“好脂肪”，它们能担当天然抗凝血剂的帮手，可降低血压、抑制心肌的兴奋性、减慢心率，从而保护心脏。

（7）黑豆护肾：自古黑豆就被誉为“肾之谷”，而黑豆从外表上看与人体肾脏也颇为相似。它味甘性平，中医认为它具有补肾强身、活血利水、解毒、润肤的功效，非常适合肾虚者。

（8）甘蓝护胃：甘蓝是世界卫生组织推荐的最佳蔬菜之一，被誉为“天然胃菜”。患胃溃疡及十二指肠溃疡的人，医生都会建议多吃甘蓝。可将甘蓝与蜂蜜混合食用，此法有促进溃疡愈合的作用。

（9）西兰花护肤：西兰花不仅营养丰富、口感绝佳，还是闻名的“抗癌战士”，尤其是在防治胃癌、乳腺癌、皮肤癌方面效果尤佳。它含有丰富的维生素A、维生素C和胡萝卜素，能增强皮肤的抗损伤能力。

（10）鸡蛋护指甲：健康的指甲是粉红色的，因为有充足的血液供给。若指甲颜色异常，往往是营养缺乏或其他潜在症状造成的。而高蛋白饮食是维持健康指甲所必需的，鸡蛋则是获得蛋白质的良好来源。

如果你觉得孩子身体的哪个部位不够健康，需要改善，就多给他吃一些对应的食物吧，一直坚持的话，孩子的情况就会慢慢好转。

别拿主食不当事儿，孩子吃不够就会出麻烦

现在很多爱漂亮的女孩子为了减肥而不吃主食，实际上这种方法对健康的伤害是相当大的，最后带给孩子们的也不是美丽。为什么不吃主食的时髦赶不得？让我们首先从迎粮穴说起。

鼻子旁边有个穴位叫迎香穴，而在嘴巴两旁各有一个穴位叫迎粮穴。从名字上我们就可以看出，鼻子是用来闻香味的，而嘴巴是用来吃东西的。现在有很多素食主义者，他们觉得吃素就是吃蔬菜。还有些人认为菜是好东西，比饭好吃也比饭有营养，所以“少吃饭，多吃菜”的饮食观念也风行起来。

其实我们祖辈早就给我们指了条明路——“迎粮”，就是说人要多吃大米、玉米、高粱、地瓜、胡萝卜、土豆等主食。

为什么这么说呢？我们知道蔬菜要做得可口需要大量的油，现在这不是什么问题，但过去的时候，人们缺衣少食，能吃饱就已经是最大的幸福了，想吃点有油水的东西并不容易。所以，蔬菜的制作一般都是用水煮并加点盐，根本谈不上可口。而土豆、地瓜等种子类的食物，不需要加油，煮熟后就香喷喷的，会引起人的食欲，还容易饱腹，所以几千年来，我们的祖辈们都是用种子类的食物作为口粮，蔬菜只是辅助。

虽然如此简单，那时人们的体质也相当不错，很少生病。现在那些以蔬菜摄入为主的素食者，经常会上火、生病，体质弱得似乎一阵风就能吹倒。而且主食的摄取量长期不足，对身体健康极为不利。

另外，为了减肥，就尽量少吃主食多吃菜，甚至一点主食都不吃，这也是不可取的。肥胖的根本原因在于摄取热量过多而消耗过少造成热量在体内的过度蓄积，而产生热量最多的营养成分是脂肪，所以胖人往往在食量过大、吃肉过多而运动过少的人群中产生。单从饮食上讲，米、面等主食中含有的脂肪成分并不算多，而往往由副食中的油和肉类中获得。多吃蔬菜不是坏事，但大部分蔬菜要用油烹调才可口，这样易造成热量蓄积。

按照中国人的体质状况，一个孩子每天应当至少吃3两米饭，否则，如果长期吃含有高蛋白、高脂肪、低纤维的菜，极容易得高血压、心血管病和肥胖病。即便没有，亚健康也会悄悄袭向孩子的身体。所以，父母一定要抛弃“少吃饭，多吃菜”的观点，将孩子的主食与副食科学合理地搭配。

若想孩子身体壮，要把饭菜嚼成浆

这一句民间谚语是讲吃饭时要细嚼慢咽，这是很细节的问题。细嚼慢咽只是一种单纯的口腔动作，但并不只是关系到口腔的问题，它对于人的健康与疾病的防治都有很大的影响。如果人们能在吃饭时养成细嚼慢咽的习惯，也是养生之妙道。

我国历代医学家和养生家都非常看重吃饭时的细嚼慢咽。唐代名医孙思邈在《每日自咏歌》中云："美食须熟嚼，生食不粗吞。"明朝郑瑄的《昨非庵日纂》云："吃饭须细嚼慢咽，以津液送之，然后精味散于脾，华色充于肌。粗快则只为糟粕填塞肠胃耳。"清代医学家沈子复在《养病庸言》中说："不论粥、饭、点心、肴品，皆嚼得极细咽下，饭汤勿作牛饮，亦徐呷徐咽。"这些说的都是进食时应细嚼慢咽，狼吞虎咽不可取。

现代社会患口腔疾病的人越来越多，这与所吃的食品太精细以及"狼吞虎咽"不无关系，而细嚼慢咽则对人体的健康有着许多好处。

（1）预防口腔疾病。反复咀嚼可让口腔有足够的时间分泌唾液，而唾液中含有多种消化酶及免疫球蛋白，不但有助于食物的消化，还有杀菌作用，可预防牙周病。

（2）增进营养吸收。充分咀嚼让食物变得细小，使之与消化酶完全混合，被分解成更小的物质，便于人体吸收。

（3）增强食欲。细嚼慢咽可让人的牙齿和舌头感受到食物的美好滋味，从而可对中枢神经产生良好的刺激，产生食欲。

（4）减少胃肠道疾病。通过细嚼慢咽的食物，因在口腔中已对食物做了精细的加工，所以可减少胃肠道加工的负担，有利于胃肠道的健康。

（5）有利于减肥。狼吞虎咽者因血糖值上升较慢，只有在胃中充满食物时才有饱腹感，由于进食太多，必然导致肥胖。

（6）促进血液循环。多咀嚼具有改善脑部血液循环的作用。咀嚼时，下颌肌肉牵拉该部位的血管，加速了太阳穴附近血液的流动，从而可改善心脑血液循环。

（7）有利于防癌。唾液中含有过氧化酶，可去除食物中某些致癌物的致癌毒性。经过实验发现，唾液腺的分泌物与食物中的黄曲霉毒素、亚硝胺、苯并芘等多种致癌物接触32秒钟以上就有分解其致癌毒性的作用。细嚼慢咽会使口腔分泌更多的唾液，并与食物中的致癌物充分接触，可以减少致癌物对人体的危害。嚼的次数愈多，抗癌作用愈强。

那么，怎样才能让孩子达到慢食的要求呢？你可以让孩子在饭前喝水或淡汤以增加饱腹感，或者多吃耐咀嚼的食品，如红薯条、鱼干、带骨鱼、带刺鱼、鱼头、鸭头、鸡头、螃蟹、牛肉干、甘蔗、五香豆、玉米等。

另外，孩子吃饭的时候要专心，不能一边看电视或看书一边吃饭，或者边吃边说，这样很容易会忽略对食物的咀嚼，也会阻碍食物营养的摄入，甚至会导致营养不良。

聪明的孩子远离伤脑的食物

我们都知道，牛奶、胡萝卜、海带等食物对大脑是有好处的，经常吃能起到健脑益智的作用，同样的道理，大脑也会不喜欢某些食物，经常吃它们，大脑就会变得迟钝、笨拙，甚至出现记忆力减退的现象。它们包括以下食品：

1. 含铅食品

有的小朋友爱吃爆米花和皮蛋，但是爆米花在制作过程中，机罐受高压加热后，罐盖内层软铅垫表面的铅有一部分会变成气态铅，皮蛋的原料中则含有氧化铅和铅盐，而铅能取代其他矿物质铁、钙、锌在神经系统中的活动地位，因此是脑细胞的一大“杀手”。如果长期吃含铅的食物或者食物中含铅量过高，就会损害大脑导致智力低下。

2. 含铝食品

有些孩子在吃早餐时喜欢吃油条，但是在油条的制作过程中，须加入一定量的明矾，而明矾正是一种含铝的无机物。当它被人体吸收后，很难被排出而导致逐渐蓄积，长期下去就会导致孩子记忆力下降，思维变得迟钝。

3. 高糖食品

白糖是典型的酸性食品，如果我们经常在饭前吃含糖分高的食物，就容易形成酸性体质，这会严重影响我们的记忆力。

4. 过咸食品

人们对盐的生理需要很低，尤其是儿童，只要保持在每天 4 克以下就可以，而经常吃过咸食物的人，其动脉血管就会受到损伤，影响脑组织的血液供应，使脑细胞长期处在缺血、缺氧的状态下，从而导致反应迟钝，大脑过早老化。

5. **含过氧脂质的食品**

油温在200℃以上的煎炸类食品及长时间曝晒于阳光下的食物都含有较多的过氧脂质，而过氧脂肪对大脑的危害很大，他们会在人体内积聚，使人体内某些代谢酶系统受到损害，导致大脑早衰，所以孩子应少吃炸薯条、烧鸭、熏鱼等食物。

别把肚皮吃成小圆球，养成不贪食的好习惯

由于孩子的年纪小，所以自制力不够，看到一些自己喜欢吃的食物，通常会过度进食，在生活中我们经常会看到一些孩子在过度进食之后，肚子变得圆鼓鼓的，不得不痛苦地揉来揉去。其实，贪食不仅会导致肚子疼，还会对健康造成危害。

大脑管理着身体的不同器官，其中有一个区域专门管理着我们的消化系统。如果我们每天都吃很多东西，就会导致这个区域始终处于运动的状态，而大脑的其他区域却没有事情可做，时常处在休息的状态。长期这样下去，由于大脑的各个区域使用的次数和时间不同，一些经常处于休息的区域（语言、记忆等智能区域）就会退化，这就会影响我们的智力。

另外，为了消化过多的食物，消化道在不停地做着扩张运动，有限的血液和氧气就会从大脑转移到消化道，导致大脑供血出现不足，造成脑疲劳。

吃得过饱也是导致小胖墩的一个原因，因为我们的胃是一个有限的空间，如果装得太满，胃就会被撑大。当它逐渐适应我们的饮食习惯，变得越来越大的时候，我们只有吃得越来越多才会有饱的感觉，这就会导致人体摄入的能量增多，并且逐渐转化为脂肪。

既然贪食的危害这么大，那么我们在日常生活中就应该教孩子养成每顿饭吃七八分饱的习惯，也就是说应该告诉孩子：当你感觉到有些饱了，但还能吃一些食物时，就应该停止进食了，因为这时你吃进去的食物已经足够给你的身体提供充足的营养了。如果不小心贪食了，也不要害怕，可以找一个地方先休息一下，双手按顺时针方向轻轻按揉自己的腹部，这可以帮助胃肠运动，促进食物的消化和吸收。

四气五味，吃不好就会得病

我们都知道，药物有“四气”“五味”之分，同样的道理，食物也有“四

气”“五味”的不同。

所谓“四气”，即食物有寒、热、温、凉四性，“五味”即辛、甘、酸、苦、咸，人食四气五味来调养身体，但如果使用不当，不但对人不利，反而有害。也就是说，饮食中的四气五味，吃好了对身体有益，吃不好会对人体有害，易导致疾病的发生。所以我们要知道食物禁忌的道理，根据自己的身体状况摄取食物，这样才能达到好的效果。

寒性或凉性的食品，如绿豆、芹菜、柿子、梨、香蕉、冬瓜、丝瓜、西瓜、鸭肉等都有清热、生津、解暑、止渴的作用，对阳气旺盛、内火偏重的人非常适宜。

热性或温性食物，如羊肉、辣椒、生姜、茴香等热性或温性食物，有温中、散寒、补阳、暖胃之功，阳虚畏寒的人食之为宜，热病及阴虚火旺的人就应忌食。

此外，还要与四时气候相适应，寒凉季节要少吃寒凉性食品，炎热季节要少吃温热性食物，饮食宜忌要随四季气温而变化。

食物除五味外，还有淡味、涩味，习惯上把淡附于甘味，把涩附于咸味。

辛味能行气，通血脉。胃痛、腹痛者可以吃些辣椒、茴香、桂皮等有行气、散寒、止痛作用的食物，外感风寒的人可以吃些有辛辣味的生姜、葱白等食品，风寒湿痹患者则宜饮用白酒或药酒，以辛散风寒、温通血脉。

甘味有补益强壮的作用，气虚、血虚、阴虚、阳虚以及五脏虚羸的人比较适宜。甘还能消除肌肉紧张和解毒，但甜食不能过量摄入，否则易发胖。

酸味能增进食欲、健脾开胃、增强肝脏功能，提高钙、磷的吸收率。久泻、久痢、久咳、久喘、多汗、虚汗、尿频、遗精、滑精等患者宜食用。

苦味具有清泄、燥湿的功能，适宜热证、湿证病人食用。比如苦瓜味苦性寒，用苦瓜佐餐，能达到清热、明目、解毒、泻火的效果，适宜热病烦渴、中暑、目赤、患疮疡及疖肿的患者。茶叶苦甘而凉，能够清利头目、除烦止渴、消食化痰。

咸味能软坚散结、润下，对结核、便秘患者比较适宜，而具有咸味的食物，多为海产品和某些肉类。如海蜇味咸，可清热、化痰、消积、润肠，对痰热咳嗽、痰核、痞积胀满、小儿积滞、大便燥结者最为适宜。海带味咸，有软坚化痰的功效。猪肉味咸，滋阴润燥，适宜热病津伤、燥咳、便秘的人食用。

可见，父母给孩子食补要根据孩子身体阴阳偏盛偏衰的情况，有针对性地进补，以达到调整脏腑功能平衡的目的。

为孩子“蛮补”无异于“拔苗助长”

现在的家长为了给孩子增加营养，经常是大补特补，恨不得把全天下所有的补品都拿过来，“补”的结果却不容乐观。

一棵小树，因为它长不高就拼命给它施肥，那么它可能连生命都要受到威胁；一粒种子因为它不能很快发芽就不停地给它浇水，那么它可能因涝而亡。同样的道理，一个孩子因为体弱、厌食、长不高等，就给他进补，那么他原本健康的身体可能会受到威胁。

厌食、挑食、不爱吃饭，很多孩子都有类似情况，作为父母应该从饮食上去调教，而不是从“补”上下手。

中医所说的“补”是对“虚”而言的，身体健康的孩子没有进补的必要。

每个孩子都有自己的成长规律，“蛮补”的效果无异于“拔苗助长”。对处于生长期的儿童来说，只要吃得科学，补得合理，就能有利于机体和智力的成长发育。但大部分家长还是认为补品能保健强身、防病治病，于是擅自给孩子服用滋补品，这样的“蛮补”很容易使身体健康的儿童患上一系列病症。

1. 补钙过多易患低血压

缺钙的儿童应该在医生指导下合理补钙，不宜补得过多。因为医学研究认为，儿童过多补钙易患低血压，并且日后有患心脏病的危险。

2. 补锌过多易出现锌中毒

儿童补锌必须有医生的检查指导，才能确保安全。因为补锌过量会造成锌中毒，其表现为食欲减退、上腹疼痛、精神不振，严重的会造成急性肾衰竭。

3. 吃糖过多易生“儿童嗜糖精神烦躁症”

此症表现为情绪不稳定、爱哭闹、好发脾气、易冲动、睡眠差、常在梦中惊醒、注意力不集中、面色苍白、抵抗力降低、易患感冒和肺炎等。此外，还会引起腹泻腹胀、厌食、呕吐、消化不良、水肿、肥胖症、糖尿病、心血管疾病、龋齿等。

第5节

牢记饮食禁忌，别让孩子吃出毛病

少给孩子吃冷饮，以防闹肚子

炎热的夏季到来，孩子们在玩耍出了一身汗之后，马上去食品店购买冷饮，但是他们并不知道，冷饮一类的凉性食物很有可能令他们的脾胃受伤。

很多儿童营养专家都表示，雪糕、冰饮料等冷饮会影响儿童的肠胃，因为儿童的胃肠黏膜对冷的刺激非常敏感，食过多冷饮会使胃肠道血管突然收缩，影响胃液的分泌，引起肚子痛、拉肚子和消化不良等症状。

虽然，适当吃些冷饮对我们的身体没有什么坏处，但是吃得多了对身体很不好，因此父母应该叮嘱孩子注意自己平时饮用冷食的量，控制自己贪吃的小嘴，这样才能为自己培养一个强壮的身体。此外，父母应让孩子注意以下几点：

（1）运动之后不马上喝冷饮解渴降温。

（2）夏季炎热时，最好喝凉开水降温。凉开水虽然没有冷饮那么美味和凉爽，但它是最好的饮料，既解渴又干净，还不伤胃肠。

（3）少喝冰汽水、可乐，少吃雪糕、冰棍。

（4）吃了热的食物不要马上喝冷饮。

（5）饭前饭后不喝冷饮。冷饮会冲淡胃中的消化液，不利于胃部对饭菜的消化和吸收。

膨化食品只会危害孩子的健康

膨化食品对小朋友似乎有着特殊的吸引力。据一些营养学家介绍，膨化食品之所以味道美，是因为里面含了很多添加剂和味精的缘故。尤其是味精，能够刺激孩子的味觉，让他们吃了就上瘾，可是这些味精和添加剂会给孩子的身体造成伤害，会使孩子得一些成人病，比如脂肪肝、高血脂、糖尿病、肾病等。

膨化食品是零食的一种，但它是零食中的“垃圾食品”，含有很高的糖分、油脂，其他营养成分几乎没有，大量食用很容易产生饱的感觉，影响孩子的正常饮食，而且吃多了也会发胖，所以它是零食中尤其应该少吃的一种。如果你的孩子每天都把膨化食品作为自己的主食，那么就应坚决让他抛弃这种坏习惯，养成以下好习惯。

（1）按时吃三餐，把膨化食品排除在正常饮食之外。如果每一顿饭都吃得营养又美味，就不会总是想着膨化食品，抛弃它也不是一件难事。

（2）多到外面做运动，和小朋友们玩一些游戏，分散自己的精力，让自己没有时间去想膨化食品。

育儿小贴士

我们可以看看膨化食品包装袋上印刷的“制作成分”，就会发现这些原料和添加剂中并不含铅，那么它们是从哪里来的呢？原来食品在加工过程中是通过金属管道的，金属管道里面通常会有铅和锡的合金，在高温的情况下，这些铅就会汽化，汽化了以后的铅会污染膨化的食品。另外为了让食品看起来更好看，有些厂家会在里面放入一些膨松剂，膨松剂的种类有很多，有的本身就含铅。

如果我们的孩子摄入过量的铅，就会引起注意力低下、记忆力差、多动、容易冲动、爱发脾气等症状，严重危害孩子的智力发育和神经系统的健康。

方便食品只会让孩子更快生病

方便面因为它“方便”，所以，深受中小学生、住校学生和假期喜欢熬夜的孩子的青睐。然而，专家们已明确地指出：最好少让孩子吃方便面，因为它只会威胁孩子的健康。

小强的爸爸在一家方便面厂工作，他经常往家里带一些不同口味的方便面，说是在进入市场前让孩子尝尝鲜。这样一来，时间长了，小强迷上了方便面的味道，他甚至觉得妈妈做的饭菜没有味道，奶奶做的点心也对他没有丝毫的吸引力了。每天三餐小强就以方便面为主，尤其是方便面的汤，他都是当水喝的。上初一的时候，身高130厘米的小强却有70千克的体重。父母对小强的身体很是担心，便带着他去医院检查，医生诊断出小强除了患有肥胖症外，还有胃病、头痛的问题，这些都是因为他长期吃方便面造成的。那么，为什么小强吃方便面会患上这么多病呢？

现在，让我们为各位家长来剖析一下方便面的危害，看看它到底隐藏了怎样的祸患。

现如今的食品添加剂有300多种，有着漂白、着色、调节胃口、防止氧化、延长保存期限等不同的作用，按照国家的有关规定这些添加剂都是可以使用的。所以，父母偶尔可以让孩子吃几餐方便面，算是“尝尝鲜”。不过，如果长期给孩子吃方便面，就会影响孩子的身体健康。下面我们着重列举方便面中常用的几种添加剂，让各位家长明白它们到底是“何方神圣”。

1. 盐

每包方便面中的盐含量是6克，而人每天食盐的摄取量大约为8克左右，所以，方便面的含盐量明显偏高了。我们都知道吃盐过多对人的健康无益，而且容易导致高血压，或损害人的肾脏，所以，孩子多食盐对身体危害不小。

2. 磷酸盐

在方便面中，磷酸盐起了不小的作用，它可以改善方便面的味道。只不过，人体摄磷太多，会导致体内的钙无法充分利用，还容易引起人体骨折、牙齿脱落以及骨骼变形。

3. 氧化脂质

为了延长方便面的保存期限，厂家都会将其先用油炸过，因为油炸后面中的水分会减少，这样有助于保存。然而，这些油脂经过氧化后会变成“氧化脂质”，这种物质积存在人体的血管以及其他器官中，会导致人体老化加速，并引起动脉粥样硬化，从而引起脑出血、心脏病、肾病等症。

4. 防氧化剂

现实生活中，方便面从工厂制成到消费者买到手中，短的需要一两个月，长的可能会有一到两年的时间，在这段时间里，方便面中的防氧化剂和一些其他化学药品已经在慢慢变质，这对人体来说更是有害无益的。

所以，专家们建议各位家长：最好少给孩子吃或不给孩子吃方便面，即便时间再忙偶尔让孩子吃方便面，每周也不要超过两包，这样才不会那么容易危害孩子的健康。另外，为了防止和降低方便面对孩子的身体造成危害，在给孩子吃方便面的时候，应该将第一次泡面的汤倒掉，然后再兑上开水或其他的汤，这样可以减少方便面中的盐分和其他有害物质。当然，为了增加营养，父母在给孩子吃方便面时，可以在面中适当加些蔬菜，如菠菜、青椒等含维生素丰富的有色蔬菜，这样可以冲淡各种添加剂对孩子身体的危害。

育儿小贴士

泡面还是少给孩子吃为宜，如果家长偶尔因工作忙不过来，没办法给孩子准备吃的，也可以给孩子吃一两次，下面我们教各位家长一点小方法，可以让你的孩子在享受美味之余，还能兼顾健康：

1. 泡面时，无论是泡还是煮倒无所谓，但调理包一定要煮，而且是水煮沸后再放。

2. 调理包放下去至少应煮沸三分钟（因为调理包中的抗氧化剂在高温下会

自动分解）。

3. 调味包与各种调理包，每次只放一半，以减少盐分的摄取量。

4. 如果可以的话，打个蛋花，加一些青菜，或餐后配点水果，可以适时地补充蛋白质与维生素。

5. 最好不要买碗面，即使出门在外，也最好自备钢杯。

6. 可选择米粉、冬粉之类未经油炸的泡面。

罐头食品，营养大缩水

很多人，尤其是青少年，喜欢吃罐头食品，但多吃罐头食品对健康并无好处，所以专家提醒你，最好别常吃罐头食品。

无论是鱼、肉类罐头，还是水果、蔬菜等素罐头，为延长保存期，罐头食品在制作过程中要加入防腐剂（常用的如苯甲酸）。一般而言，罐头食品所加防腐剂经过检验对人体无毒害作用，少量短期食用是相对安全的，但是，经常食用对肝、肾均有损害。

另外，罐头中还加入了添加剂，是为了使食品味美，在加工过程中，罐头中加入的添加剂包括香料、色素、人工调味剂等，它们会影响身体的健康，甚至还可因某些化学物质的逐渐积累而引起慢性中毒。

再者，罐头加工后损失维生素C大约有10%～60%，维生素B_1损失20%～80%，维生素B_2损失不到10%，泛酸损失20%～30%，维生素A损失15%～20%。据研究，罐头食品经过加热处理后，50%以上的维生素C被破坏掉。所以，吃罐头食品也不利于维生素C的补充。

罐头食品存在着这么多的健康隐患，我们还是少让孩子吃为好，如果你想图个“新鲜”，想品尝一下美味的罐头，那么就按专家教你的方法去挑选。购买水果罐头时，可以通过辨别颜色和汤汁等方法来识别好坏：好的水果罐头果肉颜色不均匀，比如黄桃水果罐头，果肉有金黄色的，还有一点带青色的，假的黄桃罐头的果肉则完全一致，颜色很好看；正常水果罐头的汤汁一般是无色的或略带一点颜色，如黄桃罐头汤汁应该是无色的，而染色的汤汁是黄颜色的。另外，劣质罐头果肉一般比正常的要小。

育儿小贴士

由于儿童体质稚嫩，内脏器官尚处于发育不成熟阶段，尤其是肝、肾的解毒和代谢功能尚不完善。如果食用罐头过多，会影响儿童的生长和发育，甚至还可能引起“慢性中毒”。

吃香喷喷的烧烤，孩子付出的代价可不小

烧烤食品一向是小朋友们喜爱的食品之一，不过虽然它的味道鲜美，但它也和膨化食品一样，被国家列为儿童“限制食品”之一。这是由于很多烧烤食品卫生不合格，食物中有很多细菌，可能会令食用的小朋友患上肠胃疾病。不仅如此，烧烤食物还是导致癌症的祸患之一。

许多小学的校园外都有很多卖烧烤食物的摊贩，每天中午或放学的时间，学生们都会围到烧烤摊上购买肉串一类的烧烤食品。但烧烤食物会让人的肚子里生蛔虫，这是因为很多时候，由于烤肉的炭火太急，肉的表面熟了，可是里面却没有熟，生肉里寄生的一些细菌在体内滋生，就会引起肠胃不适。而如果肉的来源不合格，往往含有某些寄生虫，如果食用这些不熟而含有寄生虫的烤肉，那么肠道里很容易生虫子。

不仅如此，为了让烤肉的味道变得更鲜美，烧烤店可能会在肉中加入很多味精，而过多的味精会影响少年儿童的视力。

所以，如果你发现孩子爱吃烧烤，应尽早引导孩子远离它：

（1）平日让孩子少吃烤肉，多吃煮、炖的肉。煮肉和炖肉都能让肉熟透，还能保留其中的营养成分，就算肉的一部分营养流失，也只是进入肉汤里，一样能被我们吸收利用。

（2）主动远离烧烤店，远离烧烤美味的诱惑，烧烤店飘出的烟尘对我们的身体也会造成一定程度的危害。

育儿小贴士

烧烤的坏处主要有以下几点：

首先，烧烤不仅可能引起我们肠胃的不适，还会减少肉中蛋白质的含量。我们都知道肉里含有丰富的蛋白质，在烧烤的过程中，蛋白质会因为高温发生变性，由它分解出来的氨基酸也会遭到破坏，其中的维生素也被破坏。如果经常食用烧烤食品，会造成这些营养元素的摄入量减少。

其次，常吃烧烤食品还会诱发癌症。肉中的核酸在烧烤的过程中会发生质的变化，生成致癌的物质，引发癌症，而烤前腌制过的肉也有一定的致癌物质。癌症是人类健康最大的敌人，所以我们一定要远离容易致癌的食物。

用饮料送药，会毫无疗效

生病对于每个人来说都是无比痛苦的事情，很多小孩子生了病，都因为药的苦感而拒绝吃药，让家长很操心。

家长们为了让孩子能将药吃进去，有的时候会在药里加上冰糖或蜂蜜，可是依然有一些孩子不肯吃药，除非爸爸妈妈将果汁和饮料拿过来放到他们的面前，他们才勉强能将药物吃进嘴里。可是，甜甜的果汁和饮料虽然消除了药的苦味，但却让药物失去了药效。

这是因为果汁是酸性水，能够将药快速溶解到水中，不利于胃对药的吸收，而且果汁饮料里面有很多维生素C，它严重影响药物发挥作用。还有一些小朋友喜欢直接拿牛奶当水，然后才肯把药吃下去。但牛奶中的蛋白质、钙元素会在药的周围形成一层保护膜，让胃无法吸收药物。

因为孩子有这些吃药的坏习惯，所有药物不被吸收，或者吸收得很少，也就无法发挥它们的作用，拖延了疾病的复原时间。为了让病痛尽快远离孩子，父母应该让孩子快点改掉吃药的不良习惯，做到以下几点：

（1）吃药用白开水送服，不要依赖果汁、牛奶、糖果的甜味消除嘴中的苦味儿。

（2）刚吃完东西就吃药，影响胃对药物的吸收；空腹的时候也不宜吃药，因为药对肠胃有一定的刺激作用。

育儿小贴士

我们生活中的很多饮品都不能用来送服药物，比如果汁、豆浆、汽水、矿泉水和茶等。可是有的小朋友会问，矿泉水也是清水啊，为什么不能用来吃药呢？

这是因为矿泉水中含有多种微量金属元素，这些金属元素可以使很多药物失去疗效，因此我们也不能用矿泉水服药。

让孩子对汤泡饭说“不”

吃饭的时候，尤其是吃米饭，如果能泡一点菜汤，不仅味道不错，还省去了喝汤的环节。相信很多人都有这样的想法，其实这种做法是极不科学的。

常吃汤泡饭对你的胃来说是没有好处的，尤其对小孩和老人不利。大家都知道，口腔是人体的第一大消化器官，我们吃东西的时候，首先要咀嚼食物，充分利用这一道消化工具将食物初步分解消化，因为坚硬的牙齿可以将大块的食物切磨成细小的粉末、颗粒状，便于下咽，也方便下一步继续消化吸收。同时更重要的是，在不断咀嚼的过程中，口腔中的唾液腺才有唾液不断分泌出来，咀嚼的时间长，唾液的分泌就多。唾液能把食物湿润，其中有许多消化酶，有帮助消化吸收及解毒等功能，食物在口腔中较好地得到初步消化和分解，胃的消化吸收工作就减轻了负担，对肠胃健康是十分有益的。

汤泡饭是汤和饭混在一起的，由于包含水分较多，饭会比较松软，很容易吞咽，人们因此咀嚼时间减少，食物还没咀嚼烂就连同汤一起快速吞咽下去，这不仅使人“食不知味”，而且舌头上的味觉神经没有得到刺激，胃和胰脏产生的消化液不多，这就加重了胃的消化负担，日子一久，就容易导致胃病的发作。

就小孩来说，由于汤泡饭会有大量的汤液进入胃部，会稀释胃酸，影响消化吸收。其次，小孩的吞咽功能不是很强，如果长期吃汤泡饭，由于吞咽速度过快，还容易使汤汁米粒呛入气管，造成危险。再者，吃饭本应细嚼慢咽才能食出滋味和营养，长期的汤泡饭会使小孩养成囫囵进食的坏习惯，不利于健康。

育儿小贴士

常言道：“饭前先喝汤，胜过良药方。”这是有科学道理的。因为从口腔咽喉、食道到胃。犹如一条通道，是食物的必经之路。在吃饭前先喝几口汤，就等于给这段消化道加了“润滑剂”，使食物能顺利下咽，防止干硬食物刺激消化道黏膜。另外，在吃饭中途不时地进点汤水也是有益的。

生食，为孩子健康埋下陷阱

现在，“生吃活食”似乎成为时尚，不少人认为这样可使营养更丰富，味道更鲜美，所以不仅自己吃，还给孩子吃。其实，万事都不能绝对化，专家认为“生吃活食”不能作为一种饮食习惯进行倡导。

有些食物是不能生吃的，因为生吃这些食物会给你的健康带来莫大的伤害，不能生吃的食物包括：

（1）河鱼。肝吸虫卵在河塘的螺蛳体内发育成尾蚴，并寄生在鱼体内，若吃了生的河鱼，肝吸虫卵就会进入人体发育成虫，可使人体产生胆管炎，甚至发展成肝硬化。

（2）螃蟹和龙虾。生螃蟹带有肺吸虫的囊蚴虫和副溶性弧菌，龙虾则是肺吸虫的中间寄主，生吃螃蟹和龙虾后，肺吸虫进入人体，会造成肺脏损伤，严重者会使肠道发炎或肠道水肿充血。

（3）荸荠。常吃生荸荠，其中的姜片虫就会进入人体并附在肠黏膜上，可造成肠道溃疡、腹泻或面部水肿。

（4）鸡蛋。蛋清所含的抗生物蛋白在肠道内与生物素结合后，会阻碍人体对生物素的吸收，生鸡蛋还常含有沙门氏菌，会使人呕吐、腹泻。

（5）鲜黄花菜。鲜黄花菜含有秋水仙碱，进入人体形成氧化二秋水仙碱，极毒，食用3~20毫克就可致死。

（6）新鲜木耳。新鲜木耳含叶林类光感物质，生吃新鲜木耳后，可引起日光性皮炎，严重者会出现皮肤瘙痒、水肿和疼痛。

（7）蜂蜜。在酿制蜂蜜时，常常会采集到一些有毒的花粉，这些有毒的花粉酿进蜂蜜以后，人吃了生蜜就容易发生中毒。另外蜂蜜在收获、运输、保管的过程中，又很容易被细菌污染，因此，生蜂蜜不可食用。

（8）豆浆。豆浆味美可口，其营养价值并不比牛奶低。但饮用未煮沸的豆浆，可引起全身中毒。因为生豆浆中含有一些有害成分——抗胰蛋白酶、酚类化合物和皂素等。抗胰蛋白酶会影响蛋白质的消化和吸收，酚类化合物可使豆浆产生苦味和腥味；皂素刺激消化道，引起呕吐、恶心、腹泻，从而破坏红细胞，产生毒素，以致引起全身中毒。

（9）豆角。豆角包括扁豆、芸豆、菜豆、刀豆、四季豆等。吃豆角容易中毒，是因为豆角里面含有一种毒蛋白“凝集素”，这种物质在成熟的或较老的豆角中最多。豆角应该煮沸或用急火加热 10 分钟以上，这样“凝集素”就会被除掉。吃炒豆角或者用豆角做馅时，要充分加热，吃凉拌豆角也要煮 10 分钟。

（10）白糖。白糖中常有螨虫寄生，生吃白糖很容易得螨虫病。螨是一种全身长毛的小昆虫，肉眼看不见，螨在糖中繁殖很快。若螨虫进入胃肠道，就会引起腹痛、腹泻、形成溃疡。若进入肺内，会引起咯血、哮喘。若进入尿道，可引起尿路炎症。因此，白糖最好不要生吃，食用前应该进行加热处理（一般加热到 70℃左右保持 3 分钟就可以了）。

以上食物最好不要生吃，否则对孩子的身体健康会带来很大的影响，但是有些蔬菜生吃可以最大限度地留住营养，并有防癌抗癌和预防多种疾病的神奇作用。

适宜生吃的蔬菜有胡萝卜、黄瓜、西红柿、柿子椒、莴苣等，生吃的方法包括饮用自制的新鲜蔬菜汁，或将新鲜蔬菜凉拌，可酌情加醋，少放盐。而包心菜、甜菜、花菜等，可通过绞碎、发酵产生活性酶后再食。胡萝卜也可每天细嚼慢咽 15 克，每天 1 次，长期坚持，就可起到抗癌的奇效。生吃黄瓜最好不要削皮，黄瓜富含维生素 C，有关医学研究证实，新鲜黄瓜中所含维生素 C 的量由高至低的顺序为皮、子、肉。柿子椒含有丰富的维生素 C，据测试，每 1000 克柿子椒含有 70~120 毫克维生素 C，含维生素 A 达 40 多个国际单位，如果每天生吃柿子椒 50 克，就可满足人体一天对维生素 C 的需求。西红柿烫了以后维生素 C 便发生变化，吃起来发酸。而生吃莴苣最好是先剥皮，洗净，再用开水烫一下，拌上作料腌上 1~2 小时再吃。

不过，生吃蔬菜要注意营养、健康和卫生，提防“病从口入”。在生吃瓜果蔬菜时，必须进行消毒处理。通常可在瓜果蔬菜经水冲洗后，再用开水浸烫几分钟。凉拌蔬菜时，加上醋、蒜和姜末，既能调味，又能杀菌。

育儿小贴士

血液病患者可生吃甘蓝、菠菜或饮其生鲜蔬菜汁液，因为菜中的叶酸有助于造血功能的恢复；高血压、眼底出血患者，宜每早空腹食鲜番茄1~2个，可有显著疗效；咽喉肿瘤患者，细嚼慢咽青萝卜或青橄榄等，可使肿瘤很快消失。

“盐”多必失健康

盐，看似不起眼，却可使食物变换无穷风味。但是，各位家长，你们知道吗？盐并不是多多益善！一项研究发现，法国每年至少有7.5万人因食盐过量而患心血管疾病，其中2.5万人因病情严重而死亡，这一数字是法国交通事故死亡人数的4倍，可见，吃盐过多会有损健康。

要想了解为什么食盐过量会对身体造成伤害，首先，我们要了解人的身体。氯、钠和钾是人体电解质的主要成分，而钠和钾，就像两个势均力敌而又互相制衡的战友。钠在细胞外，钾在细胞内，两者共同捍卫着身体细胞内外渗透压、水分和酸碱值的平衡。一旦平衡被打破，钠含量增多，则会对人体造成危害！而盐的主要成分就是氧化钠，食量过多当然会对身体造成损害，那么“盐”是如何侵袭人的身体的呢？下面我们逐一介绍。

1. 嗜盐易致骨质疏松

如果嗜食口味重的食物，盐中的钠会耗尽人体骨骼中的钙，最后孩子会因为骨质疏松而失去健康，甚至丧失生命。

钠约占盐主要成分的40%，是导致人体骨质流失的杀手。严格来说，钠本身并非一无是处，人体的神经信息传递和肌肉收缩都需要这种矿物质。若得不到适量的补充，就会发生若干功能性问题。

但过多的钠却有害无益，一般而言人体的肾每天会将使用过的钠随着尿液排到体外，可是每排泄1000毫克的钠，大约会同时耗损26毫克钙。看起来似乎没有什么影响，可是人体需要排掉的钠越多，钙的消耗也就越大，最终必会影响到骨骼健全所必需的钙质。

2. 咸出来的感冒

很多国内外专家研究认为，不良的饮食习惯与感冒关系密切。过多地进食高盐餐饮，可导致唾液分泌减少，使口腔黏膜水肿、充血、病毒增多，易引起上呼吸道感染，最终导致感冒。过多地进食高糖餐饮，可消耗体内水分和维生素等营养物质，引起口干舌燥，使免疫力低下，进而诱发感冒。过多地进食高脂肪饮食，如奶油、肉类、肉汤等可降低机体的免疫细胞抗病毒能力，易引起感冒。为预防感冒，应远离高盐、高糖、高脂肪的“三高”饮食。

3. 口味重易患胃病

胃黏膜会分泌一层黏液来保护自己，但黏液怕盐，如果吃得太咸，日积月累，胃黏膜的保护层就没有了。酸甜苦辣长驱直入，娇嫩的胃怎么能受得了呢？长期如此会引起胃溃疡、胃炎，甚至胃癌。

育儿小贴士

盐虽然不能多吃，但是盐却有许多功用很值得利用，盐利用得当就能让身体健健康康，现在向各位父母介绍一下盐的妙用。

1. 漱口水，取1/2茶匙的盐泡240毫升的温水，可当喉咙的漱口药水。

2. 消除脚部疲劳：将脚泡在温盐水中数分钟，再用冷水冲净即可。

3. 减少蜇痛：如遭蜂蜇，将蜇处弄湿并沾盐，再用冷水冲净即可。

4. 治蚊虫咬伤：被蚊子、跳蚤等虫子咬伤的患部，先浸泡盐水，再敷上加有盐的猪油。

5. 消除眼部肿胀：拿一茶匙盐加入600毫升温热水中，待其完全溶解后，取块棉花浸泡一会儿，再取出敷在眼部肿胀处，可消肿。

6. 消除疲累：在浴缸内的热水中加入几把盐，再进入浸泡至少10分钟，可消除身体疲累。

7. 抗湿疹：在浴缸里适度撒盐浸泡全身，或直接拿盐揉搓身体，大约一二周斑点即会逐渐消失。

8. 减轻腹痛：将2杯炒过的盐放入厚纸袋或用毛巾包裹好，置于下腹，经过20~30分钟，疼痛就会消失。

不给孩子乱吃保健品

保健品虽然对我们的身体有一定的保健作用，但它却不是可以依赖的东西，一旦你离不开它，它便成了戒不掉的“毒品”，危害我们的健康。

保健品只是对身体健康起到一个辅助的作用，却无法代替饮食提供的各种营养。并且单一地补充一种营养元素，很容易引起身体内营养失衡，或者某种营养元素在身体内含量过高，引发中毒现象。

（1）蛋白质吃多了伤肝肾。儿童如果过量食用高蛋白食物，不仅会增加肝脏负担，而且容易引起胃消化不良。长期下去，还会影响肝、肾功能，造成身体瘦弱和免疫力下降。过量服用蛋白质还会增加患癌危险，还有可能引发心脏病。

（2）维生素A吃多了会引发骨病。过量服用维生素A，会影响幼儿骨骼发育，使软骨细胞造成不可逆转的破坏，一生的骨骼健康都受到影响。

（3）维生素AD（鱼肝油）吃多了容易引起中毒，如过多服用会出现头发干枯、眼球突出、烦躁不安、发热等毒副作用。

（4）维生素C吃多了会引发多种疾病。大量吃维生素C往往会出现浑身无力、血小板增多、消化不良的症状，还会得皮疹、荨麻疹、水肿等疾病。长期过量服用，还会患骨病。

（5）钙吃多了会引发心脏病。过量地服用钙，会导致血液中钙含量增高，心脏的负担增加，严重时会引发心脏疾病。

由此可见，保健品绝对不是能够依赖的东西。我们以后在给孩子吃保健品的时候，要对它的功效有所保留，不要认为这些药品可以防治疾病，真正能守护我们身体的就只有我们自己，只有良好、规律的饮食习惯和作息习惯，才是保卫健康的最佳“药品”。

强迫孩子吃饭未必是好事

不知从什么时候起，孩子不爱吃饭成了很多父母的烦恼。为此有的家长软磨硬泡，变着方法劝或骗其吃饭，甚至冲着孩子发脾气，但孩子还是不愿意多吃一口。其实强制饮食对于孩子的机体和个性来说，是一种最可怕的压制，是孩子身心健康的大敌，有时孩子不想吃东西，那就是他当时并不需要吃。

那么为什么孩子会不想吃东西呢？父母就要自己观察分析了，这里我们归纳了几点孩子不愿意吃饭的原因：

（1）因疾病引起。有些孩子患病，如肠胃不适、上呼吸道感染、发烧等都会引起孩子食欲不振、胃口不佳，不想吃饭。

（2）因吃零食过多引起。有些孩子在家零食不断，糖果、糕饼、杂食、冷饮、水果等食物过多食用，到吃饭的时候就影响了胃口，不想吃饭。

（3）因活动量不当引起。活动量过大或过小都会影响孩子的食欲和进食量。有的孩子个性文静，生活中好静不好动，活动量过小，活动内容单调，从而影响他的消化吸收功能；而有的孩子个性好动，活动量过大，活动时间过长，过度疲劳或饮水过多，以致影响食欲和进食量。

（4）因营养不良引起。有的孩子因营养不良，身高体重均未达标，体质虚弱。这些孩子肠蠕动速度减慢，胃内排空时间延长，平时无饥饿感，这也会影响食欲和进食量。

（5）与生活日程的安排有关。在孩子一日生活日程中，早睡早起，活动时动静交替，活动量适当，能引起幼儿良好的食欲；反之，晚上睡得晚，早上醒得迟，每餐的间隔时间过长或过短，都会影响孩子的消化和吸收。

（6）因家庭教育问题引起。由于有的家长过分溺爱孩子，造成孩子任性、倔强，这些孩子常常会把不吃饭作为威胁父母的手段，父母迁就孩子，就会形成孩子吃饭时哭闹，不好好吃饭的现象，家长在吃饭时打骂孩子，也会影响孩子的进食量。还有的家长不注意以身作则，吃饭时大声谈笑，或者边吃边看电视，孩子也会模仿，以至于造成吃饭不专心或者不肯吃饭的情况。

（7）饭菜重复单调引起。有的孩子看到每餐饭菜品种重复单调，烹调的色、香、味不够或太油腻，也会引不起食欲。

总而言之，除了孩子生病以外，所谓不爱吃饭多是由于饮食安排不当，烹调不合孩子口味，饮食习惯不好造成的。所以，父母要根据不同的现象，找出原因，再针对不同情况，采取不同措施来提高孩子的食欲。除安排好饮食，烹调色、香、味均佳的菜肴外，还要让孩子在进食时有一个活泼愉快的情绪，不要迁就孩子挑食偏食的坏习惯，也不要强迫或哄骗孩子进食。只有父母遵循孩子身心发展的特点，耐心教育引导，用正确的方法培养孩子进食，就能培养孩子良好的饮食习惯，孩子也就能顺顺利利地吃好每一顿饭。

育儿小贴士

在正常情况下，孩子都知道饥饱。当孩子不愿吃时，少吃一顿并无多大妨碍，反而可借此让已疲劳的消化腺有一个休整机会，对儿童消化功能的恢复也有益。

多数孩子饿了自然会产生食欲，自然会吃，因此在孩子不饿的时候，父母不要强填硬塞。父母应多尊重孩子的意愿，食量由他们自己定，不要强迫孩子进食，否则容易造成孩子的消化不良。

父母要纠正担心孩子食量不足而引起营养不良的心理状态。有些父母因担心孩子营养不良，就强迫孩子多吃，并严厉训斥，这对孩子的机体发育和个性发展都是一种可怕的压制，使孩子认为进食是极不愉快的事，时间长了，容易造成顽固性厌食。